W0351965

Promouvoir la vie

Marie-Françoise Collière

Promouvoir la vie

InterEditions

© 1982, InterEditions, Paris

Nouveau tirage, corrigé et augmenté, novembre 1982

Tous droits réservés. Aucun extrait de ce livre ne peut être reproduit, sous quelque forme ou par quelque procédé que ce soit (machine électronique, mécanique, à photocopier, à enregistrer ou toute autre) sans l'autorisation écrite préalable de l'Editeur.

ISBN 2-7296-0009-4

A tous ceux qui œuvrent à promouvoir la vie
par ce qu'ils sont en tant que femme et homme.

Aux usagers des soins qui détiennent l'essentiel
de la fonction soignante.

Aux infirmières et infirmiers qui relaient
toute personne en difficulté pour se soigner.

A toutes celles et ceux qui m'ont tant appris
par leur travail, leur réflexion, leurs échanges.

A mes amies et amis de France, d'Afrique et d'ailleurs,
pour leur dialogue, leur réconfort, leurs stimulants
encouragements.

A toi, Andros, pour ce que tu es.

Sommaire

IV
VERS UNE IDENTIFICATION DES SOINS INFIRMIERS

Et je vous dis que la vie est réellement obscurité,
sauf là où il y a élan,
Et tout élan est aveugle sauf là où il y a savoir
Et tout savoir est vain sauf là où il y a travail
Et tout travail est vide sauf là où il y a amour.

Et qu'est-ce que travailler avec amour ?
C'est mettre en toute chose que vous façonnez
un souffle de votre esprit.

KHALIL GIBRAN

Prologue

Etre soignée... se soigner... soigner... Qui au cours de sa vie n'a connu chacun de ces impératifs ? Soigner demeure et demeurera toujours indispensable non seulement à la vie des individus, mais à la pérennité de tout groupe social. Cette fonction primordiale, inhérente à la survie de tout être vivant, s'est vue profondément altérée chez les humains au fur et à mesure des grandes mutations technologiques, socio-économiques et culturelles engendrant l'éclatement et la dissécation des pratiques de soins en une multitude de tâches et activités diverses dont se réclament aussi bien des professions que des métiers.

Si la profession infirmière apparaît comme un rameau de cet éclatement, on peut se demander à partir de quoi ce rameau a pris naissance. Pour cela, il apparaît essentiel de prendre en considération les trois pôles autour desquels cette branche professionnelle s'est efforcée de trouver une assise. Ces pôles sont révélés par ce qui au cours de l'histoire est désigné sous les vocables : *soins, profession* et *infirmière.* Suivre leur trace et interroger leur connotation semble indispensable pour comprendre sur quoi se fondent la finalité et l'objet des pratiques soignantes, puis pour discerner ce qu'il en advient au niveau de la pratique infirmière. Cette trace commence à apparaître par bribes, mais elle est entièrement à reconstituer, toutefois quelques indices peuvent contribuer à en éclairer certains aspects.

Les soins. La profession infirmière comme d'autres métiers ou professions[1] qualifie de *soins* la prestation qu'elle offre, soins tout récemment dénommés *soins infirmiers*[2]. Mais que faut-il entendre par cette appellation ? Est-ce la dénomination du personnel qui assure ces soins qui leur vaut d'être qualifiés d'« infirmiers », ou sont-ils l'expression d'une pratique professionnelle identifiée ? En ce cas, que reste-t-il du sens originel des soins dont le but premier est de participer à tout ce qui peut promouvoir et développer *ce qui fait vivre* les personnes et les groupes ? Ne parlait-on pas auparavant de « soins aux malades », puis de « soins techniques », pour ne garder que « les techniques », devenant elles-mêmes les « techniques infirmières ». Quelle continuité ou transformation, quel renouveau dénotent ces dénominations successives, compte tenu de l'époque où elles apparaissent, se perpétuent, tendent à s'estomper ou à se charger de connotations différentes ?

La profession. A l'heure actuelle est considérée comme profession un corps de personnes ayant acquis un *titre*, un *statut* par *une formation* en vue d'exercer une activité. Ces personnes reconnaissent appartenir à un même ensemble, faire partie d'un même groupe, mais par rapport à quoi sont-elles liées ? Est-ce par ce qu'elles font ? Ou par une même formation qui se fonde généralement sur une *même idéologie*, en vue d'exercer une activité qui est supposée avoir quelques caractéristiques communes, si ce n'est quelque intérêt commun ? Il semble que pour la profession infirmière ce soit bien davantage par la formation que par la nature de son activité que se crée le groupe d'appartenance professionnel, formation relevant elle-même, à ses débuts, d'une idéologie commune.

La profession infirmière a toujours affirmé être une profession et s'est défendue d'être un métier. Ce n'est pas là une position anodine. Elle a en effet les assises d'une profession bien avant le mouvement de professionnalisation. Professer signifie croire, et de là enseigner ce que l'on croit.

Depuis le haut moyen âge, avec l'accession du christianisme au pouvoir de l'État, les professions s'érigent autour de la croyance chrétienne, instituant des groupes régulateurs de l'ordre social. « La société humaine est composée de trois conditions, rappelle Yves de Chartres dans ses épîtres, les conjoints, les continents, les dirigeants de l'Église (...) quiconque devant le tribunal du juge éternel ne sera pas trouvé dans *l'une de ces professions* sera privé d'héritage éternel », et Georges Duby qui rapporte ces propos poursuit ainsi : « L'homme doit se caser quelque part, la marginalité n'est plus admise »[3].

Une profession se fonde donc initialement autour d'une croyance, d'une idéologie visant à réguler l'ordre social, et à déterminer ce qui est jugé bon ou mauvais pour le maintien de cet ordre. Des études et ouvrages réalisés à l'heure actuelle[4] confirment cet état de fait et en montrent la continuité jusqu'à l'époque contemporaine : *appartenir à une profession, c'est appartenir à une classe sociale ayant une place déterminée dans la hiérarchie des pouvoirs régulateurs de la société.*

Les garants de la régulation de cet ordre social étaient initialement les prêtres et les clercs. Autour d'eux et à partir d'eux se développeront d'autres corps professionnels dont les deux principaux sont celui des médecins et celui des juges. L'un comme l'autre sont détenteurs d'un pouvoir s'exerçant directement sur la vie et la mort, et à ce titre décident de ce qui est bon ou mauvais. Autour de ces deux professions initiales se crée tout un ensemble d'organisations sociales donnant elles-mêmes naissance à différents groupes rattachés à leur pouvoir de décision. Vers la fin du XIXe siècle, avec la révolution industrielle et la mobilité démographique, d'autres groupes amorcent, à leur image, leur propre mouvement de professionnalisation pour n'accéder dans la plupart des cas qu'à ce qu'on appelle une « semi-profession ». C'est entre autres le cas de la profession infirmière et de nombreuses professions sanitaires et sociales issues de la profession infirmière.

Pour analyser tout mouvement de professionnalisation et en mesurer l'impact, il apparaît souhaitable de prendre en considération l'incontestable différence de ce qui fonde initialement une profession et un métier.

A l'encontre d'une profession, un métier ne part pas d'une croyance idéologique. Il *se constitue à partir d'une activité nécessitée par la vie du groupe social*, comme faire le pain, ferrer les chevaux (forgeron), etc. Un métier se crée à partir d'un rapport de l'homme avec des éléments de la nature découverts dans l'univers où il vit, éléments qu'il ajuste en les transformant afin qu'ils servent à la communauté pour assurer en premier lieu le maintien de la vie, puis pour améliorer les conditions de vie. *Un métier assure d'abord et avant tout un service à la communauté.* C'est autour du service offert à la population, autour de la prestation que se constitue le groupe d'appartenance de ceux qui exercent le même métier; ainsi en fut-il dans différentes civilisations pour les corporations, les guildes. Les groupes constitués en métier n'ont pas de fonction de régulation de l'ordre social, ils sont des pourvoyeurs du groupe social, ils lui fournissent le service de fabriquer ce qui est indispensable à sa survie. Avec le développement de technologies plus élaborées et l'enrichissement des groupes sociaux, les métiers se diversifient et se multiplient, fournissant des produits et des services de plus en plus variés qui contribuent à faciliter ou à améliorer des conditions de vie de plus en plus complexes.

Dès la fin du XIXe siècle et au cours du XXe siècle s'est amorcé un certain rapprochement entre profession et métier, en ce sens que les professions ont été amenées à utiliser de plus en plus les outils et connaissances découverts le plus souvent par « des gens de métier ». En ayant recours aux nouvelles connaissances scientifiques, les professions sont à même de prouver davantage leur activité et le service rendu à la société. Toutefois, ce service reste généralement imprégné d'une idéologie, pouvant aller jusqu'à se réclamer d'un monopole, tel le monopole du savoir sur la maladie et la santé, pour la profession médicale.

Se fondant par essence sur un credo, celui hérité des [femmes] consacrées, et sur les attendus du *rôle de la femme* envers la société, la profession infirmière a raison de se réclamer d'être une profession plutôt qu'un métier à condition d'avoir conscience que ce ne sont pas les soins et le service offert qui révèlent son identité, mais *la personne de l'infirmière.*

L'infirmière. L'histoire des origines de ce terme, et de ce qu'il veut désigner en fonction des lieux et des époques est entièrement à reconstituer. C'est à la charnière de la fin du XIXe et du début du XXe siècle que le terme « infirmière », « infirmier », utilisé pour le personnel de l'Assistance Publique de Paris, relègue ceux de « garde-malade », ou de « soignants », sans doute parce qu'il a été le premier à être introduit, à l'instar du Docteur Bourneville, dans un texte législatif : arrêtés du Conseil Municipal de Paris créant les quatre premières écoles d'infirmières de l'Assistance Publique (1878-1894). Après la promulgation de la loi Combe en 1901, ce terme fut définitivement homologué par la circulaire du 28 octobre 1902 créant les écoles d'infirmières en France.

Formée en écoles d'*infirmières* en vue d'obtenir son diplôme d'État *d'Infirmière*, l'infirmière devient le pivot du mouvement de professionnalisation de la profession *d'infirmière.*

Pour qui l'image de son personnage n'est-elle familière ? Révélée par les enfants dans ce jeu du « docteur et l'infirmière » apparu depuis quelques récentes décades en milieu urbain, elle est la figurante symbolique de l'éternel féminin[5]. Ce jeu révélateur des symboles puisés aux sources des mythes les plus anciens de l'humanité élaborés autour de la vie et de la mort, de la sexualité et de ses interdits, associés aux formes mythiques plus récentes engendrées par la technologie et la hiérarchie des pouvoirs, réfléchit en miroir toutes sortes d'informations sur certaines caractéristiques de la pratique soignante du médecin et de l'infirmière ainsi que sur la reconnaissance sociale et la valeur socio-économique qu'ils peuvent en attendre.

C'est elle..., l'infirmière, qui habite les romans les plus mièvres, comme les plus violents, ou qu'illustre une imagerie, solennelle dans les moments de crises, guerres, cataclysmes, fléaux sociaux..., caricaturale dans les temps de liesse ou d'accalmie. Personnage magnifié ou rabaissé, sublimé ou méprisé, surestimé ou dévalorisé, l'infirmière, figure mythique, est déterminée par *le rôle* qui est attendu d'elle plutôt que par ce qui serait en droit de la caractériser professionnellement — non personnellement — sa pratique soignante.

Pour comprendre la prévalence du *rôle de l'infirmière* à une démarche de détermination de la prestation « soins infirmiers », il importe d'étudier et d'analyser ce qui a présidé à l'émergence et à l'évolution de la pratique des soins infirmiers afin de saisir les raisons qui ont entravé et risquent encore d'entraver leur identification, leur développement, leur valorisation. Pour cela il apparaît indispensable d'interroger l'histoire, et plus particulièrement l'*histoire des femmes soignantes*. Même si les soins infirmiers prodigués dans les hôpitaux généraux ou dans les services extra-hospitaliers ne sont plus à l'heure actuelle le seul fait des femmes infirmières et aides-soignantes, pas plus que les soins infirmiers de psychiatrie ne le sont encore des infirmiers psychiatriques, il importe de distinguer ce qui de la fonction soignante fut assuré par l'un et l'autre sexe de façon irremplaçable durant des millénaires.

C'est l'histoire des pratiques de soins vécues et transmises par les femmes qui rend compte du mode d'identification de la pratique soignante exercée par elles dans le milieu hospitalier non psychiatrique, ainsi que dans les dispensaires de quartiers, pour se dénommer aujourd'hui « soins infirmiers ». Les pratiques de soins assurées par les hommes étaient jusqu'à ces toutes dernières années de nature et d'orientation très différentes. Issues originellement de la chasse, de la guerre et du maintien de l'ordre social, elles naissent, se développent, engendrent et créent des formes institutionnelles qui leur sont propres (ordres religieux-guerriers, lazarets, asiles, infirmeries militaires, etc.). Il est non moins indispensable de les étudier comme telles, et d'analyser leur influence, sans pour autant les confondre avec les pratiques soignantes des femmes, ou assimiler ces dernières à celles imposées par les hommes jusqu'à agir de façon déterminante sur l'évolution des pratiques de soins et de traitements.

Comprendre cette évolution et la naissance des mouvements de professionnalisation engendrés par ces différents modes de pratiques soignantes, exige de briser cette confusion entretenue jusqu'à présent entre les pratiques de soins développées par les femmes et celles développées par les hommes. Pour cela, il importe de discerner les raisons qui ont présidé à leurs origines, ainsi que leurs caractéristiques spécifiques afin de saisir la détermination des rôles qui en sont issus et mettre en lumière la marque des appartenances confessionnelles, sociales, culturelles et économiques aussi bien que celle des institutions sanitaires et sociales sur ces rôles.

L'assimilation des pratiques des femmes soignantes à leur rôle s'est traduite par des modes d'identification différents au fur et à mesure de l'évolution. On peut retenir trois grands modes d'identification.

— L'identification de la pratique des soins à la *femme*, depuis les temps les plus reculés de l'histoire de l'humanité jusqu'au moyen âge, pour la société occidentale. Le rôle est l'expression des pratiques soignantes élaborées à partir de la fécondité et façonnées par l'héritage culturel de « la femme qui aide ».

— L'identification de la pratique des soins à la [*femme*] *consacrée*, depuis le moyen âge jusqu'à la fin du XIXe siècle. Le corps dissocié de l'esprit est perçu comme source d'impureté et de fornication. Seul le corps souffrant, déshérité peut être l'objet de pratiques soignantes. Le rôle est prescrit par les règles conventuelles qui dictent les conduites et comportements de la femme consacrée.

— L'identification de la pratique des soins à la [*femme*] *infirmière* → auxiliaire du médecin, du début du XXe siècle jusqu'à la fin des années soixante. En se laïcisant, et avec le développement de la technicité, le rôle jusqu'alors unifié des femmes consacrées revêt deux aspects : le *rôle moral* et le *rôle technique*, ces deux rôles se réunifiant en la personne de l'infirmière pour constituer « le rôle de l'infirmière ». Ce rôle investit l'infirmière dans tout ce qu'elle est. Que ce soit par la formation, la reconnaissance juridique de l'exercice professionnel, les organes de représentativité, les publications, la profession se détermine autour de la personne de l'infirmière qui, presque jusqu'à nos jours, sert de garant à la pratique soignante avec laquelle elle se confond. C'est la *définition de l'infirmière* qui, jusqu'à tout récemment, demeure l'objet de la définition de la profession.

Comment passer d'une définition professionnelle forgée sur le rôle, sur la personne de l'infirmière, à l'identité de la prestation offerte par le personnel infirmier : les soins infirmiers ? *Tout le dilemme de la profession se joue là*. Non seulement il ne s'agit plus de se demander ce que c'est qu'être infirmière, être infirmier, mais il importe de dépasser la notion même de définition, y compris des soins infirmiers, pour chercher à identifier les caractéristiques des soins et du service infirmier.

Clarifier l'identité des soins infirmiers non par un profil de ce qu'est, de ce que doit faire, de ce que doit devenir « l'infirmière(er) », ni par rapport à un modèle théorique susceptible de la former, mais en identifiant la nature, la raison d'être, la signification, l'estimation sociale et économique de la prestation professionnelle offerte aux usagers des soins semble être la clé de l'évolution de la profession.

Peut-elle le réaliser sans s'interroger et retrouver le sens originel des soins, sans mesurer la différence entre « soins » et « traitement » et sans donner à la profession les assises d'un métier ?

L'objet de cet ouvrage est d'essayer de resituer dans le temps l'évolution de la pratique des femmes soignantes afin de mieux percevoir ce qui a marqué, plus particulièrement en France, l'essor et l'évolution de la pratique infirmière élaborée autour du *rôle de l'infirmière*, ainsi que de saisir les modifications apportées à la conception des soins transmises par les femmes lorsque les pratiques élaborées autour de la fécondité et du corps habitacle de l'esprit furent proscrites dans les sociétés soumises au pouvoir ecclésial. En étant progressivement dépossédées de tout ce qui était propre à leur fonction soignante, les femmes perdent non seulement la valeur de leur savoir et de leur pratique, mais au-delà d'elles-mêmes, c'est tout un ensemble du patrimoine de l'humanité qui tend à disparaître, à ne plus être reconnu comme fondamental, comme vital.

Ce parcours nous amène au temps présent, celui où nous nous insérons, pour faire apparaître en pointillé, en filigrane à quel carrefour nous nous trouvons, et essayer à l'aide de quelques pistes de réflexion d'appréhender à nouveau le sens originel des soins, et de cerner l'objet de la pratique professionnelle : *les soins infirmiers*.

Sans doute est-ce là une entreprise délicate, car aborder les pratiques soignantes pour mieux comprendre ce qui contribue à identifier les soins infirmiers représente un sujet vaste et d'une grande complexité. C'est un sujet de *caractère universel et multidimensionnel*, tout en se singularisant dans chaque culture, dans chaque système socio-économique, dans chaque situation. *Sujet délicat* s'il en est en raison des zones d'interférences de savoirs, de pouvoirs et de décisions qu'il suscite. *Sujet difficile*, parce que facilement réductible à l'application d'une technique, d'un système stéréotypé, ou au contraire insaisissable en raison des multiples aspects qu'il soulève. *Sujet impliquant* parce que lié à des habitudes de vie, des croyances, des valeurs faisant résonner en nous les questions les plus fondamentales de la vie, la mort, la sexualité, l'amour, la souffrance, la révolte, le travail...

Ce n'est là que l'esquisse de quelques pistes de réflexion élaborées au fur et à mesure de mon propre cheminement dans la vie, ma pratique soignante infirmière, tout ce que m'ont appris les usagers des soins ainsi que le partage et l'apport de tant d'infirmières et infirmiers qui s'interrogent à l'heure actuelle sur le sens, la conception, le fondement, la portée sociale et économique des soins infirmiers. C'est également le fruit de ce que m'ont permis de découvrir nombre de personnes exerçant un métier ou tout autre forme de travail. Je suis consciente des limites de cet ouvrage, de ses insuffisances, de ses aspects d'obscurité, de la difficulté de traduire en mots ce qui à travers les cultures et expériences a contribué à orienter la façon de concevoir les soins dont les soins infirmiers. Malgré ces limites, j'espère toutefois que ceux qui désirent que les soins soient porteurs de vie, permettant à ceux qui les donnent comme à ceux qui y ont recours de se réaliser davantage dans leur devenir d'homme ou de femme, y trouvent des possibilités d'interrogation, de réflexion et de créativité pour construire leur fonction soignante.

NOTES

1. La dénomination « soins » appartient aussi bien aux « soins maternels » prodigués quotidiennement depuis le début de l'histoire de l'humanité, qu'à des activités de métier : soins de beauté, soins de coiffure..., qu'à des professions : soins infirmiers, soins médicaux.
2. Le premier texte législatif à mentionner en France la dénomination « soins infirmiers » est la circulaire n° 222/0414 du 31 juillet 1975. Définition, fonction, encadrement des personnels infirmiers. (non parue au J.O., B.O. 75/35 feuillet 9479).
3. Duby G., *Le chevalier, la femme et le prêtre.* (Paris, Hachette, 1981, p. 179).
4. Bertaux, D., *Destins personnels et structure de classe* (Paris, PUF, 1977).
5. Cet éternel féminin qu'il ne faut pas omettre d'évoquer dans sa forme paradoxale telle que le montre la très fine analyse de Jean Eustache dans son film, *La Maman et la Putain*, 1973.

Première partie

LES PRATIQUES SOIGNANTES DES FEMMES IDENTIFIÉES PAR LEUR RÔLE

La compréhension du monde actuel nécessite-t-elle la connaissance de l'Histoire ? Non, si, enfermé sur lui-même, ce passé est simplement reconstitué, tel un objet exotique. La perspective change si ce passé est analysé et confronté au temps présent, afin d'identifier survivances et ruptures.[1]

Les difficultés rencontrées aujourd'hui par la profession d'infirmière tiennent à plusieurs faits : L'image de son rôle social *et l'image supposée du public sur ce* rôle *demeurent la référence professionnelle centrale, prenant le pas sur toute appréciation de statut réel de la profession en terme de qualification et de statut juridique. La spécificité infirmière est indissociable d'un* rôle défini en terme de dépendance à l'égard du corps médical.[2]

Avec l'alimentation à laquelle elle est liée, la pratique des soins est sans doute la plus vieille pratique de l'histoire du monde. Déjà chez les animaux, elle revêt un caractère différent chez la femelle tout occupée qu'elle est de sa progéniture, lui prodiguant des soins au corps et facilitant l'apprentissage alimentaire tandis que le mâle franchit les marques du territoire pour se procurer une subsistance parfois chèrement conquise, et se montre le défenseur de la lignée.

L'espèce humaine ne saurait se soustraire à ces pratiques plusieurs fois millénaires : soigner participe directement à assurer la continuité de la vie du groupe, de l'espèce Homo. Comme chez les animaux, la pratique des soins correspond à la reconnaissance et au prolongement d'une fonction sociale : celle élaborée autour de la fécondité chez les femmes, participant directement à tout ce qui contribue au maintien et au développement de la vie, celle de veiller à faire reculer la mort chez les hommes. Les soins infirmiers représentent un rameau tout récent de toute cette évolution plusieurs fois millénaires des soins (chapitre 1).

Les pratiques de soins issues des femmes et celles venant des hommes étant de nature différente, il importe de les considérer dans leur singularité. Les pratiques des femmes soignantes sont identifiées au rôle social qu'elle exercent en les accomplissant : rôle façonné autour de la fécondité et de toutes les formes symboliques qu'elle engendre (chapitre 2), rôle prescrit par les règles conventuelles de la [femme] consacrée (chapitre 3), rôle issu de la double filiation religieuse et médicale de la [femme]-infirmière auxiliaire du médecin (chapitre 4). L'expression de ces rôles marque d'une empreinte indélébile la pratique soignante infirmière encore déterminée à l'heure actuelle par une « définition de l'infirmière » (chapitre 5).

NOTES

1. Ferro M., *Comment on raconte l'Histoire aux enfants à travers le monde entier*, Paris, Payot, 1981.
2. Chauvenet A. « L'infirmière hospitalière, technicienne ou travailleuse sociale ». PROJET, n° 90, décembre 1974, p. 1139.

1
Origine des pratiques de soins, leur influence sur la pratique infirmière

Les premiers rapports qu'ont entretenus l'homme et la douleur, les première défenses qu'il a développées contre les forces qui l'assaillent ne sont pas simples à circonscrire. Aussi faut-il en chercher les traces dans le présent lui-même. Car nos sociétés, malgré leurs efforts d'amnésie, malgré leur désir de manger leur passé pour le nier, malgré tant de siècles d'activité scientifique, n'ont jamais pu éliminer du comportement humain ce que des millénaires de pratique et d'expérience ont appris aux sociétés sans écriture [1].

Dès que la vie apparaît, les soins existent car il faut « prendre soin » de la vie pour qu'elle puisse demeurer. Les hommes, comme tous les êtres vivants, ont toujours eu besoin de soins, parce que soigner est un acte de vie qui a d'abord et avant tout pour but de permettre à la vie de se continuer, de se développer, et par là de lutter contre la mort : la mort de l'individu, la mort du groupe, la mort de l'espèce.

C'est dire que pendant des milliers d'années, les soins n'étaient pas le propre d'un métier, et encore moins d'une profession. Ils étaient le fait de toute personne qui aidait quelqu'un d'autre à assurer tout ce qui lui était nécessaire pour continuer sa vie, en relation avec la vie du groupe.

L'histoire des soins se dessine autour de deux grands axes ayant engendré deux orientations dont l'une assurera sa prédominance au point d'assimiler l'autre, de la résorber, voire de tenter de la faire disparaître.

A l'origine ces deux orientations coexistent, sont complémentaires, et s'engendrent mutuellement. Ce ne sera qu'avec l'émergence d'une pensée dialectique qui dénonce le MAL, ce qui fait malaise, pour le séparer du BIEN, c'est-à-dire de tout ce qui fait vivre, qui isole pour analyser et comprendre ce qui est perçu comme maléfique, comme engendrant la mort, que l'une de ces orientations a prévalu sur l'autre, au point de la nier et de chercher à la détruire.

Assurer le maintien, la continuité de la vie

La première orientation est celle qui s'inscrit dans l'histoire de tous les êtres vivants depuis le début de l'histoire de l'humanité : *assurer la continuité de la vie du groupe et de l'espèce* en prenant en compte tout ce qui est indispensable pour assumer les fonctions vitales : ressourcement en énergie, d'où la nécessité alimentaire, protection contre les intempéries du froid ou de la chaleur par le vêtement, et l'abri qui deviendra peu à peu le logement.

Cette nécessité d'assurer quotidiennement le maintien de ces fonctions vitales donne lieu à un ensemble d'activités indispensables prises en charge par les hommes et les femmes qui, selon les ressources locales, s'efforcent d'y pourvoir. En se précisant, les tâches s'organisent autour de quelques nécessités fondamentales : se sustenter, se protéger des intempéries, défendre le territoire et en sauvegarder les ressources. L'organisation de ces tâches donne lieu à la division sexuelle du travail qui, en se précisant, marquera de façon si déterminante selon les cultures et les époques la place de l'homme et de la femme dans la vie sociale et économique[2]. Le partage des attributions est garant de l'existence et de la survie, mais celles-ci n'en demeurent pas moins chargées de valeur symbolique différente : « La chasse ne va pas sans mystique : les hommes opposent leur esprit et leur talent à l'intelligence et à l'instinct des animaux (...) Le défi de la chasse est manifeste, impressionnant à voir, et ce d'autant plus que la proie est plus volumineuse et plus furieuse. De leur côté les indéniables ressources d'intelligence mises en œuvre par les femmes pour répertorier la distribution des produits végétaux et pour connaître le moment de la maturité des plantes, sont beaucoup plus calmes, plus humbles, et moins spectaculaires »[3].

Assurer la survie était — et demeure — un fait quotidien, d'où l'une des plus vieilles expressions de l'histoire du monde : *prendre soin de.* Il fallait prendre soin des femmes en couches, prendre soin des enfants, prendre soin des vivants, mais aussi des morts. Tout cela amenait aussi à prendre soin du feu pour qu'il ne s'éteigne pas, des plantes, des instruments de chasse, des peaux, puis plus tard, des récoltes, des animaux domestiques, etc.

Encore à l'heure actuelle cette expression courante *prendre soin de, avoir soin de,* retransmet le sens initial et originel du mot soin. Lorsque je demande à quelqu'un de « prendre bien soin de mes plantes » quand je pars en vacances, il ne viendra à l'esprit de personne de penser que soigner veut dire leur donner des médicaments. Immédiatement, je serai amenée à donner les indications de tout ce qui est indispensable à mes plantes pour qu'elles demeurent en vie, et ceci en fonction de leurs *habitudes de vie*. Elles ont toutes besoin de boire, mais chacune différemment. Il en sera de même pour la lumière, la chaleur, les courants d'air... *Soigner, c'est donc entretenir la vie en assurant la satisfaction d'un ensemble de besoins indispensables à la vie, mais qui sont diversifiés dans leur manifestation.* Les différentes possibilités de répondre à ces besoins vitaux font naître et instaurent des habitudes de vie propres à chaque groupe.

Soigner, veiller à, représente un ensemble d'actes de vie qui ont pour but et pour fonction d'entretenir la vie des êtres vivants en vue de leur permettre de se reproduire et perpétuer la vie du groupe. Cela a été et cela demeurera le fondement de tous les soins. Tout ceci a donné lieu à des pratiques courantes : pratiques alimentaires, vestimentaires, pratiques de l'habitat, pratiques sexuelles... qui, à leur tour, forgent des façons de faire, des coutumes. Toutes ces pratiques et habitudes de vie se construisent à partir de la façon dont les hommes et les femmes appréhendent et utilisent le milieu de vie qui les entoure, d'où l'infinie diversité des pratiques qui elles-mêmes, lorsqu'elles se perpétuent de façon durable, engendrent des rites et des croyances. Cette orientation des soins, basée sur tout ce qui contribue à assurer le maintien et la continuité de la vie, est née de ce qu'Edgar Morin appelle la *physis*, c'est-à-dire la *science de la nature*. Découverte progressivement, par tâtonnements, essais et erreurs, cette co-naissance de la nature favorise l'acquisition de « savoir-faire », de « savoir utiliser », qui en s'élaborant et se développant constitue au sein du groupe un patrimoine de rites et de croyances, avec des attributions dont certaines seront plus le fait des hommes, tandis que d'autres seront davantage le fait des femmes.

Faire reculer la mort

Assurer le maintien, la continuité de la vie n'est pas chose simple. « Les conditions précaires de la vie rendent la mort omniprésente et toujours terrorisante. Pour gérer cette inconnue, naissent alors les premiers discours sur le MAL, les premières conjurations de la peur »[4]. A partir de l'orientation initiale visant à trouver tout ce qui est fondamental pour assurer la vie, viennent à naître des *questions sur ce qui est bon ou ce qui est mauvais*, pour permettre à la vie des individus et du groupe de se continuer, de repousser la MORT.

De ces questions, donnant lieu à des suppositions faisant elles-mêmes naître des interprétations, émergera *l'orientation métaphysis*, c'est-à-dire celle qui naît du discernement de ce qui est considéré bon ou mauvais. Cette nouvelle orientation cherche à discerner les causes du bien et du mal, interprète et désigne les forces bénéfiques et les forces maléfiques, porteuses de MAL, donc de maladie et de mort.

Cette orientation naît et s'appuie sur les constatations faites à partir de ce que hommes et femmes ont découvert de l'univers physique dans lequel ils vivent, mais en même temps elle révèle tout l'inconnu de cet univers qui est à la fois prodigue et menaçant, qui fait peur. Au fur et à mesure que les groupes humains ont affirmé leurs pratiques de soins coutumiers composées de choses permises et d'interdits, ils les ont érigées en rites et ont confié au *shaman* puis au *prêtre* la charge d'être garant de ces rites. *Gardien des traditions*, de tout ce qui contribue à maintenir la vie, le prêtre a charge, en même temps, d'être le médiateur entre les forces bénéfiques et maléfiques, c'est-à-dire qu'il est désigné *pour interpréter et décider ce qui est bon ou ce qui est mauvais*. Il intercède, tente de repousser le mal en veillant à assurer la conciliation des forces bénéfiques par des rites d'offrandes, d'incantations, et de sacrifices. Mais par son pouvoir de médiation, il devient aussi celui qui *dénonce le mal*, et qui, par là même, acquiert progressivement le droit de désigner et de retrancher du groupe tout suspect d'être porteur de mal : que ce soit en ayant la marque de signes tangibles (lépreux) ou que sans signes apparents certains deviennent les boucs émissaires d'une perturbation économique et sociale de l'ordre établi, attestant un mal pernicieux occulté (gitans, juifs, hérétiques, sorcières, vagabonds, mendiants, fous...).

Ce rôle de médiateur entre l'ordre physique et cet ordre au-delà de l'univers visible, le métaphysique, s'est transformé au fur et à mesure de l'avancée de l'histoire de l'humanité à un rythme excessivement lent, s'étendant sur des milliers d'années[5], pour donner ultérieurement naissance à de nouveaux décripteurs du mal, *les médecins*.

Avec la naissance de la clinique, le médecin, descendant des prêtres et des clercs, apparaît comme un spécialiste, médiateur des signes et symptômes indicateurs d'un mal identifié, dont le malade est porteur. L'interprétation du BIEN et du MAL engendrant la mort ne se fait plus tant par rapport à la nature des relations bonnes ou mauvaises que l'homme entretient avec l'univers où il vit, mais en isolant le mal dont il est porteur, en essayant de le réduire, et de le traiter comme tel. Toutefois, jusqu'à la fin du XIXe siècle, les procédés d'investigation et les thérapies médicales demeurèrent sommaires et précaires, aussi soins et traitements médicaux sont-ils très limités. De plus, le recours à un médecin reste un fait isolé et ne concerne qu'une classe sociale privilégiée en milieu urbain tandis qu'en milieu rural cela demeure très exceptionnel : « De toute façon, les paysans avaient leurs idées à eux sur les maladies »[6].

Les grandes découvertes de la fin du XIXe siècle dans le domaine de la physique et de la chimie, n'auraient pu à elles seules faire progresser la science médicale. L'hôpital, lieu de regroupement des exclus de l'ordre public, pauvres, chômeurs, vagabonds, démunis de tous genres, rend possible l'essai des nouveaux outils qui vont servir à explorer et à traiter le corps, et transforme ainsi ce refuge de sans-abris en lieu d'exploration et de traitement de la maladie[7]. Le médecin voit grandir démesurément son rôle de médiateur. Non seulement il peut constater des signes cliniques extériorisés, mais il peut voir et interpréter ce qui se passe à l'intérieur du corps du malade, tandis que celui qui se plaint du mal, en sent les effets, ne peut voir ce qui se passe dans son propre corps. Celui qui est porteur du mal fait de plus en plus corps avec le mal lui-même, au point de se voir confondu avec lui et devenir « une tuberculose », « un cancer », ou au mieux il est l'organe atteint « un foie », « une rate », « une moelle »...

Relativité de la conception moderne des soins par rapport à la dimension du temps

Essayer d'appréhender la pratique des soins exige de la resituer par rapport à sa finalité première : *permettre à la vie de se continuer et de se reproduire.* Mais on ne saurait isoler cette finalité de la *dimension du temps* dans laquelle elle s'inscrit, cette dimension chronologique que le monde contemporain a tendance à renier, substituant sa modernité scientifique au cheminement incessant de milliers de générations. L'histoire des soins commencée avec l'histoire des espèces vivantes, se poursuit avec l'apparition de la lignée Homo que les ethno-paléontologues font remonter à cinq ou six millions d'années. Cette histoire se construit fondamentalement autour du souci permanent d'assurer la continuité de la vie. Pour cela, sans doute depuis l'Homo Sapiens, hommes et femmes scrutent l'univers qui les entoure, cherchent à se le concilier, tandis qu'ils s'efforcent d'éloigner le MAL. L'action de protection réflexe, l'instinct de conservation agissant par tropisme, commencent à être ébranlés, à se modifier avec l'émergence de la conscience qui pose les racines de « l'arbre de la science du BIEN et du MAL* », fondement de la connaissance, origine de toutes les religions.

Avec le début de la sédentarisation, le discernement de ce qui est jugé BON ou MAUVAIS pour le groupe, est progressivement confié au shaman, au prêtre qui devient garant de l'ordre du BIEN et du MAL.

Toutefois, il ne peut suffire d'éloigner le mal, de séparer du groupe celui qui est jugé porteur du mal, de la faute ou du péché. Cerner, circonscrire le foyer du mal deviendra la préoccupation première du médecin et donnera lieu à la *Naissance de la Clinique.* Cette nouvelle orientation ne peut apparaître et commencer timidement à se développer que quelques six mille ans après le début de l'ère de l'agriculture pour voir étendre l'utilisation de son application durant toute la révolution urbaine jusqu'à l'avènement de la révolution industrielle. Livrer un combat singulier au mal et le terrasser devient alors la finalité du médecin. Il devient possible d'opérer « une séparation physique du mal » et d'envisager de le traiter pour éradiquer ce qui peut faire mourir, mais au risque de ne plus avoir de regard sur tout ce qui vit encore, sur ce qui peut faire vivre, sur ce qui donne sens à la vie.

Comme on le verra, aux soins de maintien de la vie et aux soins curatifs nés de découvertes empiriques faites à l'occasion de ces soins, se substituent les soins médicaux se reconnaissant seuls comme scientifiques. A la fin du XIXe siècle, avec l'avènement de technologies très élaborées, les soins médicaux s'orientent vers la réparation lourde qui devient de plus en plus l'affaire de spécialistes. Avec l'accélération de la dimension du temps, le champ spatial des soins se rétrécit de plus en plus. Il y a disparition, voire dénégation des liens tissés entre l'homme et son univers, son environnement, son groupe social. Le champ même de la personne malade est oblitéré. Il y a focalisation sur l'espace tissulaire, voire l'espace cellulaire porteur du signe du mal. L'enjeu des soins devient isolé, parcellisé, fissuré, il se retranche des dimensions sociales et collectives. A l'exclusion de toutes les autres conceptions ou approches porteuses des courants plusieurs fois millénaires élaborés au cours de l'histoire, face au problème de la VIE et de la MORT, *soigner devient traiter la maladie.* Les seuls spécialistes ne peuvent y suffire, ils auront besoin d'une main-d'œuvre adéquate pour prendre en charge les nombreuses tâches pouvant assurer l'investigation et le traitement de la maladie.

* L'image symbolique de la Bible est reprise sous d'autres formes dans toutes les religions : la boîte de Pandore, par exemple.

La pratique infirmière et son lien avec ces deux orientations

Les deux orientations évoquées précédemment ont l'une et l'autre influencé le devenir de la pratique infirmière et contribué à rendre difficile l'identification des soins infirmiers.

L'évolution de la première orientation s'attache à tout ce qui permet et favorise le maintien et le développement de la vie. La pratique des soins dans la ligne de cette orientation se construit essentiellement autour de tout ce qui donne vie, ce qui est fécondable, et qui donne naissance.

Autour de la femme, symbole de fécondité, et de l'enfant qu'elle met au monde, s'élaborent toutes les pratiques rituelles de la conception à la naissance. Aux femmes reviennent tous les soins qui se tissent autour de tout ce qui croît et qui se développe, et ceci jusqu'à la mort : soins aux enfants, mais aussi soins aux malades et aux mourants car en donnant la vie, n'ont-elles pas communiqué la mort ? Ce sont ces pratiques de soins au corps et l'expérience plusieurs fois séculaires des pratiques alimentaires, à l'origine de la découverte des propriétés des plantes, qui sont le fondement d'un ensemble de pratiques de soins développées par les femmes au cours de l'évolution de l'histoire de l'humanité, et ceci jusqu'à nos jours.

Par contre, l'accident de chasse ou de pêche et *a fortiori* de guerre ne concerne pas les femmes. Conséquences de la nécessité d'avoir à donner la mort pour survivre, et relevant de l'activité des hommes parce que requérant l'utilisation d'outils qui sont les leurs — outils d'incision (lames, scalpel) — ou de suture (aiguille en os) ainsi que l'utilisation du feu, certains soins ne peuvent relever que de la compétence des hommes. Les soins au corps blessé sont et demeureront prédominamment le fait des hommes, les initiant à découvrir le corps du dedans, à oser l'explorer, les amenant à développer une technologie de plus en plus précise qui deviendra celle des forgerons, des barbiers et des chirurgiens.

D'autre part, les soins réclamant une importante force physique : déplacement d'articulation, réduction de fractures, mais aussi maîtrise physique des agités, de personnes en état de délire, de folie, d'ivresse, seront également le fait des hommes.

Ces pratiques de soins opérées par les hommes donneront lieu à d'autres courants d'influence, d'autres modes d'exercice que ceux relevant des activités des femmes. Ainsi, se constitueront des corps d'infirmiers attachés aux armées, qu'ils soient esclaves dans les légions romaines, ou plus tard au sein d'ordres guerriers hospitaliers comme les Chevaliers de Saint-Jean de Jérusalem, les

Chevaliers de l'Ordre Teutonique, les Templiers, les Chevaliers de l'Ordre de Malte, ou qu'on les retrouve plus tard encore dans les infirmeries de campagnes militaires.

D'autres corps naîtront de la nécessité d'éloigner de la collectivité les porteurs de maux ou les suspects. Ils seront chargés d'assurer l'ordre public par l'enfermement dans les lazarets, les asiles, et plus tard les hôpitaux psychiatriques : tels les Chevaliers de l'Ordre de Saint-Lazare ou Lazaristes, les frères de Saint-Jean de Dieu. Vers le milieu du XIXe siècle, ils seront peu à peu aidés dans leur tâche, puis remplacés par des infirmiers laïcs qui deviendront les infirmiers psychiatriques. Ce n'est qu'avec l'avènement de la chimiothérapie neutralisant la force physique des aliénés, que l'on commencera à compter des femmes dans le personnel infirmier psychiatrique.

Enfin, il y eut ceux qui se chargèrent davantage de l'hôtellerie, là où voyageurs et malades affluaient, dans les stations de cure, auprès des thermes, dans tous les lieux de thérapie physique et mentale (tels Delphes, Epidaure) et dans les lieux de cultes rassemblant les pélerinages. Avec le développement du christianisme, ce fut souvent l'occasion de la création d'ordres religieux d'hommes, comme celui des Antonins, ou de Tiers-Ordres.

Outre le fait que les pratiques de soins n'ont pas été impunément le fait de l'activité des hommes, ou de celle des femmes, il semble important de prendre en compte le rôle prédominant joué par les Pères de l'Eglise qui posent les bases de la doctrine chrétienne et orientent toute la vie monastique. L'obligation des vœux pour les religieux et religieuses et particulièrement le vœu de chasteté modifiera tout la symbolique de la relation au corps sexué, ce faisant transformera progressivement la conception de tout un ensemble de pratiques de soins, et leur signification profonde. Comme on pourra le voir, cela ne sera pas sans conséquence sur l'évolution des soins.

S'il apparaît nécessaire de mettre en évidence ces courants d'influence sur les pratiques de soins relevant davantage de l'activité des hommes ou de celle des femmes, c'est qu'il semble que jusqu'à présent on ait peu différencié les orgines du « nursing » et de ce qui donnera naissance aux pratiques infirmières pour être ensuite dénommé « soins infirmiers », n'ayant pas pris en considération la différence de nature, de conception, de technologies des soins prodigués par les hommes, et ceux donnés par les femmes. On ne s'est pas suffisamment inquiété de comprendre les origines et l'évolution de ces pratiques, ainsi que leur influence réciproque, leur réseau d'interaction, tout en demeurant l'apanage prioritaire de l'un ou l'autre sexe jusqu'à ce que surviennent de véritables mutations aboutissant à des modifications de rôles, conséquences des grandes révolutions agraires, urbaines et industrielles. Pas davantage on ne s'est suffisamment préoccupé jusqu'à ces toutes dernières années, de savoir quelles conceptions du monde, de l'univers, quelle approche de la vie et de la mort les animent et leur donnent signification, quelles croyances, quels rites elles engendrent, qui à leur tour les déterminent ? Comment à certains carrefours de l'histoire de l'humanité d'autres prennent naissance, dans quels milieux sociaux, qui, de l'un ou l'autre sexe, prévaut sur les décisions qui régissent leur destinée et leur finalité ? Quel impact joue l'écriture et ceux qui la détiennent, par rapport à la tradition orale ? Comment et pourquoi certaines pratiques de soins furent confisquées, étouffées, condamnées à la disparition, tandis qu'étaient voués à l'opprobe celles et ceux qui les prodiguaient et que, par ailleurs, d'autres modèles sociaux se substituent aux anciens au point de laisser croire qu'avant eux les soins n'ont jamais existé, en touts les cas les pratiques de soins des femmes.

L'histoire des pratiques de soins reste entièrement à reconstituer à la lumière des travaux des anthropologues, des historiens, des sociologues et économistes, en les resituant dans « les structures du quotidien », ainsi que Braudel l'a fait pour les pratiques alimentaires et du vêtement [8].

Il n'est pas possible ici d'aborder cette histoire, mais il semblait indispensable de faire apparaître que les récents processus de professionnalisation sont soumis à des courants d'influence d'origine très lointaine qu'il semble absolument nécessaire de mieux comprendre pour retrouver et réexpliciter le sens et la finalité des soins offerts par la profession infirmière.

Nous ne retiendrons donc ici que le courant issu de la première orientation, tel qu'il s'est ensuite développé par le fait des femmes et à travers leur histoire, auquel se rattache la ramification « soins infirmiers » issue des hôpitaux généraux et des dispensaires, tout en se trouvant grandement dépossédée actuellement de son sens originel. C'est à travers l'évolution de cette orientation que l'on peut retrouver les modes d'identification de la pratique des soins devenue pratique infirmière, puis soins infirmiers.

Il semble indispensable, pour comprendre l'histoire de la pratique infirmière, de l'étudier et de l'analyser par rapport à *l'histoire de la femme soignante et de son évolution*. C'est l'histoire des

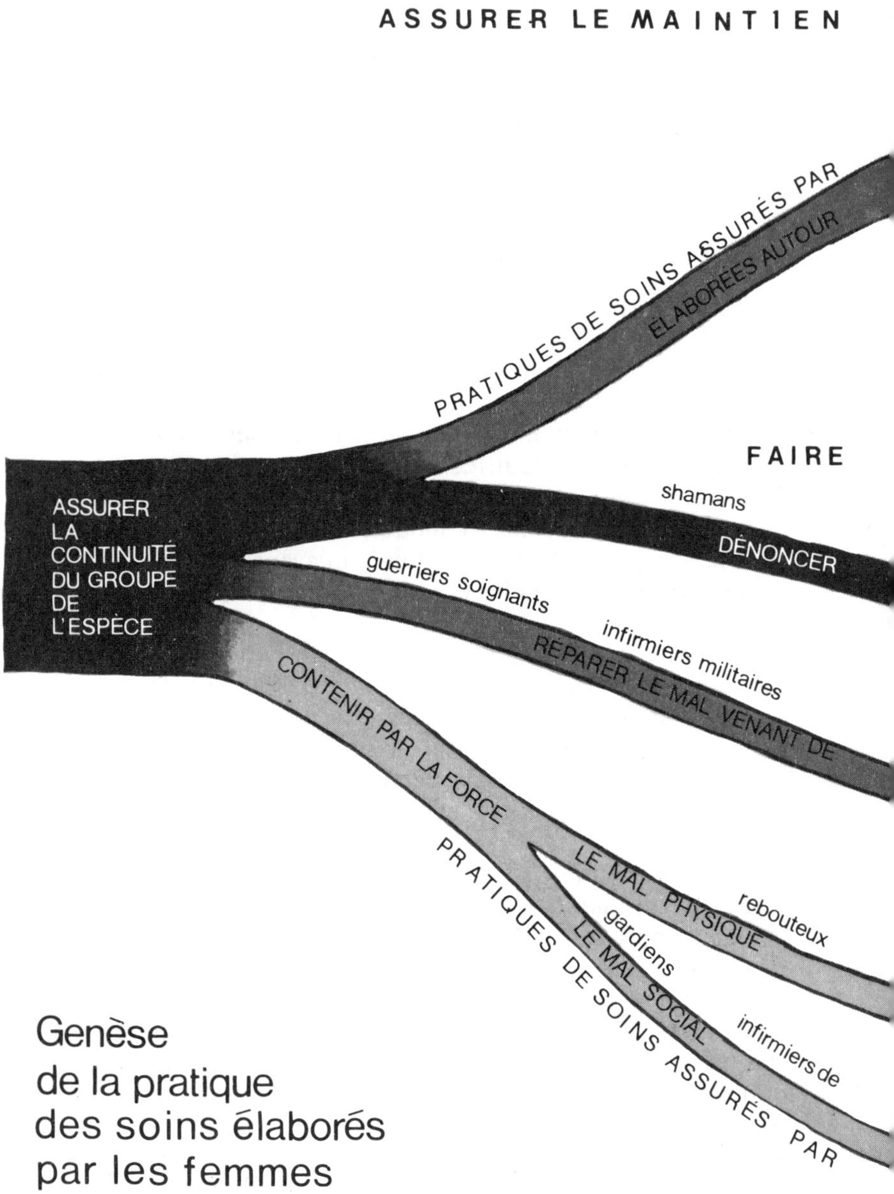

Genèse
de la pratique
des soins élaborés
par les femmes
et par les hommes

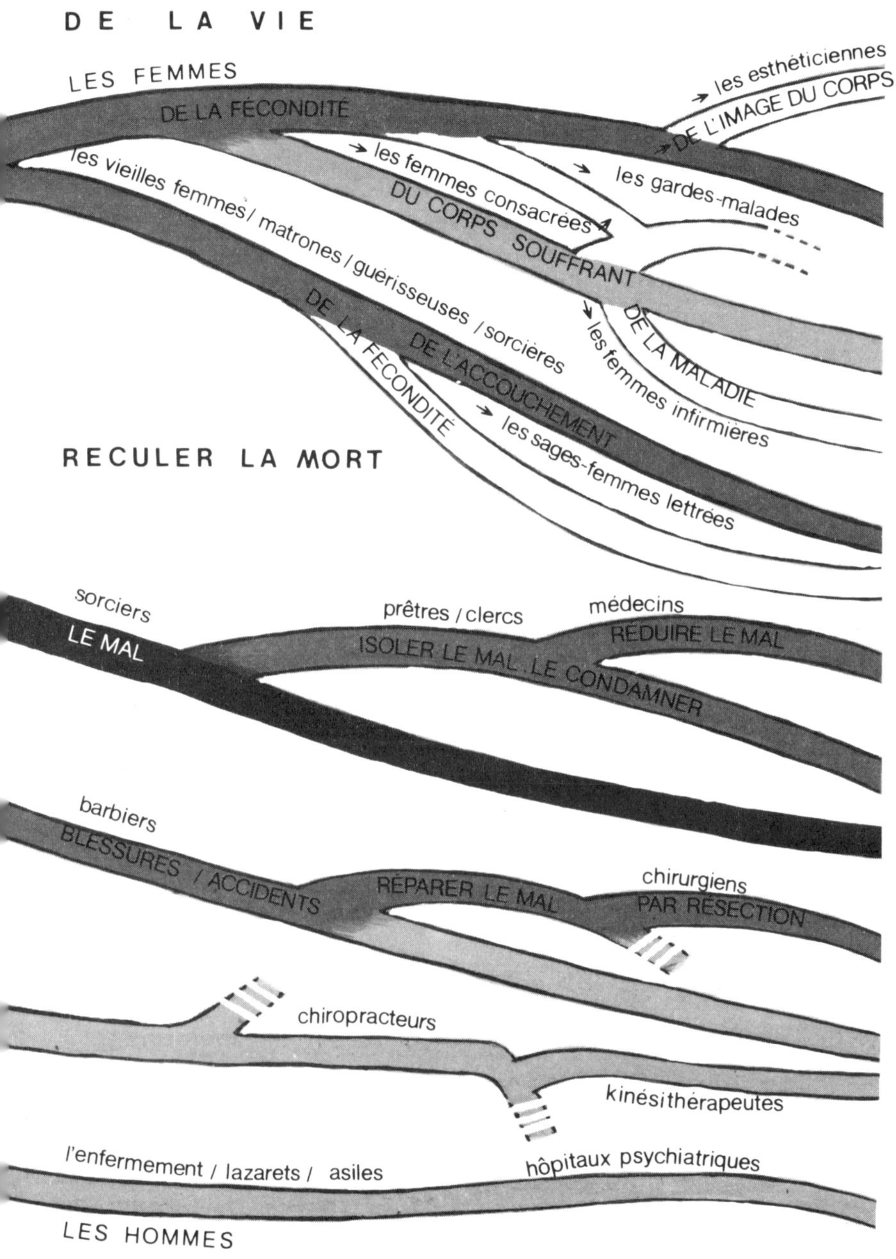
DE LA VIE
LES FEMMES
DE LA FÉCONDITÉ
les esthéticiennes
DE L'IMAGE DU CORPS
les femmes consacrées
les gardes-malades
les vieilles femmes / matrones / guérisseuses / sorcières
DU CORPS SOUFFRANT
DE LA MALADIE
les femmes infirmières
DE LA FÉCONDITÉ
DE L'ACCOUCHEMENT
les sages-femmes lettrées
RECULER LA MORT
sorciers
LE MAL
prêtres / clercs
médecins
RÉDUIRE LE MAL
ISOLER LE MAL, LE CONDAMNER
barbiers
BLESSURES / ACCIDENTS
RÉPARER LE MAL
chirurgiens
PAR RÉSECTION
chiropracteurs
kinésithérapeutes
l'enfermement / lazarets / asiles
hôpitaux psychiatriques
LES HOMMES

pratiques de soins vécues et transmises par les femmes, puis condamnées, réprouvées par l'Eglise, qui rend compte, de ses origines à nos jours, du processus d'identification de la pratique soignante exercée par les femmes dans le milieu hospitalier non psychiatrique, ainsi que dans les dispensaires de villages et de quartiers, pour se dénommer aujourd'hui « soins infirmiers ».

Les étapes de ces différents modes d'identification de la pratique soignante apparaissent ainsi :

— identification de la pratique des soins à la *femme*, depuis les temps les plus reculés de l'histoire de l'humanité, jusqu'à la fin du moyen âge, pour la société occidentale;

— identification de la pratique des soins à *la [femme]-consacrée*, depuis la fin du moyen âge jusqu'à la fin du XIXe siècle pour la France;

— identification de la pratique des soins à la *[femme]-infirmière* auxiliaire médicale, du début du XXe jusqu'à la fin des années soixante.

A travers ces différents modes d'identification de la pratique des soins préludant à ce qui deviendra les soins infimiers, on pourra constater que, jusqu'au début du XXe siècle, la conception qui dicte le rôle de celles qui donnent les soins repose sur l'orientation initiale : *assurer tout ce qui contribue à maintenir et entretenir la vie.* Toutefois, cette conception initiale fondée sur tout ce qui embrasse la fécondité, en vient à se modifier profondément lorsqu'elle se limite à se pencher uniquement sur la vie des êtres souffrants, nécessiteux et déshérités. Quelle qu'en soit leur transformation, la conception des pratiques de soins s'incarne en celles qui prodiguent les soins au point d'être confondue avec elles et de devenir des rôles établies :

— rôle façonné par l'héritage culturel de « la femme qui aide »[9];

— rôle prescrit par les règles conventuelles de la [femme] consacrée.

Au début du XXe siècle, il y a véritablement bifurcation vers la conception des soins véhiculée par le courant médical, qui vient imprégner la conception transmise par les [femmes] consacrées et en remodeler le rôle. Au modèle religieux s'associe le rôle de l'auxilariat médical créant ainsi le rôle de la [femme]-infirmière auxiliaire du médecin.

NOTES

1. Attali J., *L'ordre cannibale*, Paris, Grasset 1979, p. 19
2. Leakey R., *Les origines de l'Homme*, Paris Arthaud, 1980, p. 148-177.
3. Leakey R., *op. cit.* p. 174
4. Attali J., *op. cit.*, p. 21.
5. Cette transformation ne s'est d'ailleurs opérée que de façon très localisée, et, même à l'heure actuelle, ne concerne que la société occidentale et les groupes acculturés par elle.
   Il n'est pas possible de développer ici les différentes étapes qui ont servi de prélude à la médecine moderne, mais je renverrai à l'œuvre de Michel Foucault, à l'ouvage d'Attali déjà mentionné, et aux bibliographies qu'ils ont eux-mêmes consultées.
6. Zeldin Th., *L'Haleine des Faubourgs*, « Les Médecins Français ». *Recherches*, décembre 1977, p. 277.
7. Foucault M., *Naissance de la clinique*, Paris, PUF, 1975, p. 111. « Structure *collective* du sujet de l'expérience médicale; caractère de *collection* du champ hospitalier, la clinique se situe à la rencontre des deux ensembles. »
8. Braudel F., *Les structures du quotidien*, Paris, Armand Colin, 1979.
9. Verdier Y., *Façons de dire, façons de faire*, Paris, Ed. Gallimard, 1980.

2
Identification de la pratique des soins à la femme

Parce que plus proche de la nature et mieux informée de ses secrets, la femme a toujours été créditée dans les civilisations traditionnelles du pouvoir non seulement de prophétiser, mais encore de guérir ou de nuire au moyen de mystérieuses recettes [1].

Malgré ce long passé millénaire où le mystère de la maternité, mais plus largement encore le mystère de la physiologie féminine liée aux lunaisons a servi de fil conducteur à un ensemble de pratiques de soins construites autour de « cette ambiguïté fondamentale de la femme qui donne la vie et qui annonce la mort », il semble au premier abord qu'il n'y ait aucun lien avec la représentation de l'image professionnelle conférée par la formation infirmière tant s'est montrée réprouvante et castratrice l'idéologie chrétienne.

Identification de la pratique des soins à la femme chrétienne

Curieusement, lorsque dans les pays latins des infirmières essaient de renouer avec le passé, et de retrouver à travers quelque historique sommaire ce qui les relie aux courants culturels et sociaux qui les ont précédés dans la pratique des soins, il ne leur est présenté comme principale source de référence, qu'une iconographie de femmes chrétiennes. Si les pratiques antiques sont évoquées, que ce soit dans les sociétés orientales ou en Occident, elles le sont par rapport à un savoir médical détenu par les hommes, avec éventuellement quelque allusion à l'héritage de connaissances sur les plantes dont pouvaient disposer shamans ou sorciers, prêtres et médecins de la très récente antiquité.

Dans les pays de tradition catholique, la femme proposée pour représenter le modèle de la première pratique des soins est Fabiola : « Le christianisme apprend le haut respect de la faiblesse, l'amour des humbles et fait de la charité la base de sa doctrine. De grandes dames romaines comme Parcella Paula, et la célèbre Fabiola se convertissent, et tout aussitôt, transforment leurs palais en asiles pour les malheureux, en hôpitaux pour les malades (...) Au nom de la charité chrétienne toutes les infortunes sont rassemblées[2] ». Mais plus encore, c'est en Fabiola, femme de la haute société romaine, convertie au christianisme, qu'auront à se reconnaître tant de générations de femmes exerçant une pratique soignante : « Et voici que s'ébranle l'armée voilée qui a travers les siècles va poursuivre son interminable périgrination au chevet de ceux qui souffrent. Les premières gardes-malades datent de cette époque lointaine »[3]. On imagine s'ébranler là le cortège des Hildegarde, des Pernelle, des Sainte Jeanne de Chantal, auquel on rattachera plus tard — quelle ironie du sort lorsqu'on connaît sa vie — celle qui deviendra « la Dame à la lampe », Florence Nightingale.

Dans la littérature infirmière, Fabiola est consacrée mère de la pratique soignante transmise par les femmes, ce qui laisse à croire qu'avant le christianisme, les femmes n'avaient aucune activité soignante. De plus, faire d'elle le modèle originel des soins transmis par les femmes conforte le message idéologique que soigner relève du don aux pauvres, aux défavorisés, aux plus démunis, et requiert une générosité exceptionnelle comme seule peut en faire la preuve une femme de classe sociale élevée, classe sociale qui se doit elle-même d'être le modèle des classes populaires, et qui, en échange de ses bienfaits, se doit de recevoir vénération et estime. On est bien loin de l'image courante et habituelle de la pratique des soins élaborée et transmise par les femmes au cours des siècles, pratique contrainte d'être progressivement réduite au silence par l'Eglise, pour se voir ensuite soumise aux prérogatives de la médecine des hommes.

Identification de la pratique des soins à la femme

« Les femmes ont toujours été guérisseuses (...) elles ont soigné à l'aide de plantes et échangé entre elles les secrets de leurs pratiques. Sages-femmes, elles se sont déplacées d'une maison à l'autre. Sans accès aux livres, ni à aucun enseignement, les femmes ont exercé pendant des siècles une médecine sans diplôme; elles ont formé leur savoir au contact les unes des autres, le transmettant dans l'espace et dans le temps, de voisine en voisine, de mère en fille.»[4]

Pendant des milliers et des milliers d'années, la pratique des soins courants, c'est-à-dire tous les soins qui entretiennent la vie de tous les jours, se rattache fondamentalement aux activités de la femme. C'est elle qui met au monde, c'est elle qui a charge de « prendre soin » de tout ce qui entretient la vie quotidienne dans ses menus détails.

Comme on a déjà pu le voir, les expressions « prendre soin de , avoir soin de » témoignent d'un ensemble d'activités se proposant d'assurer ou de compenser les fonctions vitales (manger, boire, se vêtir, se lever, marcher, communiquer). Ces soins qui tissent la trame de la vie de tous les jours au point d'avoir créé, suivant les climats et les lieux, un ensemble d'habitudes de vie, de rites et de croyances, sont prodigués avec plus d'intensité, et font l'objet de pratiques particulièrement étudiées, lors de certaines périodes de la vie comme l'enfance, ou lors d'événements précis telles la maternité, la naissance, ou la maladie et la vieillesse, prélude à la mort.

S'il paraît important, voire fondamental, de mettre en évidence de tels faits, c'est que cette pratique des soins véhiculés par les femmes a profondément influencé l'histoire de l'humanité, et conditionné tout un ensemble d'attitudes, de conceptions et d'approches du corps et de la maladie. Ainsi, Françoise Loux montre comment l'étude de la puériculture traditionnelle « nous éclaire sur l'ensemble des attitudes et des pratiques traditionnelles à l'égard du corps tout entier et de la maladie en général. La façon de coucher l'enfant, de le bercer, de le couvrir, de l'allaiter, le rythme gestuel qui lui est imposé ou qu'on lui permet de suivre, l'attitude que l'on adopte à l'égard de ses petits « bobos » marquent en effet profondément son attitude future à l'égard de la maladie, le mode d'utilisation de son corps, et cela d'autant plus que cette transmission est et demeure inconsciente, et profondément enracinée au sein de son être ».[5] Les activités de soins prodigués par les femmes s'organisent essentiellement autour de deux pôles, de la naissance à la mort : le *corps*, lieu d'expression de la vie individuelle et collective, temple de *l'anima, souffle de vie;* et tout ce qui contribue à le ressourcer, le restaurer : *l'aliment.*

LES PRATIQUES DU CORPS

Les pratiques du corps ont pour point d'ancrage le corps de la femme, ce corps marqué par le sang des règles, lieu de la conception et de l'enfantement. « Le corps des femmes semble être le lieu d'une double propriété : vulnérable aux éléments de l'univers extérieur et dangereuse tout à la fois pour eux, elles sont tour à tour menaçantes et menacées dans leur corps (...) quand elle a ses règles, elle (la femme) présente son côté menaçant; quand elle est enceinte, elle présente son côté vulnérable ».[6] Et dans le prolongement de leur propre corps, les soins ont pour objet d'attention constante le corps du nouveau-né auquel elles donnent naissance.

Le corps des femmes, lieu et expression de la fécondité connaît des périodes de soins plus attentifs à ces moments décisifs de la vie que sont la puberté, la gestation, l'accouchement, la naissance. Le corps objet de soins est introduit par un rituel initiatique à une autre phase de la vie, pour devenir plus tard, à son tour, l'instrument privilégié des soins, *car c'est par son corps que la femme donne les soins au nouveau-né,* à l'enfant, puis sera amenée à en donner à d'autres femmes. C'est à travers son corps que se communiquent les soins, d'où la nécessité d'avoir connu dans son corps l'expérience de la fécondation, de l'accouchement et de la naissance. Comment serait-il possible de soigner, c'est-à-dire de communiquer un message de vie sans avòir soi-même éprouvé en son corps toutes les manifestations de la vie en gestation, de la vie en éclosion. Pour soigner, il faut avoir donné la vie.

Soigner est ainsi ce qui relie le corps de celle qui a donné la vie au corps de la femme qui est en train de la donner, et au corps de l'enfant qu'elle aide à naître. Ce lien se crée et se prolonge par les mains, le toucher, mais aussi par l'utilisation d'éléments symboles de vie : l'eau, les plantes et leur dérivés : huile, lotion, parfums, qui à leur tour, relient à l'univers et assurent une protection.

C'est autour du corps que s'élaborent les soins de première nécessité qui se dessinent autour de la toilette, ne représentant aucunement une simple pratique de propreté comme le montre Ashley Montagu, mais bien un ensemble de stimulations par le toucher, le contact avec l'eau, l'utilisation de plantes adoucissantes (les huiles et onguents) et odoriférantes, prenant part à un jeu relationnel entre celui qui reçoit les soins et celle qui les donne. Tous ces soins ont pour but de contribuer à la mise en éveil et au modelage du corps sexué, imprimant en lui des messages comportementaux.

Les pratiques du corps stimulent et utilisent toutes les propriétés sensitives du corps et tout particulièrement celles de *l'olfaction et du toucher.* L'odeur permet de détecter les signes annonciateur d'un événement : « Lorsqu'une femme est sur le point d'accoucher, c'est encore l'odeur qui permet de connaître le moment précis de l'accouchement, la vieille femme est guidée par l'odeur qui lui dit que le bébé est sur le point de sortir ».[7] Mais l'odorat est ce qui met en contact avec la nature, et qui relie à l'univers, la femme est en quelque sorte l'instrument de ce lien. « En fait le parfum « naturel » est conçu comme étant de la nature même de la substance féminine »[8]. L'odorat sert aussi à détecter certaines maladies et à les identifier.

Le toucher par les mains mobilisatrices des forces de vie, et le contact direct avec la peau sont sources de stimulation, de mobilisation. Les mains en caressant, effleurant, ou en faisant pression, calment, apaisent, relaxent, soulagent, dilatent ou tonifient. Elles mobilisent les sensations kinesthésiques par pincements frictions, étirements, ainsi que les sensations thermiques, éveillant les réactions de plaisir ou de déplaisir. Au-delà des mains, le contact direct avec la peau est à la fois source de stimulation et de bien-être, et tout spécialement le contact direct avec les seins, lieu privilégié de stimulation olfactive et gustative, de ressourcement nutritif et affectif, et symboliquement zone de régénérescence, de plénitude, d'où lieu de refuge pour rechercher de la tendresse, un réconfort, un soulagement à la douleur, à l'épreuve. Source de bienfait et de confort, la poitrine de la femme qui a mis au monde est un havre connu pour ses effets curatifs, calmant les pleurs de l'enfant, jusqu'aux plus grandes douleurs, comme l'a si bien montré Ingmar Bergman dans *Cris et Chuchotements* [9], où la jeune paysanne Anna dégrafe son corsage pour faire reposer la tête d'Agnès sur son sein, afin d'apaiser sa douleur qui ne cède à aucune médication. Comment s'étonner encore, ou méconnaître l'origine du mot *Nursing**, dont le fondement symbolique est inscrit dant tout ce passé, figurant toutes les forces vives de la femme féconde, forces qui restaurent et qui reconstituent.

Le symbole de l'image de ressourcement, de restauration, demeurera, même lorsqu'il arrivera que la pratique des soins se transmette ultérieurement par des femmes n'ayant pas enfanté.

Autour du corps et par le toucher s'élaborent progressivement *les pratiques de massage*, se découvrent les points de conduction ou d'inhibition du mouvement, de la douleur, des sensations cénesthésiques : ainsi la pose de la main sur le haut du ventre qui, de fait, située au niveau du plexus solaire, calme, décontracte.

A partir du corps s'essaient tous *les soins de beauté*, qui magnifient

* To nurse : donner le sein, donner la tétée, nourrir, alimenter et de là, apaiser, réconforter.

son image en le rendant désirable, qui le façonnent et le marquent. Préludes des soins esthétiques, ils demeurent encore à l'heure actuelle essentiellement le fait des femmes, (mis à part les soins de coiffure). Ils ont échappé au processus de médicalisation pour ne pas avoir été perçus comme porteurs d'un ineffable pouvoir thérapeutique. Ils ne sont plus considérés comme faisant partie intégrante des pratiques soignantes, mais comme un succédané réservé à quelques personnes privilégiées. Avec le développement du professionnalisme, leur exclusion du champ des soins coutumiers et habituels a contribué à un grand appauvrissement des pratiques soignantes.

Les soins au corps recouvrent également tout ce qui concourt à le protéger et à le maintenir dans un environnement sain, d'où toutes *les pratiques de lavages*. Bains, lessives, ménages, entretien de la maison sont des pratiques de purification, d'entretien de la vie qui ont pour but de faire resurgir la vie : « Le bain, la lessive, le grand ménage renouent ainsi avec une phase de temps antérieur, font revenir les choses à leur point de départ, du sale au propre, de la mort à la vie ».[10] L'eau est le véhicule de cette purification, elle est le lieu du regroupement des femmes : fontaines, lavoirs gardent le secret des femmes.

Mais là « où est le corps, là est la mort ». C'est par le corps de la femme qu'il y a entrée dans la vie, mais aussi acheminement vers la mort.

« S'il est évident dans les faits, dans l'accouchement même, que les femmes sont à l'origine de la vie, mettent au monde des enfants, qu'elles soient à l'origine de la mort semble l'être tout autant ». Aussi « Maîtresses de la destinée, c'est singulièrement un rôle de passeur qui leur a été attribué; elles assistaient à la naissance et, après avoir protégé les hommes durant leur vie terrestre, elles aidaient à passer dans l'autre monde ».[11]

« Ce n'est pas un hasard si dans beaucoup de civilisations les soins des morts et les rituels funéraires ont incombé aux femmes. C'est qu'on les jugeait beaucoup plus liées que les hommes au cycle — l'éternel retour — qui entraîne tous les êtres de la vie vers la mort et de la mort vers la vie. Elles créent, mais aussi elles détruisent. »[12]

La toilette mortuaire, l'ensevelissement autour desquels s'élaborèrent toutes sortes de pratiques rituelles de purification, d'embaumement, de prémunition envers le retour de l'âme des morts, sont demeurés le fait des femmes pratiquement jusqu'à nos jours, comme en font preuve maintes illustrations picturales, ou la statuaire. Même à l'heure actuelle, ce sont le plus souvent les femmes qui continuent à accomplir ces derniers soins au corps dans les hôpitaux, qu'elles soient veilleuses de nuit, aides-soignantes ou infirmières. Le médecin, lui, ne fait que constater le décès.

LES PRATIQUES DE SOINS ÉLABORÉES AUTOUR DE L'ALIMENTATION

Le maintien, la continuité de la vie ne saurait être assuré sans tout ce qui contribue à la restaurer, sans puiser sans cesse à cette indispensable source d'énergie qu'est l'aliment. « Pendant des milliers d'années d'évolution, la chasse et la cueillette avaient été le seul et unique moyen de vie »[13], la chasse ou la pêche ne représentant qu'environ un tiers des ressources alimentaires. C'est autour de la cueillette assurée par les femmes que se constitue l'essentiel des ressources alimentaires. « Physiquement plus grands, plus forts et plus rapides, les hommes partaient à la chasse en quête de viande, tandis que les femmes fournissaient la stabilité essentielle à la communauté par la cueillette des produits végétaux, par les soins et l'éducation des enfants. »[14] Ainsi l'économie alimentaire repose essentiellement sur les végétaux et sur *l'existence des femmes*.[15] Peu à peu vient à se tisser tout un réseau de connivence entre les plantes et les femmes qui, après avoir saisi, cueilli, ramassé fruits, baies, noix, melons, racines et bulbes, vont apprendre à récolter. Autour des végétaux commencera à naître ce qui sera sans doute la plus grande alchimie du monde, la transformation des produits recueillis en poudre, farines, bouillies, ou encore en jus, breuvage de tous genres. Par broyage, concassage, pétrissage, les femmes viennent à préparer les aliments végétaux sous des formes très différenciées, prémice de toutes les cuisines du monde. Mais en soumettant les végétaux à toutes sortes de préparations, les plantes livrent leurs secrets et leurs philtres. Constituants essentiels de la préparation des repas, elles laissent percer l'immense gamme de leur pouvoir thérapeutique. Comme en témoigne le mot de « préparation », les préparations alimentaires seront à l'origine des *préparations officinales*, genèse de la pharmacopée.

Racines, pousses, tiges, fleurs, pétales, pollens, seront soumis à toutes sortes de décorticage et malaxage, démasquant les principes actifs des ingrédients, pour les extraire et les combiner sous des formes les plus variées : bouillons, infusions, distillations, lixiviations, élixirs, vins et liqueurs, ou encore bouillies, pâtes, baumes, amplâtres, à l'origine des fameuses formes galléniques de base. Ces découvertes dites « empiriques » sont l'aboutissement d'une succession d'observations extrêmement minutieuses qui vont constituer un immense capital de connaissances, à la fois des principes actifs progressivement identifiés, à partir de leurs effets sédatifs, toniques, astringents, excitants, toxiques, etc., mais aussi de la diversité et multiplicité des formes d'utilisation, tant par ingestion : bouillons, tisanes, que par application : baumes, amplâtres, ou encore par inhalation, fumigation.

Peu à peu les plantes constituent la base la plus essentielle de toutes les pratiques de soins relevant des activités des femmes et contribuent à tous ces soins fondamentaux d'entretien et de maintien de la vie : de la toilette à la parure, de l'alimentation à la médication, sans évoquer ici la connaissance de leurs propriétés pour le lavage et la teinture des fibres. On peut retrouver les signes indicateurs de cette réalité dans toutes sortes d'expressions courantes : qu'elles soient restées attachées à la cuisine comme « soigner aux petits oignons » qui indique à la fois une cuisine savoureuse, mais aussi fait allusion aux nombreuses propriétés de l'oignon; ou qu'elles soient à l'origine de nom de plantes telle la « belladonne » qui vient de « Bella Dona » ou « Bonne Fée », terme utilisé pour dénommer les femmes guérisseuses. De même, les remèdes de « bonnes femmes » témoignent qu'ils sont connus et prescrits par les femmes, mais aussi qu'ils sont de « bona fame » ou bonne renommée, de l'ancien français « fame », alliant ainsi dans la même résonance les deux significations.

Toutes ces pratiques se transmettent à travers plusieurs civilisations, par la tradition orale. Jusqu'au moyen âge — pour la société occidentale — elles ne furent pas supplantées par le savoir des shamans, des prêtres, puis des médecins, dont l'apparition est très tardive par rapport aux milliers d'années de l'évolution des civilisations. Le rôle de ces derniers restant d'ailleurs bien davantage, et pendant très longtemps, d'interpréter la symbolique du bien et du mal en relation avec l'insertion de l'homme dans l'univers. Ces pratiques de soins transmises par les femmes constituèrent un immense patrimoine de savoir. C'est auprès de cette source de connaissances que de grands médecins retourneront puiser, malgré la condamnation par l'Eglise des « Sorcières » du moyen âge.

« Le grand et puissant docteur de la Renaissance, Paracelse, en brûlant les livres savants de toute l'ancienne médecine, les Grecs, les Juifs et les Arabes, déclare n'avoir rien appris que de *la médecine populaire des bonnes femmes*, des bergers et des bourreaux. »[16]

Mode de valorisation sociale et économique des pratiques de soins prodiguées par les femmes

« Pendant des siècles, les femmes ont été des médecins autodidactes et sans diplômes; n'ayant accès aux livres et aux cours, elles firent elles-mêmes leur propre enseignement, se transmettant leur expérience de voisine à voisine, de mère à fille. »[17]

Les soins courants étaient reconnus comme un fait social, attribués aux femmes en raison, initialement, de la très ancienne division sexuelle du travail, base de la première économie mixte[18]. La maternité, l'accouchement, les soins aux nouveau-nés désignaient la femme à être davantage initiée aux pratiques du corps, tandis que grossesses et soins aux enfants, en limitant ses déplacements, l'amenèrent à découvrir tous les secrets livrés par les plantes, de la récolte à la semence pour aboutir, voici dix mille ans, à la révolution agraire, mais aussi à la découverte d'un art auquel elle donnera son nom. L'art de la femme soignante, immortalisée par « Médée », magicienne légendaire, deviendra « la Médecine », « science » attribuée aux hommes très tardivement dans l'histoire de l'humanité.

VALEUR SOCIALE DES PRATIQUES DE SOINS DES FEMMES

La valeur sociale des pratiques de soins donnés par les femmes est directement liée aux femmes elles-mêmes, ce qu'elles font est déterminé par ce qu'elles sont, ce qu'elles ont vécu, ce qu'elles ont été capables de vivre.

Etre reconnue par l'expérience construite dans son propre corps et assumée au cours de sa vie

La reconnaissance de la valeur sociale des pratiques de soins prodigués par les femmes se fonde sur la renommée de leur expérience, *expérience intériorisée et vécue dans leur propre corps*, d'où le nom de « matrone » → celle qui est devenue mère en mettant au monde et qui sera ensuite reconnue pour aider d'autres femmes à le faire et les initier à donner les soins aux enfants. En fait, seule la maïa*, c'est-à-dire la « grand-mère » peut devenir « femme-

*Maïa : mot grec pour dire la sage-femme, se référant à la déesse Maïa (Mai), déesse de la fécondité, de l'énergie vitale.

qui-aide » ou être désignée comme « Saga », la « Sage-Femme », car « il faut en être passé par là, avoir eu des enfants, avoir effectué son cycle biologique complet. En conséquence, ni les vieilles filles, ni les femmes stériles ne pourront obtenir ce rôle. »[19] Car les soins ne représentent pas seulement un ensemble de réponses à des besoins vitaux indispensables à la survie, mais véhiculés par le corps de celles qui les prodiguent, ils *expriment une forme de relation au monde.* Contribuant à mobiliser et à perpétuer le flux de la vie, ils requièrent à la fois la connaissance intériorisée du vécu, mais aussi l'assurance de l'*invulnérabilité,* d'où la nécessité d'avoir franchi le seuil biologique de la ménopause, car le corps est devenu stabilisé n'étant plus soumis à la mouvance du flux menstruel, aux alternances des grossesses et de la lactation. La « belle-mère », la « grand-mère » en franchissant le seuil biologique de la ménopause, acquièrent un statut social reconnu pour initier les futures mères aux pratiques de soins. Parmi elles, se détachera à son tour la « vieille femme » ou la « sage-femme » qui aura un statut reconnu par l'ensemble de la communauté.

Ne sont donc reconnues socialement pour initier aux soins et apporter leur concours de « femmes-qui-aident » que les femmes qui ont un statut d'âge mûr faisant référence à l'expérience de toute une vie arrivée à un point de stabilité, comme on s'en rendra compte. Avec l'avènement des religieuses, la pratique des soins se dissociera d'une connaissance vécue du corps, et il deviendra possible à des femmes de soigner sans avoir mis au monde. Le statut d'âge n'aura plus lieu d'être une obligation sociale puisque l'accomplissement du parcours biologique de toutes les phases de la fécondité aura perdu sa raison d'être. Ainsi, il deviendra progressivement possible de pouvoir être initié aux soins sans avoir franchi les rites de passage qui marquent toute la vie de la femme, et à l'époque moderne de la professionnalisation, l'abaissement de l'âge de la formation sera tel qu'il se situera à la charnière de l'entrée dans la vie d'adulte c'est-à-dire à l'orée de toute l'expérience sociale. Cela entraînera un changement considérable de la façon d'appréhender les soins, car il deviendra possible de soigner, c'est-à-dire d'aider à vivre, sans s'être soi-même affronté aux difficultés fondamentales de la vie, ou en commençant seulement à s'y heurter.

Etre capable de prévenir et d'endiguer le mal

Autour des pratiques de soins courants et de la découverte des multiples possiblités d'utilisation des plantes s'organise tout un savoir, et s'élaborent toutes sortes de rites cherchant à s'assurer la conciliation des éléments indispensables à la vie tels l'eau, les fontaines, mais aussi à prévenir le mal, à éloigner le mauvais sort. « On a ainsi coutume de dire que la prévention n'existait pas autrefois, et en particulier que les précautions avant la naissance étaient méconnues et négligées par les futures mères. Nous verrons au contraire qu'elles sont extrêmement nombreuses, bien que profondément différentes de ce que l'on nomme prévention dans les manuels médicaux. L'enfant dans le sein de sa mère était l'objet de multiples précautions. On a souvent tourné en dérision ces « superstitions » sans essayer de comprendre leur profonde cohérence. »[20] C'est également autour de la pratique des soins courants que s'est façonnée peu à peu une pratique de soins curatifs, c'est-à-dire de soins qui avaient pour but d'apaiser, de soulager, de calmer, et si possible de compenser le mal, ou de le « lever ». *Il n'y avait pas de discontinuité entre ce que nous appelons aujourd'hui soins préventifs et curatifs*, ils s'efforçaient tous de contribuer à assurer le maintien de la vie, en lien avec tout ce qui peut influencer son devenir.

En maîtrisant les pratiques du corps liées aux deux grands événements les plus importants de la vie : la naissance et la mort, et en connaissant les vertus prophylactiques et curatives des plantes, les femmes deviennent « l'unique médecin du peuple »... » les empereurs, les rois, les papes, les plus riches barons avaient quelques docteurs de Salerne, des Maures, des Juifs, mais la masse de tout état, et l'on peut dire le monde, ne consultait que la Saga ou Sage-Femme. »[21]

Grâce à leur observation infatigable et à toute leur recherche (qui leur est souvent contestée parce que taxée de « non scientifique », mais qu'est-ce que la science si ce n'est l'art de découvrir, comprendre et savoir utiliser ?) la formidable accumulation de leur savoir leur confère un pouvoir de plus en plus considérable sur le sort et sur la vie des gens, pouvoir qui sera perçu comme une véritable menace au pouvoir spirituel et temporel de l'Eglise et aux détenteurs de la médecine « savante ». Aussi se verra-t-il de plus en plus réprimé pour aboutir jusqu'à son démantèlement total avec la chasse aux sorcières menée impitoyablement par les Eglises tant catholique que protestante, confortées de l'appui des tribunaux séculiers, durant près de quatre siècles.

Prendre conscience de la valeur sociale de la pratique des soins identifiée à la femme soignante, c'est comprendre la signification symbolique qui a guidé les pratiques des femmes pendant des millénaires : *soigner c'est se concilier les forces génératrices de vie dont le corps est un lieu de rencontre, et d'expression.* Les soins s'adressent au corps global qui ne saurait être dissocié de l'esprit, relié à tout l'univers, et ils se communiquent par le corps de celles qui soignent. *Soigner c'est aider à vivre en apprenant à concilier les forces diversifiées, apparemment opposées mais de fait complémentaires. Les soins sont sources de plaisir, de satisfaction, expression d'une relation, ils apaisent, ils calment, soulagent, dispersent les tourments en cherchant à éviter la souffrance.* Ce sont les images d'apaisement, de soulagement qui resteront prédominamment celles de la femme soignante, mais en se fixant essentiellement sur le corps souffrant, avec les [femmes] consacrées. Ce sont ces même images qui resteront attachées au personnage de l'infirmière, mais elles seront quasi totalement dissociées de leur contenu symbolique, de leur forme d'expression, et en rupture avec le vécu du corps de la femme, ainsi qu'avec l'immense patrimoine de connaissances sur lequel se fondaient les pratiques de soins des femmes.

LA VALEUR ÉCONOMIQUE DES PRATIQUES DE SOINS DES FEMMES

La valeur économique des soins était liée à l'ensemble de la vie économique fondée sur l'économie de subsistance. Ils s'assimilaient à un acte de vie, de nature indispensable, inscrit dans un système d'échanges et de réciprocité. Ils représentaient une valeur d'usage, c'est-à-dire une valeur d'échange de service. Jusqu'à nos jours, y compris dans la société occidentale, « la femme-qui-aide n'est pas rénumérée en argent, elle ne peut pas l'être, elle est toujours remerciée en nature. Sa tâche est considérée comme un service, une aide qui ne peut être rendue que de deux manières, ou bien en services (...) ou bien en menus cadeaux. »[22] Les soins interviennent dans une alternance où le service rendu entraîne un autre service en échange, permettant ainsi à chacun de bénéficier d'avantages réciproques, et de se trouver quittes, ce qui est tout le contraire d'une œuvre de bienfaisance : la notion d'aide implique réciprocité et solidarité, chacun pouvant à son tour avoir besoin de l'autre. Il ne s'établit donc pas de sentiment de dépendance. Ceci se retrouve encore dans les équipes de Santé villageoises en Afrique.

Demeurés attachés aux activités de la femme, à la préparation des repas, à l'éducation des enfants, aux tâches domestiques, les soins prodigués par les femmes garderont, jusqu'à l'époque actuelle, une connotation de valeur d'usage, tout en ayant perdu leur réciprocité, leur insertion dans un système d'échange. Désinsérés d'un système d'économie mixte où hommes et femmes participent aux activités fondamentales nécessaires à la survie, les soins prodigués par les femmes seront de plus en plus considérés comme allant de soi, comme étant innés parce qu'associés à l'amour maternel que l'on croit inscrit dans le patrimoine génétique de la femme. Aussi, comme l'amour maternel auquel ils sont supposés emprunter leur motivation et leur énergie, ils seront sensés relever du « bon cœur » de la femme, de sa générosité, de son dévouement, et de ses qualités féminines. C'est l'impact de ce passé culturel brisé par la perte de la reconnaissance d'une valeur de parité dans la division sexuelle du travail, ainsi que l'influence des valeurs religieuses véhiculées depuis le moyen âge, comme on pourra le constater, qui doit rendre compte de la dévalorisation économique, lente, mais certaine, de l'ensemble des pratiques soignantes assurées par les femmes.

NOTES

1. Delumeau J., *La Peur en Occident*, Paris, Fayard, 1977.
2. Carrières, *Les Infirmières*, Paris, Hachette, 1958, pp. 10-11.
3. *Ibid.*, p. 11.
4. Ehrenreich B., English D., « Sorcières, Sages-femmes, Infirmières », *Les Temps Modernes*, avril 1978, p. 1645.
5. Loux F., *Le jeune enfant et son corps dans la médecine traditionnelle*, Paris, Flammarion, 1978, p. 24.
6. Verdier Y., *Façons de dire, façons de faire*, Paris, Gallimard, 1980, p. 56.
7. « Hommes, parfums et dieux », *Le courrier du Musée de l'Homme*, n° 6, novembre 1980, p. 3.
8. *Ibid.*, p. 5.
9. Bergman I., *Cris et Chuchotement*, 1973.
10. Verdier Y., *op. cit.*, p. 121.
11. *Ibid.*, pp. 106 et 142.
12. Delumeau J., *op. cit.*, p. 307.
13. Leakey R., *op. cit.*, p. 148.
14. *Ibid.*, p. 174.
15. *Ibid.*, p. 172.
16. Michelet J., *La Sorcière*, Paris, Garnier, Flammarion, p. 108.
17. Ehrenreich B., English D., *Sorcières, Sages-femmes, Infirmières*, Québec, Éditions du Remue Ménage, 1976.
18. Leakey R., *op. cit.*, pp. 148-177.
19. Verdier Y., *op. cit.*, p. 150.
20. Loux F., *op. cit.*, p. 38.
21. Michelet J., *op. cit.*, p. 33.
22. Verdier Y., *op. cit.*, pp. 99-100.

3
Identification de la pratique des soins à la [femme] consacrée

Les Sœurs travailleront tous les jours à détacher leur cœur de l'affection aux biens du Monde pour pouvoir le mieux consacrer à Dieu; leur unique trésor doit être Jésus-Christ fait pauvre pour l'amour de nous, et elles tâcheront de le suivre dans la pauvreté.[1]

Réprobation des cultes païens

Toutes les pratiques de soins élaborées par les femmes autour du corps et de l'alimentation ne peuvent elles-mêmes être dissociées d'un ensemble de symboles et pratiques rituelles fondés sur les rythmes imposés par les cycles naturels donnant lieu à des cultes, des cérémonies, des fêtes, garantissant les liens de l'homme avec l'univers.

Marqués par le mouvement des astres, les saisons, la vie de la sève et les grands moments de la vie domestique, les rites du monde rural antique sont la manifestation d'une religion naturelle polythéiste que la sagacité grecque n'avait que peu modifiée. Lorsque le christianisme s'affirme en religion d'État, « Les dieux antiques deviendront peu à peu assimilés à des démons, leur liturgie à de la magie, leur célébration à des sabbats. L'ancienne religion se réfugie dans les campagnes, ses adeptes deviennent des pagani, des païens... »[2], c'est-à-dire ceux qui pratiquent le culte des paysans dénommés « païans » en vieux français.

« L'Église, par la voix de ses prédicateurs et pontifes a depuis son origine essayé de les faire disparaître »[3]. Dès le Ve siècle, synodes, conciles et capitulaires les réprouvent et les condamnent. « En 443, le deuxième synode d'Arles décide : Un évêque ne doit pas permettre que dans son diocèse, les incroyants allument des torches, ou bien vénèrent les arbres, les fontaines ou les rochers. S'il néglige de détruire ces habitudes, il s'est rendu coupable de sacrilège »[4]. Successivement, les conciles de Tours en 567, de Tolède en 693, d'Aix la Chapelle en 789, de Rouen en

878, de Trèves en 1310, tiendront des propos analogues et déclareront anathèmes « ceux qui feront ce que font les païens »[5]. Les prescriptions sont formelles, ainsi celle de Saint Éloi au début du VIIe siècle : « Ne vous réunissez pas au solstice, qu'aucun de vous ne danse et ne saute autour du feu, ni ne chante de chansons le jour de la Saint-Jean; ces chansons sont diaboliques »[6].

Les pratiques de soins instaurées autour de la fécondité, visant à perpétuer la fertilité, et des êtres humains, et des sources de nourritures, contribuent à faire apparaître la femme comme le véhicule des croyances et rites païens. On ne saurait alors s'étonner que l'Eglise la dénonce comme perpétuant l'idolâtrie et fasse d'elle l'agent de Satan ainsi qu'en témoigne dès le IXe siècle le canon Episcopi : « Il faut ajouter encore que certaines femmes scélérates retournant à Satan, séduites par les illusions et les phantasmes du démon, croient et professent que pendant les nuits avec Diane, déesse païenne, et une innombrable tourbe de femmes chevauchant des bêtes, elles traversent des espaces dans le calme des nuits, obéissent à ses ordres comme à une maîtresse absolue. Certaines nuits, elles sont appelées à la servir. Encore si elles étaient seules à périr dans leur impiété ! Si elles n'entraînaient pas nombre de gens à la mort de l'infidélité ! Mais une multitude innombrable, abusée par ces erreurs, dévie de la vraie foi et s'enlise dans l'erreur païenne, supposant qu'il est quelque puissance divine en dehors du seul Dieu »[7].

La femme condamnée

Si « la peur de la femme n'est pas une invention des ascètes chrétiens, il est vrai que le christianisme l'a très tôt intégrée et qu'il a ensuite agité cet épouvantail jusqu'au seuil du XXe siècle »[8].

Dès le début du christianisme, la pensée paulinienne marquée par l'influence du platonisme et par le relâchement des mœurs sévissant à Corinthe, « oppose l'âme au corps, faisant du corps la prison de l'âme, l'obstacle à son cheminement vers le divin ». « La réalité vraie de l'homme devient donc son âme, le corps et ses activités ne pouvant être qu'objets de mépris, surtout les passions et les désirs qui troublent la sérénité de l'esprit »[9].

Les nombreuses crises et bouleversements socio-économiques qui marquèrent pendant près de quatre siècles l'effondrement de l'empire gréco-romain, et l'attente presque quotidienne par les Chrétiens du retour du Christ et de l'avènement du Royaume de Dieu, confortèrent cette conception, développée ensuite par les

Pères de l'Eglise. L'élément fondamental et dominant de leur attitude se traduit par « le mépris pour tout ce qui est charnel. Mais le mépris de la chair implique le mépris de la sexualité, et dans une société patriarcale structurée par les hommes, *la femme est le symbole et le lieu de la sexualité* »[10]. Ainsi Tertullien, Cyprien, Méthode, Athanase, Basile, Grégoire de Nysse, Jean Chrysostome, Ambroise, Jérôme, exaltant la virginité et la chasteté, en viennent à condamner la femme, symbole d'impureté et de fornication, jusqu'à devenir elle-même péché, à être l'incarnation même de Satan :

« ...Femme, tu es la porte du diable », écrit Tertullien s'adressant à la femme[11], tandis que Saint Augustin met en garde « contre l'acte conjugal qui ne peut s'accomplir que dans le but de la procréation, auquel on ne peut consentir qu'avec douleur, donnant naissance à l'enfant »[12], « symbole de la force du mal, être imparfait accablé sous le poids du pêché originel »[13].

Tout ce qui a trait aux mystères de la nature et de la maternité ira jusqu'à devenir l'objet d'une véritable aversion. Même l'allaitement deviendra suspect pour la volupté qu'il peut entretenir, ainsi que la tendresse, coupable de débiliter l'enfant[14].

Les positions des Pères de l'Église seront reprises et diffusées par les évêques, abbés, prêtres et clercs, détenteurs de la pensée lettrée. Erigées en doctrine, elles seront la base des lignes de conduite régissant le mariage, édictant les principes d'éducation, et préconisant de ce fait de nouvelles pratiques d'élevage et de soins.

C'est ainsi que, peu à peu, du Ve au XIIIe siècle, sous l'influence de l'Église pénétrée par la doctrine augustinienne, commence à s'affirmer, puis à s'installer une nouvelle conception des soins, qui dénie l'interrelation corps-esprit, en donnant la suprématie à l'esprit, et en reléguant le corps impur, source de fornication et de maléfice. Le corps doit connaître la souffrance et la douleur pour se racheter. Seuls les corps glorieux font l'objet d'attention et de désir. « L'Eglise, ennemie déclarée de l'empirisme, ne reconnaissait aucune valeur au monde physique et méprisait profondément le domaine des sens »[15].

Tout ce désintérêt envers le corps incarné allant jusqu'au mépris remet radicalement en cause les pratiques traditionnelles de soins fondées sur l'unité du corps et de l'esprit en relation à l'univers, tandis que prend naissance un autre savoir, inspiré de la théologie des prêtres et des clercs. L'Église s'approprie le pouvoir de discerner ce qui est bon ou mauvais pour l'âme et pour le corps, décide des connaissances à utiliser pour soigner, et limite les pratiques d'hygiène[16].

C'est à partir des sources de ce nouveau savoir spiritualiste que se développe un « nouveau » corps de connaissances médicales, d'abord entièrement sous l'égide de l'Église, puis contrôlé par elle : « l'enseignement médical au moyen âge ne comporte aucune approche susceptible de contredire la doctrine de l'Église »[17].

La pratique de cette nouvelle médecine restera pendant longtemps l'exclusivité des hommes d'Église : tout d'abord, les moines qui se virent par la suite interdire toute activité médicale par décision conciliaire de 1130; puis les prêtres et les clercs succèdent aux moines-médecins et deviennent, au XIIIe siècle, les premiers étudiants des écoles et facultés de médecine (en France, à Montpellier en 1220).

C'est à cette époque que la médecine européenne devient une science enseignée ex cathedra, et une profession, à condition toutefois qu'elle demeure soumise à l'Église, qui exerça sur elle un contrôle rigoureux, en en réglant son développement selon les limites prescrites par le dogme chrétien. Les médecins, soumis au célibat jusqu'en 1452, n'avaient le droit ni d'exercer sans l'assistance et le conseil d'un prêtre, ni de soigner les malades refusant de se confesser[18].

S'inspirant directement de la doctrine de l'Église dont il est issu, le mouvement de professionnalisation des soins s'affirme avec l'émergence de la profession médicale qui relègue avec opiniâtreté tout savoir acquis par les guérisseuses, et proclame que toute « femme qui ose dispenser des soins sans avoir fait d'études médicales », est déclarée « sorcière et doit périr »[19].

L'entrée des Écoles de Médecine est interdite aux femmes, y compris aux « miresses », ces femmes qui, dans le haut moyen âge, exerçaient officiellement dans les cités une médecine reconnue jusqu'au XIVe siècle[20]. A la fin du XIXe siècle, la situation avait d'aillleurs peu changé, comme le rapporte Anna Hamilton qui termine ses études à la faculté de médecine de Montpellier en 1900 : « Ma présence étonna tout le monde, étudiants et médecins. J'étais seule étudiante et chacun exposait ses idées quant à la femme médecin. Un des meilleurs internes fit à l'amphithéâtre sa profession de foi dans les termes suivants : " une femme médecin n'est plus une femme, or ce n'est pas non plus un homme, donc ce n'est rien du tout" »[21].

Une lutte d'influence religieuse et politique s'engage, visant à faire disparaître le pouvoir des devins, sorciers, envoûteurs et guérisseuses en les marginalisant, puis en les condamnant. Les femmes, principales détentrices du patrimoine de connaissances des soins au corps et de l'utilisation des plantes, deviennent prioritairement la cible des attaques et de la répression de l'Église, puis des tribunaux séculiers, en raison de la multiple menace qu'elles représentaient envers le pouvoir temporel et religieux :

— celle d'*être femme*, c'est-à-dire d'être impure, d'être source de péché : « Le moyen âge envisageait la chair, et son représentant (maudit depuis Eve), la Femme, comme impure »[22].

— celle d'*avoir acquis une connaissance vécue du corps*, en raison d'événements liés à leur propre corps, maternité, naissance; et en raison de tout ce qui les amena à s'occuper des soins d'entretien de la vie autour desquels elles développèrent un immense champ de connaissances sur la pratique des soins. Mais, tandis que la conception prédominante des soins, véhiculée par les pratiques traditionnelles, se fondait sur la non séparation du corps et de l'esprit, et sur l'insertion de l'homme dans l'univers — « tout est lié dans l'univers, et le corps de l'homme ne prend un sens que par rapport à cet univers »[23] — la théologie du moyen âge proclame la noblesse de l'esprit, et la bassesse du corps. Le corps lui-même est séparé en zones nobles et zones viles : tout ce qui touche à la digestion et au sexe — « le ventre » — est lieu et source d'impureté, de péché, est lié au diable[24]. Et, malgré la hardiesse des sorcières qui professaient, « rien n'est impur, rien n'est immonde (...)[25], la femme même avait fini par partager l'odieux préjugé de se croire immonde. Elle se cachait pour accoucher. Elle rougissait d'aimer et de donner le bonheur (...), elle demandait presque pardon d'être, de vivre, d'accomplir les conditions de vie »[26].

— celle d'avoir, comme Dieu, *un pouvoir sur la vie et la mort.* « La sorcière, comme Dieu, se situe à l'intersection de la vie et de la mort. Elle peut guérir. Elle peut tuer »[27]. Elle participe en cela à la maîtrise du sacré omniprésent, source d'explication magique de la vie, de la mort, de la maladie qui continue d'échapper aux prêtres dont l'influence n'a pas pénétré le milieu rural représentant 90 % de la population. « La sorcellerie populaire, c'est-à-dire la croyance en la magie du monde et le contact quotidien avec le surnaturel, reste singulièrement vivante dans les campagnes »[28].

— celle de détenir bien avant les moines la connaissance empirique du pouvoir thérapeutique des plantes et surtout d'avoir la possibilité d'utiliser constamment ces connaissances pour avoir la charge quotidienne des pratiques alimentaires qui les amènent à entretenir et développer un savoir très précis, relié aux lunaisons, au cycle des saisons.

En résumé, « c'était des femmes expertes en médecine qui s'occupaient de soigner les gens. Pour la plupart d'origine paysanne, elles avaient à leur disposition mille remèdes, dont l'usage était pratiqué depuis des années, à base d'herbes aux vertus curatives que l'on trouve encore parmi les médicaments modernes. Pendant des siècles, le seul médecin du peuple fut la sorcière. Mais plus ces femmes devenaient expertes, moins elles dépendaient de l'Église... et de Dieu. Leurs soins, même lorsqu'ils étaient efficaces, étaient considérés comme une interférence maudite dans le plan de Dieu, car selon la morale officielle, ils ne pouvaient venir que de l'intervention du démon »[29] ainsi qu'en décidera en 1484 le grand inquisiteur dominicain Jacob Sprenger dans le *Malleus Maleficarum* (Le Marteau des Sorcières).

Pour toutes ces atteintes à l'ordre établi « les élites culturelles et sociales avaient décidé l'éradication de toutes les superstitions paysannes, appelant désormais démoniaque ce qui relevait pour les villageois d'une conception magique et animiste de l'existence, désignant un bouc émissaire : la sorcière servante du diable »[30].

Dès la fin du XIVe siècle, jusqu'au début du XVIIIe siècle, tous les instruments et tous les repères propices à la chasse aux sorcières sont disposés dans la plus grande partie de l'Europe occidentale.

« Sont identifiées comme sorcellerie et qualifiées de péchés mortels, même les recettes de guérison et de divination qui s'accompagnaient de la récitation des psaumes ou d'invocations à Dieu, autrement dit, toute conduite tendant à provoquer des résultats extraordinaires sans l'approbation de l'Église et de la médecine officielle »[31]. Devins, sorciers et envoûteurs peuvent être passibles des mêmes poursuites pour être susceptibles d'utiliser un pouvoir magique, péché comparable à l'hérésie et à l'athéisme; mais les femmes, pour les raisons évoquées précédemment, paieront à plus de 80 % le lourd tribu de la chasse aux sorcières. Parmi elles, le plus grand nombre est constitué de « vieilles femmes », ayant au-delà de cinquante ans, la plupart veuves. Demeurant le lien symbolique entre la vie et la mort, elles incarnent à la fois le thème du diable et de la sexualité interdite. « L'acharnement des chasseurs de sorciers contre les femmes âgées tient au désir d'exterminer celles qui sont les dépositaires privilégiées des croyances populaires. Elles sont considérées par les élites culturelles et sociales comme des reliques anachroniques d'un temps païen, comme des freins à la diffusion de l'orthodoxie et de la morale nouvelle, comme des concurrentes des prêtres et de tous ceux qui cherchent à modifier la culture populaire traditionnelle »[32].

Près de quatre siècles de répression sans merci, avec une apogée aux XVIe et XVIIe siècles eurent apparemment raison de la « lèpre démoniaque ». La menace de la survivance de cultes de la fertilité et d'une culture populaire reliée à l'univers semblait avoir cédé à l'infiltration de l'idéologie véhiculée par l'Église appuyée par l'arme judiciaire du pouvoir laïc. La sorcellerie populaire, c'est-à-dire celle qui maîtrise la connaissance d'un ensemble de pratiques rituelles héritées des païens, n'était pourtant pas morte, pas plus que ne l'étaient les pratiques de soins issues d'expériences plusieurs fois séculaires, acquises par les femmes qui, malgré la condamnation et la diffamation encourues, ont continué à se communiquer de façon cachée et souterraine. Ces pratiques sont de fait utilisées jusqu'à nos jours dans le milieu rural qui ignorait les médecins. Que ce soit celles de l'accouchement et des soins aux nouveau-nés qui demeurent « domaine réservé aux femmes, car malgré les progrès de l'obstétrique théorique », les soins aux accouchées échappent massivement aux médecins qui ont toujours exclu les sages-femmes des écoles de médecine, et dont la « démarche a consisté plutôt à convertir les matrones en sages-femmes instruites médicalisées »[33]. Que ce soit celles de la pharmacopée végétale, ainsi que le confirment maints recueils de plantes médicinales indigènes qui, comme leur nom l'indique, ont recueilli ce que « nos grands-mères savaient »[34], ou comme le montrent encore les témoignages de personnes âgées de notre époque qui font état de cette réalité : « Maman, à la campagne, ramassait sans arrêt des brins d'herbes, des plantes connues d'elle seule. Elle les fourrait dans de petits sachets. Et chaque fois que nous avions un ennui de santé, elle faisait des infusions avec lesquelles tout de suite nous allions mieux. Grippes, toux, coliques, étaient ainsi soignées par les sachets de toile. Il n'y avait, disait ma mère, qu'une maladie qu'elle ne pouvait pas calmer avec ses plantes, c'était la faim »[35].

Ce sont ces mêmes pratiques qui, grâce au milieu rural, vont réapparaître et être même à l'origine de toutes sortes de « nouveaux » courants, cherchant à appréhender la santé et la maladie. Cette résurgence a emprunté des voies fort complexes et même si certaines pratiques de soins ont pu être entachées de rituels factices, comme ceux qui ont été hérités de pratiques religieuses imposées, il n'en demeure pas moins que cet immense héritage culturel continue à être une inépuisable source de savoir qui reste à redécouvrir, requestionner, remobiliser, réutiliser, éclairé par l'apport des différentes sources de connaissances actuelles.

Une nouvelle femme : la [femme] consacrée

UN ACTE D'AFFRANCHISSEMENT SOCIAL

Au tout début des premières communautés chrétiennes, les femmes vont tenir une place importante qui présidera, en partie, à l'affermissement de la destinée du christianisme dans les quatre premiers siècles de son histoire, au point qu'on l'a souvent défini à cette époque comme « la religion des esclaves et des femmes ».

Tout en n'ayant aucun droit juridique reconnu par le droit romain, les filles sont plus susceptibles que les fils d'avoir à se soumettre à la puissance paternelle, qui jusqu'en 390 garde le droit de vie et de mort sur ses enfants. Pour les femmes, échapper au mariage devient alors l'affirmation d'une émancipation filiale et conjugale, on dirait même aujourd'hui un acte politique, comme en ont fait preuve plusieurs martyres, telles Agnès, Cécile, Lucie, Catherine et d'autres, qui, en mourant pour le Dieu des chrétiens, défendaient en même temps une justice sociale. Ce choix de la virginité chez les premiers chrétiens, concernant d'ailleurs aussi bien les femmes que les hommes, veut stipuler la valeur de la personne en soi, face au couple[36].

N'ayant pas la charge d'un foyer, les vierges vont, avec les veuves, dédier leur temps aux pauvres et aux malheureux, ce qui peu à peu deviendra une véritable fonction sociale, celle du diaconat, exercée en milieu citadin. Souvent regroupées en petites communautés autour de ceux qui deviendront les premiers Pères de l'Église — Jérôme, Cyprien, Basile — elles en viennent à engager pour la vie leur choix de virginité par le vœu de chasteté, faisant d'elles des « vierges consacrées », dédiant leur vie à Dieu, s'adonnant à ses œuvres.

UN ACTE DE RENONCEMENT

La virginité consacrée marque un tournant décisif dans l'orientation de la vie ecclésiale en venant à valoriser cet état comme le choix suprême de la vie, à réduire le mariage à un mal nécessaire pour assurer la procréation, et de là, à mépriser puis à condamner la sexualité et tout ce qui peut en être la marque dans l'expression même du corps, ainsi qu'en témoigne en 250 cette exhortation de Cyprien de Carthage aux vierges consacrées :

« Maintenant, je m'adresse aux vierges consacrées. *Leur gloire étant plus grande*, plus grande doit être à leur sujet la vigilance. La virginité : fleur sur l'arbre ecclésial, image de Dieu reflétant la sainteté du Seigneur, portion plus illustre dans le troupeau du Christ »[37]. Toute la statuaire du moyen âge immortalisera en effet dans la pierre « cette portion plus illustre du troupeau » placée à la droite du Christ au Jugement dernier.

Et Cyprien de poursuivre : « Si la chasteté marche à la suite du Christ, si la virginité est destinée au royaume de Dieu, qu'ont à voir les vierges avec la toilette et les parures ? » Le vêtement ne doit plus singulariser la personne et contribuer à marquer son identité, comme le prescrit Césaire en rédigeant les règles du premier monastère de femmes implanté en Gaule en 513 : « Toutes porteront des habits semblables, blancs, fabriqués par la communauté et dépourvus d'ornements »[38].

A l'encontre du but initial poursuivi par le choix de la virginité : être reconnu et s'affirmer en tant que personne, on s'achemine vers l'aliénation même de la personne dans sa soumission à Dieu, et à son représentant direct — évêque, prêtre, abbé... « Ce qui importe est la volonté de renoncement, de dépossession de soi »[39], recommande Césaire aux moniales d'Arles. Ces incitations ne feront que s'affirmer et se renforcer avec le temps, ainsi que le prouve la correspondance d'Yves de Chartres aux moniales de Saint-Avit, en 1091-1092. Après avoir rappelé que les vierges, à l'encontre des ordres d'époux ou même de continents, n'ayant à déplorer aucune corruption de la chair, peuvent d'autant plus espérer la gloire sublime, l'évêque poursuit ainsi :

« Ce qui convient donc en premier lieu à la vierge du Christ, c'est un cœur humble, un visage pâle et flétri de maigreur, une peau desséchée par le cilice, et non pas entretenue par des bains fréquents, c'est d'être réservée lorsqu'il s'agit de parler, obéissante lorsqu'il s'agit d'écouter; c'est la frugalité dans le manger, la sobriété dans le boire, la gravité dans la démarche, la grossièreté dans le vêtement, et non la prodigalité qui entretient la mollesse dans l'âme et qui en est l'indice : en tout cela il ne faut point consulter la sensualité, mais la nécessité. De même, en effet, qu'une maison honnête se connaît à son vestibule même, de même l'état d'une âme religieuse se décèle à ces signes extérieurs et par eux l'âme fait chaque jour des progrès dans le mépris d'elle-même. Plus quelqu'un est vil à ses yeux, plus il est élevé aux yeux du Créateur »[40].

On peut discerner là tous les éléments d'une ligne de conduite qui encourage à la dévalorisation de la personne et par le rejet du corps, source de turpitude, et par l'abaissement de l'esprit. A l'exception de certains principes d'hygiène qui toutefois furent modifiés très tardivement chez les religieuses, on peut retrouver transposées, avec un langage réactualisé, les principales orientations de ce message dans bon nombre de propos de la morale professionnelle enseignée assidûment aux infirmières jusqu'à ces toutes dernières décades, les médecins ayant pris le relai des évêques, et les directrices d'école des supérieures.

Dans cette même lettre, Yves de Chartres encourage les moniales de Saint-Avit à avoir constamment une forme d'activité : « Il faut aussi que vous soyiez toujours adonnées à la prière ou à la lecture ou à l'ouvrage afin que le diable vous trouve occupées et que vos esprits ne soient pas exposés à des pensées mauvaises et vagabondes »[41]. Le désœuvrement, le repos, la détente sont générateurs de péché. L'encouragement à l'activité permanente aboutira à ce que les religieuses apostoliques constituent une force de travail absolument irremplaçable, que les différents pouvoirs politiques auront tout intérêt à restaurer au lendemain de la Révolution (décret Chaptal du 22 décembre 1800), et à préserver : ce sera là une des raisons principales du nouvel essor et de la multiplication spectaculaire des congrégations religieuses au XIXe siècle[42].

Les relations avec les hommes sont également ordonnancées, elles revêtent une nature différente suivant qu'elles sont avec les supérieurs ou les démunis, étant de soumission envers les premiers, d'aide avec les autres, symbole des deux visages du Christ : Fils de Dieu, Maître et Seigneur, ou Agneau immolé pour le péché du monde. « De même, » écrit Yves de Chartres, « les autres saintes femmes qui voulurent plaire à Dieu par la sainteté de leur vie évitèrent toujours la conversation avec les hommes, excepté toutefois de ceux que leur charité leur conseillait d'aider de leurs moyens dans leurs besoins, ou de ceux dont elles recevaient la grâce de saintes exhortations »[43].

VERS LA CLÔTURE

L'incitation à tant de prudence, et cette menace permanente de ternir en quoi que ce soit la pureté, la vertu de la virginité, accentueront la distanciation, puis la rupture avec le monde extérieur, prélude à la claustration définitive. Déjà, Yves de Chartres fait remarquer aux moniales « l'enceinte de votre monastère est faite pour que vous ne receviez pas ceux qui aiment le monde dans la forteresse de celles qui fuient le monde, pour empêcher que vous sortiez en public et pour que vous ne vous permettiez pas que la vue corporelle du monde, tirant de vous des imaginations honteuses et détruisant au dedans de vous-même la virginité, soumette également votre corps à la corruption »[44]. Il ne pensait pas si bien annoncer, à deux siècles de distance, *la décrètale Le Periculoso* proclamée en 1298 par Boniface VIII, faisant obligation de la clôture perpétuelle à « toutes les moniales et chacune d'elles, présentes et à venir, de quelque ordre qu'elles soient, dans quelque partie du monde qu'elle puissent se trouver »[45].

Ces orientations, et cette évolution sacralisant la [femme] consacrée, dont la figure suprême est la Vierge Marie, Nouvelle Eve, se substituant à celle de la Chute, mais aussi à toutes les divinités féminines des cultes païens, influenceront tout le devenir des femmes, les religieuses détenant à la fois le monopole de l'instruction des filles et, dès les XVe-XVIe siècles, reprenant une influence décisive sur le devenir des pratiques de soins exercées par les femmes.

FEMMES CONSACRÉES ET FONCTION SOIGNANTE

Avec la consolidation monastique organisée davantage autour de la vie de prière et de lecture, « on voit progressivement disparaître les diaconesses qui du VIe au XVIe siècle n'ont pas d'héritières »[46]. Les invasions multiples, les pèlerinages, et les croisades donnent naissance aux grands ordres hospitaliers militaires qui presque tous s'inspirent de l'hôpital-hospice pour malades et pèlerins fondé à Jérusalem sous le patronage de saint Jean, en 1070[47]. Par ailleurs, la population demeurant essentiellement rurale et ayant gardé ses propres pratiques de soins, les [femmes] consacrées peuvent avoir quelques activités soignantes dans les Maisons-Dieu ou Hôtel Dieu sans en avoir l'administration, mais surtout elles sont bien plus adonnées à l'instruction des filles dont elles garderont d'ailleurs le monopole[48] jusqu'aux effets de la laïcisation[49], influençant de façon déterminante les conduites et comportements sociaux des femmes. En fait, « la fonction hospitalière demeurait comme une activité annexe par rapport à la vie conventuelle »[50].

A la fin du XIe siècle, on voit naître quelques regroupements de femmes comme les Béguines, qui sans prononcer de vœux forment de petites communautés un peu analogues à l'esprit des premiers diaconats, et prodiguent leurs services aux humbles et aux pauvres.

Fondées au XIIIe siècle, les Augustines de l'Hôtel Dieu de Paris deviennent le modèle des Congrégations hospitalières, leurs règles entièrement inspirées de la doctrine augustinienne influencera toute la conception de leur pratique soignante.

Toutefois, c'est véritablement avec la Contre-Réforme que se multiplient nombre de congrégations et d'associations civiles à esprit religieux, ainsi les Hospitalières de Lyon (1504). Mais l'obligation à la clôture rend impossible les soins des malades à leur domicile, aussi en 1610, François de Sales essaie de fonder une congrégation religieuse hors clôture, les Visitandines (dénomination qu'on ne peut que rapprocher de celle des infirmières visiteuses...) mais « il perdit son combat et les Visitandines furent enfermées elles aussi derrière des grilles neuf ans après leur fondation »[51]. C'est alors que Vincent de Paul décide en 1633 que ses filles ne seraient pas religieuses et « n'émettront pas de profession solennelle, mais des vœux simples, privés, annuels »[52]. Echappant aux astreintes de la clôture, les Filles de la Charité inaugurent une vie religieuse fort différente de celle inspirée du modèle monastique. Issues du « petit peuple » qu'elles connaissent parfaitement, libres de se déplacer, elles assureront à l'ombre des paroisses des activités polyvalentes d'enseignante, de soignante, et on pourrait presque dire « d'animatrice culturelle » pour employer un langage actuel. Ce sont elles, et à leur suite d'autres ordres créés à leur image, comme les Filles de la Croix du Puy, 1672, les Sœurs de Saint-Paul de Chartres, 1695, les Filles de la Sagesse, 1715, qui implanteront dans les quartiers pauvres le dispensaire-école-ouvroir, et qui pénétreront le milieu rural, de telle façon qu'elles deviendront partout la figure locale de référence et de conseil. Ainsi, au XVIIIe siècle, tandis que les Philosophes ébranlaient les fondements des principes de la morale et de la religion, et que simultanément s'éteignaient les derniers remous de la chasse aux sorcières, la doctrine chrétienne pénètre le milieu rural et les quartiers populaires par les [femmes] consacrées non soumises à la clôture. Leur appartenance au milieu populaire leur rend familières les pratiques de ce milieu qu'elles s'efforcent de concilier avec les impératifs de la doctrine. Se rendant ainsi crédibles, elles développent un réseau d'influence tel qu'il sera peu bouleversé par la Révolution, à l'encontre des congrégations cloîtrées qui exerçent leur activité apostolique uniquement dans les hôpitaux, qui par ailleurs connaissent à ce moment-là une situation déplorable.

Au lendemain de la Révolution, la réhabilitation des congrégations et des associations religieuses a lieu dès le début du XIXe siècle, (décret Chaptal, 22 décembre 1800). La fonction

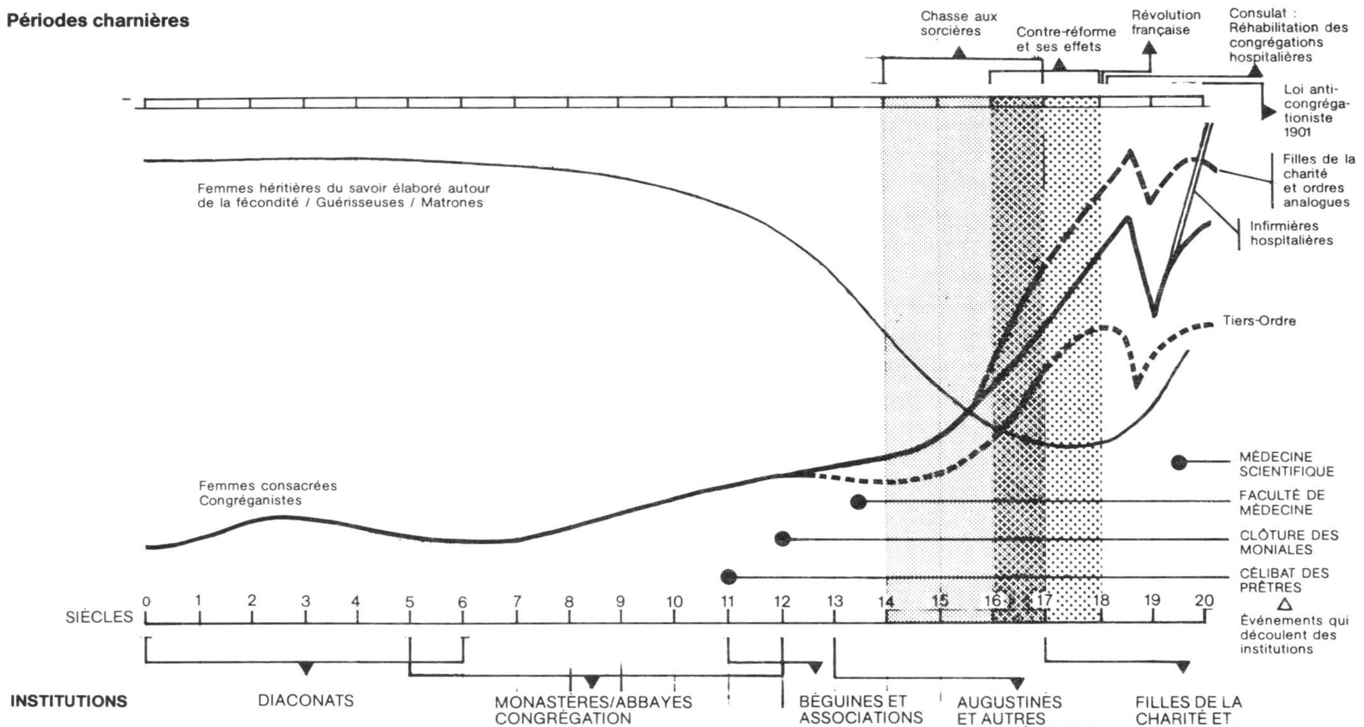

Parcours d'influence des pratiques de soins véhiculées par les femmes

soignante sera l'expression même des deux formes de vie religieuse au XVIIIe siècle : celle de la vie monastique cloîtrée et celle d'une vie religieuse sécularisée, dont les Filles de la Charité demeurent le modèle.

Durant le XIXe siècle, il est important de constater que les religieuses soignantes ne représentent que la proportion minoritaire des religieuses, la fonction enseignante restant largement prédominante (on retrouve là l'orientation monastique prise dès le VIe siècle) : en 1860, sur 100 religieuses, 65 se consacrent à l'enseignement, 25 à la fonction hospitalière et soins à domicile[53]. Les congrégations d'inspiration directement monastique, en reprenant la clôture, réintègrent les grands hôpitaux dans lesquels elles étaient implantées. Ce seront ces mêmes congrégations qui se verront à nouveau frapper d'éviction par les lois anticléricales de 1901-1904, tout au moins dans les Hôpitaux de l'Assistance publique de Paris, et dans quelque grandes villes comme Marseille. Mais, de fait, l'absence de personnel laïc dans les hôpitaux et hospices de Province ainsi que leur formation très tardive laissent à la religieuse hospitalière la gestion et la surveillance de la majorité des services hospitaliers jusqu'après la Deuxième Guerre mondiale — vers les années 1950-1955 — période à laquelle se crée d'ailleurs la première École de cadres à Paris (1950).

Par contre, les « Sœurs de Charité » ayant conforté leur place au sein de la population ne seront pas inquiétées par les lois anticléricales du XIXe siècle. Figures légendaires, elles peuvent vaquer à leurs occupations sans critiques, sinon sans surveillance[54]. Même si dans quelques villes elles exercent la fonction hospitalière (Angers, Montpellier...) elles demeurent majoritairement dans les quartiers pauvres et quadrillent les campagnes où elles font les préparations officinales dans de nombreux villages, retardant d'autant l'implantation des pharmaciens. Taxées d'obscurantisme, elles sont pourtant celles qui « introduisent de la médecine et de la pharmacie, couvertes du pavillon de la charité, parmi des populations qui refusaient quelquefois ces « sciences »[55]. Elles sont en fait les grandes pourvoyeuses de soins à domicile jusqu'à l'apparition des premières infirmières libérales dans les années cinquante (1950). Continuant à ne s'occuper que d'une clientèle démunie et défavorisée, malgré l'évolution socio-économique et la montée d'une classe moyenne, leur visée religieuse traditionnelle entrave le développement d'un service de soins à domicile intéressant toutes les classes sociales. Par contre, ce sont elles qui, dans les années soixante-dix, donneront la première impulsion des centres de soins[56] qui, pour certains aspects, ne sont pas très éloignés des conceptions de vie communautaire des premiers diaconats des Églises primitives.

Ainsi, les pratiques de soins élaborées autour de la fertilité demeurent identifiées à la femme dont elles sont l'expression et le symbole, même jusqu'à la pénétration progressive dans la société occidentale de la pensée chrétienne qui sacralise la [femme] consacrée, celle qui n'engendre pas dans son corps mais, renonçant au monde, enfantera spirituellement.

La décroissance de l'influence des unes sera inversement proportionnelle à la progression de l'influence des autres, le point culminant de leur intercession se situant au carrefour de la chasse aux sorcières (XIVe-fin XVIIe siècle) et de la Contre-Réforme avec ses répercussions (XVIe-XVIIIe siècle). C'est alors que les pratiques de soins connues par les guérisseuses rentrent dans le monde du silence, voire de la clandestinité jusqu'à la fin du XXe siècle, tandis que les [femmes] consacrées à l'amour de Dieu deviennent le modèle de référence de la femme soignante. A partir du XVIIIe siècle, n'étant plus seulement apparentées au milieu élitique et confinées dans les monastères, elles s'implantent dans tous les milieux populaires avec les Sœurs de Charité, tandis que les congréganistes marquent profondément la pratique des soins à l'hôpital, malgré les à-coups de la Révolution. C'est l'avènement de la médicalisation et la promulgation des lois anticléricales[57] qui annoncent le recul de l'identification de la pratique de soins à la [femme] consacrée, cette dernière contribuant à construire et alimenter une autre image : celle de la [femme]-infirmière→auxiliaire du médecin.

Mode de valorisation sociale de la pratique des soins des [femmes] consacrées

En adoptant ce modèle d'identification, la pratique des soins se fonde essentiellement sur des valeurs religieuses et morales qui définissent le rôle et la place de la femme dans la société, sa soumission à Dieu, dont les hommes, hommes d'Eglise, hommes de l'Art, sont par essence les représentants.

Avec l'ascension du modèle religieux comme référence de la pratique des soins, on assiste à un bouleversement des valeurs traditionnelles véhiculées jusque là par rapport au corps, expression de la totalité de l'être sexualisé, ce corps concret, à la fois lieu de plaisir et de déplaisir, connaissant satisfaction et inconfort, bien-être et douleur. Toutes les sagesses populaires[58] montrent que rien n'était condamnable en soi, que tout l'art de vivre était d'ajuster la vie quotidienne au rythme des saisons et en harmonie avec les influences cosmiques, ainsi que de savoir user de tout avec modération, d'apprendre à éviter les excès, toute chose confirmée actuellement par les travaux de Selye, Dubos et Laborit sur la notion de « seuils », et de « stress de la vie »[59]. Cela supposait une très grande connaissance de la nature, et d'avoir appris à s'en servir tout en la maîtrisant.

Les conceptions qui orientent les pratiques de soins des [femmes] consacrées sont radicalement différentes. Le corps incarné est méprisable, source de corruption, de fornication et de péché, à commencer par leur propre corps. « Pendant longtemps la religion chrétienne en général, et la vie religieuse en particulier, ont regardé avec méfiance et mépris le corps, et tout ce qui pouvait simplement être humain », affirme avec lucidité une Bénédictine du XXe siècle[60]. Seul le corps glorieux est reconnu, symbole du Christ ressuscité. A priori ce mépris du corps devrait éloigner des soins qui eux ne peuvent être médiatisés que par le corps de chair, le corps sexué. Les soins au corps demeurent toutefois possibles, mais dans une marge bien précise : tout d'abord parce qu'*ils sont le support des soins spirituels.* « On soigne les malades d'abord par charité, mais aussi parce qu'en les soignant dans leur corps, on peut les aider à sauver leur âme »[61]. Dans les campagnes, « les religieuses vont leur apporter simultanément le soutien de l'âme, l'aide pécuniaire et les soins du corps »[62] et « si la situation empire, préparer le malade à une bonne mort »[63].

S'appuyant sur le dualisme platonicien, intégré par les Pères de l'Église, les pratiques de soins ne s'adressent plus au corps concret, global, expression totale de la personne, mais dissocie le corps de l'esprit. Il y aura donc les soins spirituels qui garderont la priorité et donneront une raison d'être aux soins au corps qui seront en quelque sorte leur support. La finalité des soins étant essentiellement spirituelle, l'approche des pratiques de soins sera de nature différente de celles véhiculées par les femmes-qui-aident. Il y aura une distanciation de plus en plus grande avec le corps, le corps de celles qui soignent n'étant plus le véhicule des soins, mais leur âme, leur charité. Le discours, l'exhortation se substitueront davantage aux soins concrets et pratiques, à ceux qui demandent le contact direct des mains, du toucher. Ceux-là seront de plus en plus laissés au personnel subalterne, pour progressivement ne plus du tout être assurés par les religieuses, ainsi que le constate Florence Nightingale lors de sa visite des hôpitaux de Paris en 1852. Les pratiques d'hygiène au sens large du mot, c'est-à-dire tout ce qui est indispensable à l'épanouissement de la vie du corps (et par là même de l'esprit) seront de plus en plus délaissées, voire proscrites et on peut comprendre la triste réputation d'hygiène des hôpitaux français. Par contre, les pratiques de soins s'inspirant du deuxième septénaire des œuvres de miséricorde « conseille, corrige, enseigne, console, pardonne, supporte, prie »[64], auront pour support principal le verbe, la parole. Au fur et à mesure que la place des soins par les mains, par le sens du toucher, s'amenuise, au fur et à mesure grandit la place du discours, des recommandations, des conseils basés sur les principes des valeurs morales et religieuses. Avec l'avènement des nouvelles technologies, l'instrument viendra remplacer le rôle de la parole, au point de se substituer à elle : « plus le temps de parler avec les malades ». Il assurera la distanciation entre le corps du soignant et celui du soigné, les soins coutumiers d'entretien de la vie continuant à être minimisés, dévalorisés, et laissés à un personnel considéré comme subalterne.

Un deuxième aspect de cette marge bien précise est que les soins *ne s'adressent qu'aux corps souffrants*, misérables, atteints de nombreux maux. Le corps souffrant est digne d'attention car il est à l'image du Christ souffrant dans sa passion : « la souffrance et même la mortification du corps prennent une valeur positive pour obtenir le salut de l'âme »[65]. Ce faisant, les soins deviennent une compensation à un manque, à une détresse. Ils perdent leur caractère d'agrément, de plaisir, d'aise, de satisfaction, et par là même leur fonction de développer et d'entretenir la vie. Il faut qu'il y ait une dégradation physique ou sociale, altération, perte d'intégrité pour que les soins deviennent nécessaires, ils prennent alors leur sens et leur utilité en se focalisant sur ce qui ne va pas, sur ce qui fait mal. En se proposant de soulager la souffrance, ils participent à la rédemption du mal, interprété comme la sanction du péché. La souffrance est donc un mal nécessaire, les pratiques de soins des [femmes] consacrées ne se proposent pas de l'éviter, comme le fait remarquer Jacques Léonard en « mettant en lumière deux éléments puissants d'interprétation : la solidarité vécue du catholicisme et du malheur biologique d'une part, et la connivence patente des femmes et des religieuses d'autre part »[66].

En perdant toute leur dimension d'agrément, de plaisir, en étant davantage centrés sur le mal, sur ce qui tue, plutôt que sur ce qui vit, il n'y a qu'un pas à franchir pour que les soins se refusent à soulager la douleur : « Tu enfanteras dans la douleur... » ou qu'ils deviennent eux-mêmes générateurs de souffrance, de douleur, comme ce sera souvent le cas avec le développement des technologies lourdes d'investigation et de traitement.

L'indication d'un troisième aspect de cette marge bien précise est que *les pratiques de soins des [femmes] consacrées s'adressent aux pauvres*, aux humbles, aux indigents : « ce qui est visé, c'est de manifester de la compassion au pauvre nécessiteux et de l'aider à faire son salut »[67]. Parce qu'il est figure du Christ, le pauvre malade est le seigneur et le propriétaire[68]. Mais c'est un seigneur bien démuni, un propriétaire sans biens, sans aucun statut social. Il ne saurait donc être aucunement convoité, ni pour son allure, sa prestance, ni pour son rang social, ni pour ses biens. C'est là une protection certaine, une garantie sûre d'éviter toute convoitise, mais c'est aussi la non-possibilité, voire l'incapacité à se situer dans une relation de parité, et de pouvoir faire face à diverses formes de relations sociales qui exigent jugement et discernement. Ainsi, comme les pauvres qu'elles soignent, les [femmes] consacrées resteront d'humbles servantes, mis à part « quelques femmes d'appartenance sociale élevée qui se détachent comme des chefs de file dans des couvents, mais le plus grand nombre forme un prolétariat de travailleuses de Dieu »[69]. Soutenues par la prière, leur ligne de conduite se projette entre les deux pôles d'un même axe : obéir→servir; la soumission permettant le service ainsi que le remarque Augustin : « Il est de l'ordre naturel chez les humains que les femmes servent les hommes, les fils leurs parents, parce qu'il est juste que l'inférieur serve le supérieur »[70]. En fait, les supérieurs sont nombreux : ecclésiastiques, médecins. « Vous devez obéir aux médecins non seulement en ce qui regarde vos pauvres malades, mais en ce qui vous concerne »[71] exige Vincent de Paul. Enfin le malade est lui-même un Maître, mais un maître déshérité. Sur cette ligne de conduite s'édifiera le rôle qui servira de base au modèle professionnel. C'est un rôle édicté. Son champ d'action se situe invariablement dans une relation dominant-dominé, avec un impératif de respect immuable envers ceux qui prescrivent, dictent, savent, et un besoin — combien nécessaire — de compensation affective et sociale qu'il est indispensable de trouver auprès de ceux qu'on soigne; les affects pouvant être aussi bien de pitié, amour, besoin de protection, qu'agressivité, haine... mais ils n'ont jamais le droit d'être reconnus, pris en compte, et encore moins exprimés, car *soigner c'est être neutre*... Pour soigner, il faut taire tous ses sentiments,

sentiments qui renvoient d'ailleurs à la méfiance envers le corps, envers les sensations, envers soi-même.

Servir les pauvres, c'est aussi rester pauvre avec les pauvres : pauvreté matérielle sans doute, encore qu'il faut différencier la richesse qu'ont pu connaître les institutions et les congrégations en raison de dons, des legs et des fondations, et la vie de pauvreté et de dépouillement que mènent le plus souvent le plus grand nombre des travailleuses de Dieu. Mais également, et peut-être davantage encore, pauvreté du savoir, pauvreté du développement personnel, puisque *soigner réclame d'abord de faire abstraction de soi, de n'être rien soi-même.* « Il se présente une autre forme de tentation encore plus remplie de péril » écrit Saint Augustin, il avait précédemment parlé de celui de la chair, « c'est cette maladie de la curiosité (...) c'est elle qui nous pousse à découvrir les secrets de la nature extérieure, dont la connaissance ne sert à rien et que les hommes ne désirent connaître que pour le plaisir de connaître »[72]. D'ailleurs, mise à part une période éphémère du développement culturel dans les monastères de femmes, ou quelques exceptions comme l'abbaye de Port-Royal des Champs, le savoir des femmes est combattu parce que menaçant, tel celui des guérisseuses, ou retenu : « Retenez leurs esprits le plus que vous pourrez dans les normes communes et apprenez leur qu'il doit y avoir pour leur sexe *une pudeur sur la science presque aussi délicate que celle qui inspire l'horreur du vice* »[73]. Cela est encore plus marqué pour les soins qui sont assimilés à des tâches domestiques de routine, qui ne réclament aucun jugement, aucun esprit critique, aucune initiative, et ce n'est pas un hasard si, au XIXe siècle, « les moins douées des novices seront dirigées vers les soins aux malades »[74], comme fréquemment après elles on pensera qu'il est bon que des femmes incapables de faire d'autres études fassent leurs études d'infirmières. Ainsi, sauf pour quelque fonction requérant plus de compétence, l'intendance, l'officine, que tiennent le plus souvent des religieuses d'origine sociale plus élevée, ce qui tient lieu de connaissance est essentiellement la grâce de Dieu et l'apprentissage de tâches répétitives, car les [femmes] consacrées sont subordonnées à ceux qui savent et qui leur disent ce qu'elles doivent faire. Elles sont éloignées de l'évolution des connaissances auxquelles elles n'ont pas le droit d'accéder. Elles ne peuvent d'ailleurs pas même se poser de questions — ce qui est l'amorce de tout savoir. Elles agissent par la grâce de Dieu et pour la gloire de Dieu. Elles doivent obéir à ceux qui détiennent le pouvoir du savoir et le pouvoir de l'ordre social, de même que les femmes mariées sont soumises à leurs maris qui détiennent le même pouvoir. Ce refus d'accès à toute source de savoir crée un vide béant de patrimoine de connaissances, non seulement pas renouvelé, mais en grande partie perdu. Il faudra attendre la création des premières écoles d'infirmières à la fin du XIXe siècle pour que les pratiques de soins s'alimentent à quelque connaissance, ce sera l'emprunt aux connaissances médicales, là encore avec une marge et dans des limites bien précises.

Ainsi, c'est en se pliant à cette marge très précise que les [femmes] consacrées mettent pendant plusieurs siècles leur vie au service des malades et des indigents, devant respecter pour elles-mêmes et pour les autres tous les interdits liés à la dénégation du corps, qui valorisent le corps glorieux et font du corps incarné un tabou. La compensation de tant d'abnégation peut se trouver dans une valorisation spirituelle et sociale importante qui leur permet sans doute de trouver la force d'assumer leur tâche. Il y a cette satisfaction de contribuer personnellement à la mission de l'Eglise en participant à l'œuvre de Rédemption et au salut du monde. C'est d'ailleurs de cette façon que peut s'accomplir leur fonction maternelle, sublimée en une maternité spirituelle des malades à soigner, des pécheurs pour lesquels prier. De plus, le support des soins donne une entrée dans tous les milieux : « instrument d'évangélisation de premier plan, la religieuse soignante peut ouvrir des portes qui se ferment devant le prêtre »[75].

Mais au-delà de la valeur spirituelle et apostolique, il y a cette marque de supériorité sociale que confère toute vie consacrée, « l'état religieux était par tout le monde considéré comme supérieur à l'état laïc »[76]. Et, pour toutes celles qui ne sont pas soumises à la clôture, les sœurs sont de véritables modèles sociaux, « indépendamment de leur dévouement à l'humanité souffrante, (elles) donnent l'exemple de toutes les vertus chrétiennes »[77]. Ce mode de valorisation sociale sera encore une référence en 1926 pour l'infirmière « semblable aux Sœurs de Charité, elle (l'infirmière) trouvera dans l'accomplissement de ses devoirs professionnels des satisfactions morales qu'elle est en droit d'attendre dans l'accomplissement de sa rude tâche »[78].

En fait, aussi curieux que cela puisse paraître au premier abord, l'identification des pratiques de soins aux [femmes] consacrées trouve là sa première assise « professionnelle », au sens étymologique du mot. Les [femmes] consacrées font profession religieuse, « je professse... je crois... ». Toute leur pratique repose sur un credo. Je crois, et de là je tire toute mon action. A la suite des [femmes] consacrées, la profession infirmière reposera pendant longtemps sur un credo comme le rappelle Mademoiselle Greiner en 1936 en commémorant cette phrase de Pasteur : « Heureux qui porte en soi un Dieu, un idéal de beauté, et qui lui obéit : idéal de l'art, idéal de la science, idéal du dévouement, idéal des vertus de l'évangile. Ce sont là les sources vives des grandes actions, toutes s'éclairent des reflets de l'infini »[79]. On est bien loin d'un métier — question posée si souvent — la nature du service offert, la prestation n'étant aucunement cernées, identifiées, mais s'alimentant d'une immense valeur idéologique.

Mode de valorisation économique

Pour prendre en compte la valeur économique des soins donnés par les [femmes] consacrées, il est nécessaire de distinguer l'apport économique que procurent les soins à l'institution de gestion (hôpital, dispensaire) et l'estimation économique de ces prestations en tant que telle, ainsi que ce qu'elles assurent en économie de subsistance, ou éventuellement en revenus, à celles qui les procurent.

En ce qui concerne la pratique des soins, malgré le passage de l'économie de subsistance à l'économie de production, à la Renaissance, les soins donnés par les [femmes] consacrées ne font pas l'objet d'une évaluation financière puisque ces femmes sont au service de Dieu, de l'Église, et des pauvres. Leur service est gratuit, ce qui est tout à fait différent d'une valeur d'usage où il y a échange, réciprocité. Là il y a celle qui donne, de par sa vocation, et son statut de consacrée, et celui ou ceux qui reçoivent. Il y a en quelque sorte un statut social et économique de celles qui, en échange du don de leur vie à Dieu, sont reconnues comme porteuses de dons, de la charité, de l'aumône, de l'assistance, ce qui les rend bienfaitrices, tandis qu'il y a un statut social et économique de ceux qui reçoivent les dons : les pauvres de Dieu. La forme d'échange qui existe se fait en allant de Dieu vers les hommes, et non pas dans un système de parité, de réciprocité entre les hommes, ce qui entretient auprès de ceux qui reçoivent *une nécessité de reconnaissance.* Ils sont toujours redevables du bien qu'on leur a fait et ne prennent pas conscience de la dépendance dans laquelle ils sont maintenus (ceci à l'instar d'intentions individuelles). Comme le fait remarquer De Gérando, « "*il y a trois rapports principaux entre les hommes : donner, recevoir, échanger. Le dernier suppose l'égalité ou l'indépendance réciproque* de ceux qui transigent : *les deux autres supposent l'inégalité,* le besoin d'un côté, le superflu de l'autre". (...) La charité est donc le moyen par lequel une relation inégalitaire entre l'indigence et l'aisance demeure foncièrement juste, c'est-à-dire ne contrevient pas aux principes du contrat et à l'échange d'équivalent contre équivalent »[80]. On est là devant tout un système d'organisation socio-économique, la pratique des soins étant un aspect de ce système.

Dans ce système, la pauvreté, tout au moins à partir de la Renaissance, devient un enjeu économique. « L'indigence devient chose économique » (...) « parce qu'elle rend possible la richesse »[81]. L'enjeu économique de la pauvreté sert les congrégations et institutions soignantes qui s'enrichissent considérablement de deux façons. D'une part grâce aux personnes qui se consacrent au bien des pauvres et s'efforcent de les secourir, ces institutions reçoivent dons, legs et fondations. « L'hôpital, richesse de l'Eglise et don à Dieu, jouit alors d'avantages économiques considérables. Ses biens sont inaliénables et le troisième concile de Latran dispense même certains établissements de la dîme »[82].

Par ailleurs, la force de travail de tout le personnel soignant consacré fait, non seulement rentrer des ressources, mais c'est une main d'œuvre totalement gratuite*, à qui il est juste indispensable d'assurer la subsistance alimentaire, un vêtement durable et un dortoir. En fait, sans en avoir sans doute été conscientes, les [femmes] consacrées sont l'essieu d'un système économique de très grand rapport : pour servir les pauvres, elles offrent gratuitement leur service durant toute leur vie, tandis que grâce au service qu'elles offrent, l'argent rentre par d'autres canaux, sans qu'il n'y ait aucun lien direct avec une évaluation de la qualité des soins offerts. C'est autour des pratiques de soins que fonctionne tout le système, sans que ces pratiques n'occasionnent une rentrée directe de bien, comme c'eût été le cas pour un métier dont il faut payer la prestation eu égard au service rendu.

Ainsi, comme les pratiques de soins ne font jamais l'objet de l'estimation d'un travail en durée, en nombre de malades, en genre de soins effectués, en pénibilité de ces soins, le travail est sans limite. Il n'a pas de prix, puisque sa récompense n'est pas de ce monde. C'est ce qui rendra les religieuses irremplaçables, laissera penser que les soins peuvent s'effectuer à n'importe quel prix, mais en même temps parce qu'ils ont une si grande valeur en soi,

* Voir Annexe p. 365. Extrait du Registre de l'année 1674. Hôtel Dieu de Lyon.

on ne saurait les rabaisser en osant les comparer à un autre travail, raison qui les a fait échapper à toute législation du travail.

A cela, il faut ajouter que parce que focalisées sur la souffrance et la pauvreté, les pratiques de soins des [femmes] consacrées risquent de conforter à leur insu cette même misère et pauvreté pour laquelle elles ont fait don de leur vie en vue de la soulager, la pauvreté étant un mal nécessaire pour faire le bien. « C'est un devoir sans doute, et un devoir sacré pour l'autorité à laquelle a été confiée la gestion des intérêts sociaux de donner des soins à un intérêt aussi respectable que les besoins de l'indigent; elle doit sa protection à tous les citoyens, elle la doit plus particulièrement à ceux qui souffrent. *Elle recueille aussi de nombreux avantages dans l'accomplissement de ce devoir* »[83]. Insérée dans tout un système socio-économique, la bienfaisance permet, en entretenant la dépendance, de s'assurer la maîtrise de toute une action d'éducation et de contrôle social. « Hospices et hôpitaux sont des stations obligées sur le trajet de l'assistance généralisée, véritables bases d'appui d'une politique de quadrillage diffus des familles et observatoires privilégiés des espèces et des formes de l'indigence »[84]. Ce sont ces mêmes orientations caritatives qui continuent à orienter, encore à l'heure actuelle, toute une forme d'action sanitaire et sociale.

Il faut encore faire remarquer que, parce qu'elles resteront identifiées aux [femmes] consacrées, les pratiques de soins ne seront pas l'objet d'une estimation monétaire avant le milieu du xxe siècle, tandis que dès le xviiie siècle, le service postal, le service des transports avaient des barèmes monétaires. En fait les pratiques de soins garderont presque jusqu'à nos jours une valeur économique fluctuante qui naviguera entre la valeur d'usage et le don gratuit, ce qui entravera considérablement la reconnaissance sociale et économique du service infirmier.

NOTES

1. Statuts et Règlements de l'Hôpital de Lyon - 1777. Archives de l'Hôtel-Dieu de Lyon
2. Fillipetti H. et Trotereau J., *Symboles et pratiques rituelles dans la maison paysanne traditionnelle*, Paris, Berger-Levrault, 1978, p. 30.
3. *Ibid.*, p. 19.
4. *Ibid.*, p. 30.
5. *Ibid.*, p. 29-45.
6. *Ibid.*, p. 19.
7. *Ibid.*, p. 38.

8. Delumeau J., *op. cit.*, p. 309.
9. Pierro R., Long F., *L'Autre Moitié de l'Eglise : les femmes*, Paris, Ed. du Cerf, 1980, p. 47.
10. *Ibid.*, p. 48.
11. Delumeau J., *op. cit.*, p. 311.
12. Pierro R. et Long F., *op. cit.*, p. 49.
13. Badinter E., *L'amour en plus*, Paris, Ed. Fayard, 1980 p. 43.
14. *Ibid.* p. 45-46.
15. Ehrenreich B. et English D., *op. cit.*, p. 1657.
16. De nombreux auteurs ayant étudié cette période de l'histoire ont constaté la recrudescence de la maladie pendant plusieurs siècles, en raison de la famine et des épidémies, conséquences d'écrasements paysans, du désintérêt des cultures et de l'hygiène déplorable.
17. Ehrenreich B., *op. cit.*, p. 1658.
18. *Ibid.*, p. 1658.
19. Ehrenreich B. *op. cit.*, p. 1661, cite un extrait du « Malleus Maleficarun », traité de lutte contre les sorcières.
20. Albistur M. et Arnogathe D., *Histoire du féminisme français du moyen âge à nos jours*, Paris, Ed. des Femmes, 1977, p. 26; et Pernoud R., *La Femme au temps des cathédrales*, Paris, Stock, 1980, p. 203.
21. Pargade, préface à la re-publication du livre d'Anna Hamilton, *Soins*, tome 22, n° 15/16, 1977, p. 81.
22. Michelet J., *op. cit.*, p. 113.
23. Loux F., *op. cit.*, p. 30.
24. Michelet J., *op. cit.*, p. 112.
25. *Ibid.*, p. 112.
26. *Ibid.*, p. 113.
27. Muchembled R., *La Sorcière au village*, Paris, Archives, 1979, p. 39.
28. *Ibid.*, p. 19.
29. Pierro R. et Long F., *op. cit.*, p. 61.
30. Muchembled R., *op. cit.*, p. 69.
31. Delumeau J., *op. cit.*, p. 372.
32. Muchembled R., *op. cit.*, *p. 136.*
33. Aron J.P., *Misérable et glorieuse, la femme du XIXe siècle*, Paris, Fayard, 1980, p. 93.
34. Palaiseul J., *Nos grands-mères savaient...*, Paris, Robert Laffont, 1972.
35. Grafteaux S., *Mémé Santerre, une vie*, Paris, Marabout 1031, p. 40.
36. Pernoud R., *op. cit.*, p. 26.
37. Extrait « Du style de vie des Vierges » de Cyprien de Carthage.
38. Pernoud R., *op. cit.*, p. 34.
39. *Ibid.*, p. 34.
40. Texte extrait de la Correspondance d'Yves de Chartres aux moniales de Saint-Avit, 1091-1092. Yves de Chartres (1040-1116 environ) a passé la plus grande partie de sa vie dans des monastères. Un des hommes les plus instruits de son temps, il fut évêque de Chartres les 25 dernières années de sa vie.
41. *Ibid.*
42. On estimait à « 10 000 les religieuses en activité au lendemain de la Révolution, 30 000 en 1830. Près de 100 000 en 1860, 130 000 voire 140 000 en 1880. Autant apparemment en 1900 » Langlois C., « Congrégations hospitalières et demande sociale au XIXe siècle », *REPSA*, n° 266, juillet-août 1978, p. 250-51.

Guy J. Cl, parle de « 400 à 500 fondations dont la moitié subsiste encore aujourd'hui » in « La Vie religieuse et la santé de l'homme au cours des temps », REPSA, n° 277-278, mai-août, 1980 p. 260. Ceci est également traduit par cet adage humoristique qui circule encore au xxe siècle concernant « les trois choses que le Bon Dieu ne sait pas », et la réponse en est : « ce que pense un Jésuite, ce que va dire un capucin en montant en chaire, et le nombre d'ordres de femmes ».

43. Yves de Chartres, *op. cit.*
44. *Ibid.*
45. Baker C., *Les Contemplatives, des femmes entre elles*, Paris, Stock, 1979, p. 232.
46. *Ibid.*, p. 233.
47. Guy J.C., *op. cit.*,, p. 245.
48. Albistur M., Armogathe D. *op cit.*, p. 136 et 316.
49. Lois Jules Ferry de laïcisation de l'enseignement, 1880, et d'obligation scolaire pour les filles, 1882.
50. Perouas L., « Fonction hospitalière et vie religieuse au xviiie siècle », *REPSA*, juillet-août 78, p. 243.
51. Baker C., *op. cit.*, p. 39.
52. Perouas L., « Fonction hospitalière et vie religieuse au xviie siècle », REPSA, n° 266, juillet-août 1978, p. 244.
53. Langlois C., *op. cit.*,, p. 251.
54. *Ibid.*, p. 249,
55. Léonard J., « Les médecins et les soignants — Femmes, religion et médecins », *Annales*, septembre-octobre 1977, p. 900.
56. Consulter sur ce sujet :
    Guyon M., « Les Centres de soins », *Symbiose*, N° 3, 1979.
    Verpiren, « Evolution des Centres de soins », Laënnec, juin 1980.
57. Il faut remarquer que ces lois Combes, 1901-1904, sont proposées et appuyées par des médecins.
58. Voir les travaux de F. Loux.
59. Selye H., *Le stress de la vie.*
60. Baker C., *op. cit.*, p. 211.
61. Guy J.C., *op. cit.*, p. 256.
62. Léonard J., *op. cit.*, p. 890.
63. Langlois C., *op. cit.*, p. 253.
64. Guy J.C., *op. cit.*, p. 242.
65. Léonard J., *op. cit.*, p. 896.
66. *Ibid.*, p. 892.
67. Guy J.L., *op. cit.*, p. 243.
68. *Ibid.*, p. 248.
69. Olgar Wormser, citée dans *Histoire du féminisme français*, Paris, Ed. des Femmes, 1977, p. 30.
70. Baker C., *op. cit.*, p. 338.
71. Hamilton A., *op. cit.*, Soins, 5 décembre 1977, p. 44.
72. Saint Augustin, *Les Confessions*, Livre X, chap. XXXV.
73. Fénelon, *De l'éducation des filles*, chap. X.
74. Langlois C., *op. cit.*, p. 255.
75. Guy J. Cl., *op. cit.*, p. 260
76. *Ibid.*, p. 252.
77. Léonard J., *op. cit.*, p. 890.
78. Laborie M., « Administration hospitalière », *Infirmière française*, 1926, p. 371.

79. Greiner M., « Conférence de morale professionnelle », *Infirmière française*, 1936, p. 109.
80. Disciplines à domicile, *Recherches*, n° 28, novembre 1977, p. 89.
81. Foucault M., *Histoire de la folie*, Collection 10-18, n° 169, p. 235-236,
82. Attali J., *op. cit.*, p. 59.
83. De Gerando, *Le Visiteur du Pauvre*, p. 383, cité dans *Disciplines à domicile*, p. 83.
84. *Disciplines à domicile, op. cit.*, p. 87.

4
Identification de la pratique des soins à la [femme] - infirmière → auxiliaire du médecin

Elle a péri, devait périr. Comment ? Surtout pour le progrès des sciences mêmes qu'elle a commencées, par le médecin, par le naturaliste pour qui elle avait travaillé.
La Sorcière a péri pour toujours, mais non la Fée. Elle reparaîtra sous cette forme qui est immortelle.
La femme, aux derniers siècles occupée d'affaires d'hommes, a perdu en revanche son vrai rôle : celui de la médication, de la consolation, celui de la Fée qui guérit.
C'est son vrai sacerdoce. Et il lui appartient quoi qu'en ait dit l'Église.
Avec ses délicats organes, son amour du plus fin détail, un sens si tendre de la vie, elle est appelée à en devenir la pénétrante confidente, en toute science d'observation. Avec son cœur et sa pitié, sa divination de bonté, elle va d'elle-même à la médication. Entre les malades et l'enfant, il est fort peu de différence. A tous les deux il faut la femme.
Elle rentrera dans les sciences et y rapportera la douceur et l'humanité, comme un sourire de la nature.[1]

En écrivant ces lignes dans *la Sorcière* en 1862, Michelet dresse sans le savoir les grands traits de l'image qui sera celle de la [femme] — infirmière de la fin du XIXe siècle, et de toute la première moitié du XXe siècle, celle de la fée bienfaisante, toujours présente auprès de ceux qui souffrent, leur apportant inépuisablement soutien et consolation. « La carrière d'infirmière (...), née des instincts et des lois qui régissent la condition humaine, apparaît comme l'éternelle démarche qui escorte notre destin et ses fatalités depuis l'origine des siècles. En face de l'homme blessé par tel ou tel combat de la vie, elle perpétue des gestes où se mêlent et se retrouvent le sens maternel, la charité et l'amour »[2]. Son retour dans les sciences, cette fée « au visage éclairé de grands yeux bleus (...) paré de petits cheveux blonds qui s'échappent du plus joli bonnet que l'on puisse imaginer »[3], elle l'effectuera bien, en effet, mais par la petite porte, juste assez entrouverte pour qu'elle accède aux rudiments de la médecine « scientifique » afin de pouvoir servir le médecin, être son auxiliaire. « Les médecins ne peuvent se passer des infirmières (...) il n'en reste pas moins vrai qu'une partie des soins aux malades a toujours relevé d'un auxiliaire indispensable du médecin : cet auxiliaire doit avoir un cœur de femme »[4].

De la [femme] consacrée à la [femme] - infirmière → auxiliaire du médecin

C'est avec la désacralisation progressive du pouvoir politique telle qu'elle s'est d'abord passée en Angleterre, puis dans les pays anglo-saxons, enfin en France lors de la séparation de l'Église et de l'État[5], que l'on voit apparaître le personnage infirmière, tel qu'il s'est forgé depuis la fin du XIXe siècle, imprimant son image à la pratique des soins jusqu'à ces toutes dernières années.

L'infirmière s'inscrit dans l'ordre social en prenant la relève et la suite de ce qu'assuraient les religieuses au service des pauvres, des malades, et des assistés. Elle assied toute sa pratique professionnelle sur les valeurs morales et religieuses qui ont été celles de la [femme] consacrée. Jusqu'à la venue de Florence Nightingale, il ne lui est toujours pas reconnu de domaine de connaissance qui lui soit propre. Elle a la vocation de servir, mais ce service qui était jusque là mis à la disposition des pauvres, des malades, va progressivement changer d'orientation avec le développement de la médecine.

Les découvertes faites à la fin du XIXe siècle, dans le domaine de la physique et de la chimie, permettent d'appliquer à la médecine les effets de ces connaissances, et de mettre au point des technologies de plus en plus complexes pour diagnostiquer, puis pour traiter les maladies. La conception des soins s'en trouve totalement modifiée. Centrés sur le malade et son entourage, les soins vont prendre en compte la maladie. Le champ des activités médicales s'amplifie et utilise des techniques de plus en plus élaborées au point qu'il est nécessaire au médecin de déléguer peu à peu les tâches de routine qu'il avait l'habitude de pratiquer (prise de température, examen des urines), ainsi que les soins médicaux les plus usuels (cataplasmes, sinapismes, lavements, etc). Il en vient ainsi à s'assurer l'aide d'un personnel que l'on appellera par la suite « paramédical » pour lui préparer le matériel dont il a besoin, et effectuer les traitements curatifs les plus courants qu'il prescrit mais qu'il ne prend plus en charge.

« Les infirmières sont une véritable bénédiction pour ces

docteurs sollicités de partout; ils ont enfin à leur disposition une main-d'œuvre médicale qui ne s'intéresse ni à la pratique elle-même, ni aux idées de la médecine, et qui semble n'avoir dans la vie qu'une seule vocation : celle de servir. »[6]

En voici d'ailleurs la confirmation d'un médecin, montrant dans l'*Infirmière Française* ce qui est attendu du « rôle de l'infirmière » :

« L'acte médical exige de plus en plus de collaboration. En ville, à la campagne, à l'hôpital, au dispensaire, dans la famille du malade, partout, le médecin a besoin d'être aidé. Ici, on doit rechercher les signes précoces de la maladie, là, puiser à la source même les renseignements sur les conditions d'existence de l'individu, ici, appliquer ou surveiller un traitement, là, consoler, encourager, en un mot préparer, aider et poursuivre l'action médicale et morale du médecin. Ce rôle, c'est à l'infirmière qu'il incombe pour la plus grande part. D'ailleurs, nul plus que l'infirmière n'était mieux adaptée pour le remplir. Il exige tant de délicatesse. »[7]

Il peut paraître surprenant lorsqu'on considère la diversité des conditions sociales des femmes infirmières « gardes-malades, congréganistes, amateurs, mercenaires, professionnelles »[8], leur niveau d'instruction, les formes et lieux d'exercice à l'hôpital ou auprès des familles, la différence entre Paris et la Province, de constater que « le rôle de l'infirmière » sera si déterminé, si semblable à lui-même d'un endroit à un autre. De fait, à partir de la création à Paris par le Docteur Bourneville de la première École d'Infirmières à l'hôpital de la Salpêtrière, les premiers cours et formations pour infirmières ou gardes-malades sont initiés par des personnes représentant des groupes aussi différents que ceux du Dr Duchaussoy créant en 1879 l'Ecole des Ambulancières des Dames Françaises, les Ecoles privées de Paris : l'Ecole Professionnelle d'Assistance aux malades de la rue Amyot en 1900, et la Maison-Ecole des Infirmières Privées créée en 1904 par Mademoiselle Chaptal; pour la Province, l'Ecole libre et gratuite de Gardes-Malades fondée en 1890 par Anna Hamilton, et l'Ecole professionnelle d'infirmières de l'hospice de la Charité de Lyon en 1899.

De la même façon, on peut se rendre compte que, quelles que soient les raisons qui ont présidé au besoin de formation professionnelle pour les femmes désirant donner des soins, elles n'ont aucunement fait varier l'archétype de la pratique infirmière jusqu'aux années 1950-60. Que ce soit « le personnel servant » analphabète des hôpitaux de Paris appelé à remplacer sur le champ et sans préparation les religieuses au lendemain des lois anticongréganistes, ou le désir de femmes de condition modeste d'avoir d'autres débouchés professionnels que celui d'institutrice, ou le besoin de se rendre utile pour les femmes de classe élevée, la pratique infirmière s'est élaborée peu à peu depuis la fin du siècle dernier en référence à un double modèle : le modèle ancien, directement issu de celui de la [femme] consacrée, tel qu'il est évoqué au prologue de l'Infirmière Française :

« L'infirmière française ! Religieuse ou laïque, partout où elle passe, les douleurs s'apaisent, les larmes se tarissent. Son voile blanc, comme les ailes des anges, ou bleu comme l'azur du ciel, porte dans ses plis l'espérance et la bonté. Quelle sainte, quelle admirable mission de charité ou de solidarité humaine (...) accomplissent ces nobles femmes qui ne veulent pas d'autre amour que celui des malheureux, en qui les uns croient voir l'image du Christ rédempteur, en qui les autres trouvent la satisfaction de leur besoin de sacrifice et de dévouement !
A toutes ces servantes d'un idéal qui est le nôtre, nous voulons tendre la main pour cheminer ensemble... »[9].

Simultanément un nouveau modèle commence à poindre, celui de l'auxiliaire du médecin, d'abord en préparant le matériel nécessaire à sa pratique, puis en assurant sous sa responsabilité des soins prescrits et délégués par lui; et pour cela, en accédant peu à peu aux bribes de connaissances médicales qu'il dispense pour réaliser ces tâches.

Ainsi la pratique infirmière s'élabore à partir de ces deux sources qui agiront constamment dans une interaction réciproque, on pourrait même parler, d'une double filiation : la filiation conventuelle et la filiation médicale.

La filiation conventuelle

Etre infirmière c'est être « servante d'un idéal », c'est donc avant tout servir, comme le met en évidence le professeur Calmette dans le prologue de l'*Infirmière Française.* « L'infirmière doit apprendre à servir d'abord, à ne jamais marcher devant le médecin, mais à le suivre. »[10]

SERVIR

Servir est la base de la pratique infirmière. *Servir les malades,* objet de la finalité des soins, et *par égard pour eux, servir les médecins, servir l'institution soignante* et ses représentants.

Servir les malades est ce qui donne sens à la pratique infirmière, et qui l'oriente, c'est ce qui guidera son attitude :

« L'attitude et la manière d'être de l'infirmière vis-à-vis des malades est un ensemble de qualités, manifestées extérieurement, mais provenant de l'éducation des sentiments et d'une vie intérieure profonde.

L'infirmière ne peut être une personne quelconque : elle est celle qui aide à la guérison et dont l'apparition doit être déjà un apaisement.

Pour avoir une attitude naturellement bonne et réconfortante, non faussement apitoyée ou affectée, il faut être convaincue :

1. qu'une salle d'hôpital est le *sanctuaire* de la souffrance;
2. que le malade est là chez lui et l'infirmière chez elle, grâce à lui;
3. qu'on y est venu pour *servir*;
4. que le malade n'est pas un cas intéressant de telle ou telle maladie, mais un être humain qui souffre et espère beaucoup de ceux qui le soignent. »[11]

La littérature infirmière parue jusqu'à la deuxième guerre mondiale (l'*Infirmière Française*, *Pages Documentaires*, manuels de soins...) abonde d'exemples faisant preuve du souci constant de servir le malade : « dans une même union pour le malade, objet unique de notre vie, de notre existence, qu'il s'agit de la directrice ou de la simple infirmière de jour ou de nuit, *toutes nous étions animées d'un seul mouvement : le bien du malade.* »[12]

Veiller au bien du malade, le conforter, le consoler demeure bien la finalité, l'intention, mais le contenu « professionnel » de la pratique soignante, c'est le médecin qui en est le grand détenteur, aussi servir le malade amène à *servir le médecin*. « L'infirmière doit surtout connaître le malade, son milieu, soigner le mal, en prévenir l'extention. Elle doit par une connaissance appropriée de l'être qui souffre et de la maladie en elle-même, *constituer l'instrument parfait qui a pour fonction principale de se tenir à portée de la main du médecin. C'est celui-ci qui doit, de cet instrument docile, faire l'usage voulu* »[13]. D'ailleurs ceci permet d'éviter tout conflit : « et ainsi il ne peut se produire de conflits qui ne doivent jamais exister : l'art de l'infirmière n'est que d'exécuter ce que décide la science du médecin. » Comme on le verra, les médecins pourront dire aisément « ce qu'ils attendent des infirmières. »[14]

Mais servir les malades implique également *servir l'institution soignante* et ses représentants administratifs. « La surveillante est chargée d'un service qu'elle doit diriger suivant l'autorité qui lui a été conférée » (...) « il est de votre devoir de maintenir les directives qui vous ont été imposées par ceux qui ont autorité sur vous : vous devez être une représentante loyale de cette autorité », et « ne jamais discuter les directions de l'administration hospitalière . »[15]

Servir investit l'infirmière d'une véritable *mission* « qui lui est confiée, mission qui n'exige pas seulement la conscience d'un devoir à accomplir, mais le don de tout soi-même pour assurer le succès d'une grande cause. »[16] L'accomplissement de cette mission exige renoncement et *oubli de soi*, « l'oubli de soi-même est la base de toute la profession », pour se dévouer à ceux que l'on soigne, pour consoler leur détresse, rien ne vaut si l'on ne s'oublie soi-même à leur service. »[17] L'uniforme apparaît d'ailleurs comme le signe symbolique de ce renoncement : « vous êtes revêtues d'un caractère sacré le jour où vous prenez votre uniforme »[18], comme lorsque les [femmes] consacrées prenaient l'habit.

Comme Anne-Martin-Fugier le constate pour les servantes de l'époque, « ce rôle quasiment sacré requiert tout son temps, toute son énergie, tout son cœur et son corps »[19], c'est bien ce que réclame la pratique soignante infirmière : « Etre infirmière soignante, être celle qui soulage de ses propres forces la souffrance des autres, qui en fait son but vers lequel toutes ses facultés seront tendues. Avoir la joie de pouvoir donner à chaque instant et dans les plus petites besognes un peu de soi-même, de sa propre vie, de pouvoir le donner directement en se penchant sur ceux qui demandent. *Etre infirmière soignante et n'être jamais que cela*, soigner, soulager et *n'aimer que de servir* jusqu'à en être égoïste, non par crainte de la responsabilité, car y en a-t-il une plus grande que celle d'avoir la vie des autres entre les mains, mais par désir de se donner et de vaincre la douleur », telle est « la mission de l'infirmière »[20] qui peut aller jusqu'à « s'immoler au devoir »[21].

Toute l'orientation et le bien-fondé de cette mission demeurent polarisés sur les *êtres souffrants et nécessiteux*, comme l'était la pratique des [femmes] consacrées : « toutes les missions auxquelles peut être appelée une infirmière ont leur grandeur, leur beauté, car elles sont toutes basées sur le même idéal : soulager la souffrance, qu'elle soit physique, ou morale »[22]. *La souffrance sollicite les soins*, elle en est le chenal. Soigner ne consiste pas à éviter la souffrance, mais à se pencher sur la souffrance, à être à son chevet comme l'attestent les nombreux écrits professionnels sur ce sujet, dont le plus connu *Au chevet de la Souffrance* [23] de la Révérende Mère Catherine de Jésus, tient lieu de bible à la pratique infirmière, de 1936 jusqu'au-delà des années soixante. Il constitue une des références les plus fondamentales de la pratique des soins en forgeant la conduite de l'infirmière. En dehors de la technique et de la pathologie qui exigent des connaissances médicales, tout le contenu de la pratique soignante s'y trouve consigné. C'est là le contenu d'un guide comportemental visant à prescrire les attitudes qui sont plus que le support des soins, elles en sont l'essence même.

Accomplir une mission si exigeante nécessite une *vocation*. « *Le caractère de notre profession est d'être une vocation* (...) La vocation d'infirmière, c'est un appel qui résonne en nous secrètement, c'est un appel spontané surgissant de l'être intime, qui s'émeut au contact de la souffrance, c'est un élan irrésistible de tout l'être vers ceux qui ont besoin d'être soulagés, soutenus, rafaîchis, consolés. Obéir à cette attraction, c'est se déclarer prête à tout les renoncements. »[24]

S'assurer que les nouvelles recrues (on peut même lire parfois « aspirantes » ou « postulantes ») aient bien la vocation est absolument nécessaire pour qu'elles puissent « rentrer » dans une école d'infirmières, et ceci aussi bien pour les infirmières hospitalières que pour les infirmières visiteuses, ainsi qu'il l'est rappelé encore en 1938 par la Directrice du Service de la Protection de l'Enfance en Gironde. « Nous n'insisterons pas sur le côté moral, il n'y a rien de nouveau : il faut qu'elle ait la vocation, c'est-à-dire que la directrice d'école qui la prend en charge découvre en elle les qualités de cœur, de conscience, de dévouement qui ont toujours été le propre de l'infirmière »[25]. Sans doute le contexte économique et social du milieu hospitalier ou des milieux de vie très défavorisés des familles visitées par les Infirmières Visiteuses peut-il expliquer cet appel durable à la vocation mais l'encouragement à prendre en charge la misère du monde contribue à favoriser cet appel.

Ce recours à la vocation pour assurer l'exercice de la pratique infirmière aura pour effet durable sinon l'obligation, tout au moins la recommandation du célibat, le mariage, la maternité et la vie de famille demeurant incompatibles avec les exigences d'un dévouement constant, mais aussi avec toute une conception de l'approche des soins au corps, héritée des [femmes] consacrées.

Servir constitue donc le vecteur idéologique de la pratique infirmière. *Servir n'apparaît en rien comme un service offert*, à la façon d'une prestation assurée par un métier, pouvant être déterminée et reconnue, mais comme une manière d'être basée sur un ensemble de qualités qu'il faut avoir ou s'efforcer d'acquérir. Que ce soit pour le malade, le médecin, l'institution soignante, *le service se base sur des qualités* qui, bien qu'apparemment uniquement féminines, se déploient de fait sur toute une gamme, regroupant ce que l'on est en droit d'attendre de l'homme, de la femme, et même de l'enfant. Sans pouvoir faire ici une analyse exhaustive de tous les nombreux textes qui invoquent inlassablement ces qualités, il est bon de remarquer l'encouragement à développer des qualités habituellement reconnues aux hommes. Pour avoir de l'autorité, faire régner l'ordre dans les salles ou l'ordre social, l'infirmière « doit avoir une âme de chef et posséder ce don indéfinissable qu'est l'autorité, afin de prendre peu à peu de l'influence sur les malades »[26]. Pour pouvoir maintenir l'effort soutenu et permanent qui lui est demandé, il faut développer sans cesse énergie, volonté, maîtrise de soi, désir de vaincre : « Je voudrais fixer dans votre esprit et dans votre cœur aussi bien cette nécessité de vaincre, de se vaincre (...) le travail étant la forme continue de l'effort se trouve constituer une excellente éducation de la volonté »[27]. Quant aux qualités féminines, elles sont sans cesse rappelées, depuis l'aptitude aux travaux domestiques et la connaissance du fonctionnement d'un foyer (que l'infirmière n'a que très exceptionnellement) : « tout ce que peut savoir une femme de ce qui sert dans la vie d'un foyer sera précieux dans la vie d'infirmière »[28]. Il est bon qu'elle possède l'ensemble de la panoplie des qualités de cœur et d'esprit que doivent avoir « des femmes ouvertes aux besoins de leurs semblables et par là même éminemment secourables. » Ainsi il apparaît qu'une *bonne infirmière* doit avoir un sens de l'observation très développé, de la finesse psychologique, du tact, de l'éducation, un abord agréable, etc. Nous lui voudrions un cœur sensible, et... solide, de la douceur et de la fermeté, de la pondération sans lenteur. Elle doit avoir de l'initiative.... en restant disciplinée; son dévouement quasi illimité doit demeurer raisonnable, etc. »[29] Mais toutes ces qualités ne sauraient se passer des qualités de l'enfant qui s'associent à toutes les autres, comme le rappelle le Docteur Sebileau, chirurgien des hôpitaux de Paris ; « Il me semble que les malades sont comme de grands enfants et qu'il faut autour d'eux de la discipline et de la gravité (qualités du père), de la douceur et de la faiblesse (qualités de la mère), de l'enjouement et de la puérilité (qualités de l'enfant). Croyez-moi, il faut qu'une infirmière soit ferme, résolue, décidée, comme un capitaine; qu'elle soit bonne, tendre, patiente, prévoyante, comme un père de famille; gaie, riante, caressante et exubérante comme un enfant — car les enfants n'aiment à jouer qu'avec d'autres enfants »*[30].

Pour permettre l'acquisition et le maintien de ces qualités, il est indispensable d'assurer « la formation des consciences » par « une morale spéciale » comme s'est plue à le préciser Mademoiselle Chaptal, ou tout au moins en plaçant « à chaque instant sous les yeux des élèves le tableau des qualités morales qu'ils comptent trouver chez une infirmière. Il y a un *type idéal* constamment proposé aux élèves et offert à leur bonne volonté comme le but des efforts communs »[31]. Outre la directrice à qui revient de droit l'enseignement de la morale qui revêt le plus souvent une forme doctrinale, « n'est-ce pas là aussi où les monitrices vont pétrir de première main l'âme de la jeune fille qui aspire à devenir infirmière, guider son cœur si avide de se donner, meubler son intelligence de connaissances claires et sûres, former sa conscience profonde, rendre ses mains habiles, expertes »[32]. Cet enseignement sera également complété par les médecins.

C'est ainsi que la morale, objet de nombreux Précis et Traités, propose toutes les *lignes de conduite* pour répondre aux *besoins humains*, tandis que la technique contribuera à édifier un début de contenu « professionnel. »

La filiation médicale

« Soigner un malade, c'est à la lettre s'appliquer à donner correctement les soins prescrits par les médecins »[33]. C'est le médecin qui détermine, ordonne l'activité infirmière. « L'infirmière est la collaboratrice la plus modeste, mais peut-être la plus précieuse des médecins, des chirurgiens, et accoucheurs, des hôpitaux. Elle est comme le trait d'union entre les malades au chevet desquels elle vit sans cesse et les chefs de service qui n'y passent et n'y peuvent passer que quelques instants par jour »[34]. « Les infirmières sont en effet une véritable bénédiction pour ces docteurs sollicités de partout », comme le constatent Barbara Ehrenreich et Deirdre English, d'autant plus qu'elles sont

*Cette allusion à la femme-enfant dont a besoin le médecin pour le servir et à laquelle il a souvent délibérement confiné l'infirmière est significative.

formées à servir, sans s'intéresser ni avoir d'idée sur la pratique des soins en elle-même[35].

Ce sont les médecins qui vont donner le contenu professionnel de la pratique soignante en enseignant aux infirmières « tout ce qu'ils attendent d'elles. » Dès le début de la formation, Anna Hamilton constate que « l'enseignement est exclusivement confié à des hommes, principalement à des docteurs en médecine qui font les cours théoriques. (...) Les médecins des hôpitaux donnent des notes appréciant le stage pratique. Le côté principal, qui concerne le malade et non le chef, se trouve entièrement omis dans cet enseignement et ce stage »[36]. Confié aux médecins, l'enseignement sera déterminé par eux. Ce sont eux qui connaissent ce qui est nécessaire pour que « l'infirmière prolonge leur action. » A ce titre, « elle doit recevoir une triple instruction : il faut qu'elle soit initiée aux grandes choses élémentaires de l'anatomie, de la médecine et de la chirurgie. Il faut qu'elle s'imprègne de connaissances techniques consommées, il faut enfin que son cœur soit formé à l'amour du malade et que sa conscience soit peu à peu élevée à la hauteur du devoir médical. ».[37] Cet enseignement permettra que s'opère progressivement une passation à l'infimière *des soins donnés jusque là par le médecin*. En 1929, le Docteur Jules Renault fait état de tout ce qui peut être confié à l'infirmière. « Aujourd'hui l'infirmière sait, comme ses aînées, retourner, nettoyer, dorloter un malade, mais il paraîtrait à tout le monde invraisemblable de ne pas lui confier en toute tranquillité la notation du pouls et de la température, la recherche de l'albumine, la pose des ventouses, le soin de faire avec opportunité les injections sous-cutanées toniques ou calmantes, de changer avec une asepsie rigoureuse les pansements les plus délicats, de faire aseptiquement le cathétérisme vésical, et pour les enfants l'antisepsie délicate du nez, de la gorge et des yeux, les enveloppements de poitrine, etc. »[38] Dès 1929, les prises de sang et injections intra-veineuses sont enseignées aux infirmières, avant les analyses d'urines[39].

Formée ainsi, l'infirmière développe une pratique soignante entièrement tributaire de la pratique médicale dont elle facilite considérablement l'exercice. « On sait qu'une bonne infirmière soignante doit être pour le médecin, aussi bien au domicile du malade qu'à l'hôpital, *un agent d'information et un agent d'exécution. Agent d'information,* elle observe de son mieux et signale au médecin les faits susceptibles de le renseigner sur la nature et l'évolution de la maladie; *agent d'exécution*, elle veille à ce que les prescriptions thérapeutiques soient ponctuellement suivies. En remplissant ce double rôle, elle facilite le diagnostic ou le pronostic, et surtout concourt à l'exécution correcte du traitement »[40]. L'exécution exige « d'avoir de la conscience », c'est-à-dire le plus souvent de n'avoir aucun jugement, aucun discernement, aucun esprit critique : « C'est exécuter la consigne donnée par le médecin sans y apporter aucune modification, en admettant que le malade la désire et qu'elle vous paraisse justifiée, n'acceptez pas de changer quoi que ce soit sans en référer à vos chefs. »[41]

Toutefois, ce partage du savoir médical avec la [femme] — infirmière → auxiliaire du médecin peut devenir une menace pour les médecins, aussi est-il indispensable de rappeler les limites bien précises de son utilisation, comme le faisait déjà le Docteur Sebileau auprès des élèves infirmières de l'Assistance Publique de Paris : « N'aspirez pas à remplacer vos futurs chefs près de leurs malades; mais dites-vous bien qu'il est nécessaire que vous connaissiez ce qu'on peut appeler les "grands éléments" de la chose médicale »[42], et comme ne manque pas de le faire le Professeur Léon Bernard et bien d'autres après lui : « Mesdames, on vous a donné l'instruction, les notions techniques indispensables; gardez-vous d'en tirer un orgueil excessif. *Restez femmes et infirmières*; dites-vous bien qu'il n'y a pas de viles besognes, et que c'est au contraire de leur acceptation toute simple que vous tirerez tout le prestige dont vous avez besoin. Respectez le médecin, même si vous jugez qu'il ne le mérite pas. Le médecin doit toujours être considéré comme son chef par l'infirmière. »[43]

Cette double appartenance de la pratique infirmière, à la fois héritière du modèle religieux et soumise au modèle médical, marquera profondément en France le mode d'identification de cette pratique qui restera pendant près d'un siècle — de la fin du siècle dernier aux années 60-70 de notre époque — confus et équivoque, comme pouvait déjà le constater Madame Krebs-Japy en 1923 : « Le caractère de cette profession nous semble être de toucher pour une part et lorsqu'il s'agit du malade aux attributions humbles des domestiques, tandis que, par ailleurs, il convient à l'infirmière d'être la collaboratrice intelligente et précieuse du médecin. »[44] Répondre à cette double exigence amène d'un côté à développer un contenu professionnel à caractère technique, en puisant aux sources du savoir médical, et de l'autre à trouver des forces dans la satisfaction d'accomplir une mission : « S'instruire en matière professionnelle, saisir toute occasion d'acquérir des notions nouvelles, de se tenir au courant des progrès scientifiques, de se rendre capable de répondre aux exigences de la technique moderne, de plus en plus minutieuse sous la direction médicale.

« Se perfectionner en valeur morale car la science seule n'a jamais formé une âme. La mission de l'infirmière, on n'en pourrait douter, est d'ordre moral autant que technique. Pour vivre chaque jour en face de la souffrance humaine, il faut posséder une force intérieure dont la source n'est que dans l'âme. »[45]

En fait la prestation offerte n'est aucunement identifiée. Tout revient à *forger la personnalité de l'infirmière* afin que par son entremise elle sache allier la dextérité d'une technicité de plus en plus centrée sur la maladie, tout en assumant constamment ce qui est dicté par sa vocation : servir les malades. A elle de savoir jouer ce rôle de fée des temps modernes, annoncé par Michelet : savoir concilier la résolution des problèmes humains sans autre ressource que la morale professionnelle, et savoir se servir de la technique médicale dans la limite des prescriptions qui lui sont faites.

Valeur sociale de la pratique infirmière

Essayer de discerner la valeur sociale de la pratique infirmière issue de la double filiation conventuelle et médicale n'est pas chose aisée. Autant il est possible d'en dégager les caractéristiques prédominantes, autant il est complexe de chercher à mettre en lumière la façon dont elles ont agi, en tenant compte à la fois des orientations et tendances qui se firent jour dans la profession, et du réseau d'influence des facteurs démographiques, sociaux, économiques et politiques entrant simultanément en interaction.

L'appartenance au double modèle hérité de la [femme] consacrée et issu de la médecine moderne se fera sentir différemment au fur et à mesure que la pratique infirmière s'ouvre deux champs d'exercice différents, qui auraient pu être complémentaires : l'exercice en milieu hospitalier des infirmières hospitalières, l'exercice en dehors de l'hôpital des infirmières visiteuses.

A examiner ces deux modes d'exercice à l'hôpital et en dehors de l'hôpital, on s'aperçoit qu'au début du mouvement de professionnalisation amorcé par la formation (fin du siècle dernier, début du XXe siècle : à la Belle Époque), ils ont été tous les deux aussi fortement marqués par le modèle issu de la [femme] consacrée et par les répercussions progressives des découvertes appliquées à la médecine. Toutefois, l'influence du mode de vie conventuelle plus prédominante à l'hôpital amène bien davantage l'infirmière à servir le médecin, tandis qu'en dehors de l'hôpital elle a un rôle plus différencié, basé sur une découverte du milieu économique et social : elle devient l'assistante, non l'auxiliaire du médecin. La façon dont ces modèles de référence influenceront la pratique infirmière dans ces deux modes d'exercice professionnel infléchira tout le processus de professionnalisation, officiellement reconnu à partir de 1922, pour bifurquer ensuite dans des directions différentes à partir de 1938.

MODE DE VALORISATION SOCIALE DE LA PRATIQUE INFIRMIÈRE INFLUENCÉE PAR LE MODÈLE RELIGIEUX

L'infirmière comme référent de la valeur attribuée à la pratique des soins.

La valeur sociale de la pratique infirmière, c'est-à-dire l'évaluation de la nature des soins donnés au malade, de leur qualité en relation avec leur justification, ne fait l'objet d'aucune estimation par rapport à la pratique elle-même (sauf pour l'aspect des techniques médicales, des techniques du geste), mais s'apprécie par rapport à la personne qui accomplit cette pratique. *C'est l'infirmière qui est critère de référence des soins qu'elle donne, et ceci par rapport aux qualités morales et religieuses dont elle fait preuve.* L'acte infirmier obéit à des valeurs sociales déterminées par une idéologie oblative, où l'infirmière continue à faire abstraction de qui elle est, tout en étant décideur — après le médecin — de ce qui sera bon ou mauvais pour le malade. Elle doit s'effacer totalement pour soigner, être neutre, ne plus exister : « elle n'a plus de droits, elle n'a que des devoirs »[46], comme le proclameront à merci tous les livres et traités de morale professionnelle. Les infirmières se trouvent ainsi réduites à un rôle soignant qui les façonne et les modèle. « Leur personne est comme gommée de la réalité »[47], ainsi qu'en fait preuve le langage où toute pratique qui n'est pas d'ordre technique se traduit toujours par « l'infirmière doit. » Il y a réduction des femmes exerçant comme infirmières, à un type, on pourrait même dire un prototype : « L'INFIRMIÈRE », dans lequel doivent se couler, doivent se figer les femmes réelles, les femmes vivantes et individuelles.

De la valeur inestimable à la valeur nulle

Le poids de cette idéologie rendra très difficile l'estimation et la reconnaissance sociale de la pratique infirmière qui oscillera constamment entre une valeur surestimée et une dévalorisation.

Les soins n'ayant d'autre prix que la vie qu'il faut leur consacrer sont d'une valeur inestimable, qui par ailleurs ne peut être que dépréciée, puisque cela va de soi, l'infirmière n'accomplissant jamais que son devoir. Ainsi il y aura oscillation permanente entre la valeur ineffable d'une profession qui ne veut, et ne peut à aucun prix être confondue avec un métier : « notre profession dépasse le métier »[48] et la non possibilité de reconnaître ce qui fait justement la valeur d'un métier en pouvant identifier la nature du service qu'il rend et ce qu'il réclame en contrainte de temps, de pénibilité et démarche de travail.

La continuité de l'accomplissement de ce rôle est assurée par la mobilisation constante des motivations en flattant particulièrement le caractère féminin de cet exercice professionnel : « Votre profession est la plus belle vocation féminine qui soit au monde »[49] et en faisant miroiter les possibilités nouvelles d'avenir qui s'offrent à cet éternel féminin :

« Quelles magnifiques perspectives s'ouvrent devant vous Mesdemoiselles et comme vous avez eu raison de choisir cette profession, une des plus belles pour une femme, une des plus formatrices, une des plus réalisatrices. En présence des exigences sociales actuelles, nous n'avons pas le droit de gaspiller nos forces. Il y a aujourd'hui encore trop de vies inutiles, trop de vies égoïstes, trop de vies gâchées. La vôtre se dressera en face comme un exemple moralisateur. (On retrouve ici le caractère missionnaire.)*
« A leur inutilité, vous opposerez votre activité infatigable et les innombrables services rendus.
« A leur égoïsme, vous opposerez votre dévouement, votre générosité qui vous font oublier vous-même pour ne vous occuper que des autres. A leur méprisable futilité, vous opposerez la dignité de votre vie, la sagesse de votre conduite et *l'estime qui en rejaillira sur vous*. Si vous réalisez cet idéal, et il ne tient qu'à vous de le faire, vous serez non seulement des infirmières modèles, mais des femmes d'élite. »[50]

Ce mode d'exhortation s'appuie tout le temps sur des contrastes pour faire mesurer la distance existante entre la grandeur, la noblesse de la mission, son caractère caritatif exigeant, et l'accomplissement de tâches humbles réclamant soumission, dévouement, oubli de soi; ou opposant la magnanimité d'un tel idéal par rapport à la banalité de toutes sortes d'autres formes de vie.

* Commentaire de l'auteur.

De fait, il y a oscillation permanente entre une surestimation de la valeur accordée à la pratique infirmière, confondue avec l'infirmière elle-même, et la minimisation de ce qu'elle fait, donc de ce qu'elle est. Ceci se traduit constamment par un double message que l'infirmière doit apprendre à décoder pour *rester dans son rôle* : « soyez instruites », mais seulement de telle ou telle connaissance; « soyez imaginatives », mais seulement dans telle et telle circonstances; « veillez à vous développer vous-même » mais seulement « pour retrouver votre âme »; « soyez aptes à prendre des responsabilités, mais seulement pour assurer ce que d'autres vous ont ordonné, puisque vous êtes le prolongement de leur action », qu'elle soit médicale ou de l'institution soignante. La définition du rôle conforme au modèle-type de la « bonne infirmière » est toujours là pour servir d'indicateur et de garant aux limites à ne pas dépasser dans le comportement, la conduite ou les attitudes.

Ce mode d'estimation sociale de la pratique infirmière a des incidences sociales et par rapport au groupe professionnel, et par rapport aux utilisateurs des soins.

Conséquences pour le groupe professionnel

C'est ce mode d'estimation qui a influencé et continue encore à influencer le mode de recrutement professionnel basé sur les motivations nobles, en relation avec les idéologies prédominantes véhiculées par tout le passé professionnel.

De même, c'est ce mode d'estimation qui a servi pendant très longtemps à évaluer les élèves-infirmières pour apprécier si elles « étaient bien dans leur voie », et éliminer celles qui ne l'étaient pas. L'élève-infirmière, puis l'infirmière, devait, et souvent doit encore, répondre à un ensemble de qualités morales déterminées qu'on a pu inventorier jusqu'à 327 [51]. Depuis l'émergence du mouvement de professionnalisation, ces qualités ont fait l'objet d'articles, de traités de morale professionnelle, ont servi de base à l'intérieur des écoles à des règles professionnelles — très directement inspirées des règles conventuelles. Il est possible de retrouver ce courant d'influence à travers de nombreux textes professionnels[52], qui demeurent pendant longtemps — avec les textes sur les techniques de soins — ceux autour desquels s'élaborent les publications infirmières, en attendant d'être relayés par les textes sur la pathologie (la plupart du temps écrits par les médecins), qui comportent un paragraphe : « rôle de l'infirmière », où l'on retrouve le rôle moral et le rôle technique.

Ce sont aussi ces valeurs morales et religieuses héritées de la [femme] consacrée qui ont rendu suspectes pendant si longtemps toutes les connaissances indispensables aux soins, c'est-à-dire tout l'éventail de connaissances pouvant permettre de comprendre les comportements humains, les phénomènes psycho-sociaux, les habitudes de vie, les divers milieux et conditions de vie, afin de mieux saisir ce qui est générateur de santé ou de maladie. Seules les connaissances apportées par les médecins peuvent pénétrer dans les écoles, ceci en vue de pouvoir aider les infirmières dans leur tâche. Ces connaissances seront de ce fait l'unique source d'explication possible du processus santé-maladie. Quant à la connaissance du corps, elle est appréhendée par la représentation anatomique du squelette et la pathologie, le corps sexué est comme biffé : *corps nié* du soigné, excepté comme corps souffrant, *corps renié* de l'infirmière soignante, excepté comme force laborieuse et compatissante.

La formation et l'exercice des infirmières hospitalières demeureront très longtemps profondément marqués par cette influence en raison du retranchement de la pratique professionnelle dans un milieu isolé de toutes sortes de réseaux d'influences socio-économiques, non que ces réseaux soient sans action au niveau institutionnel, mais la prise en compte de ces facteurs ne fait pas partie des données du travail du personnel soignant.

La formation et l'exercice professionnel des infirmières visiteuses, puis des assistantes sociales, feront preuve d'affranchissement progressif vis à vis de ces valeurs, en raison de la nécessité d'accéder à différentes sources de connaissances et l'obligation d'être en contact avec divers milieux de vie. Il n'en reste pas moins que ce sont ces valeurs qui ont énormément marqué les orientations prédominantes de l'action sanitaire et sociale, ainsi qu'il est possible d'en faire l'analyse aujourd'hui[53].

Conséquences pour les malades, les personnes soignées

Traités le plus souvent en enfants, en êtres non responsables, les malades connaissent la répercussion de ce mode d'estimation sociale, en ce sens qu'ils demeurent à la fois *objet d'amour*, devant compenser tout le renoncement de celles qui continuent à donner leur vie pour qu'ils guérissent (infirmières hospitalières), ou pour soulager leur misère morale, sociale, économique (infirmières visiteuses); et, en même temps, ils restent, par voie de conséquence, *très dépendants, très peu motivés à se prendre en charge.*

Ils ont à se prêter à tous les aléas, soit de l'hyperprotection, soit du délaissement et de l'abandon, le discernement des soins à prodiguer étant régulé par des attitudes oblatives, mais jamais sur la base d'une évaluation du degré de dépendance fonctionnelle et affective des malades réclamant une compensaion précise.

De la même façon, l'imprégnation des valeurs morales amènera souvent le personnel infirmier, mais aussi les assistantes sociales, à faire le discernement « du bon ou du mauvais malade », de « la bonne ou de la mauvaise famille », suivant que le malade est lui aussi disponible et dévoué à ce que lui dit l'infirmière, selon qu'il se montre respectueux des valeurs morales et religieuses et qu'il se soumette à ce qu'on a pensé bon ou mauvais pour lui.

Comme on l'a vu, toute la morale engage l'infirmière à poursuivre l'œuvre des [femmes] consacrées en se dévouant aux plus souffrants, aux plus nécessiteux, « L'infirmière parfaite n'aura jamais assez fait pour l'être souffrant »[54]. Ce souci constant de soulager la souffrance, non de chercher à l'éviter en s'attaquant aux causes sociales et économiques, continuera à faire des services hospitaliers et des services sociaux des services de bienfaisance et d'assistance, en attendant que l'hypertechnicité change l'image de marque des premiers, et que les courants politiques remettent en question les seconds. Cette fixation sur la souffrance contribue à ne valoriser que les soins curatifs et à ne s'intéresser qu'au traitement de la maladie qui occasionne la souffrance. Les soins permettant l'expression de l'être, du paraître, valorisant l'image du corps, le développement de la personne, n'arrivent pas à trouver leur place dans cette conception, ni à prouver leur raison d'être. Tout ceci retardera d'autant la création de services de soins à domicile polyvalents s'adressant à toutes les catégories sociales en tenant compte de leurs revenus, comme c'est le cas dans les pays nordiques.

Ces mêmes valeurs morales et religieuses ont contribué à forger auprès du public une image sociale de l'infirmière, fondée sur le dévouement et la disponibilité, véhiculée par toute une littérature qui renvoie à la profession le modèle qu'elle a répandu. « Le rôle maternel, la vocation, les qualités requises prennent toute l'importance »[55]. Avec le développement de la sécurité sociale, les attentes tacites de dévouement et de disponibilité qu'avaient les malades, et les familles, vont devenir progressivement des exigences, des droits allant de soi, sans qu'il y ait pour cela étude des compensations nécessaires, et encore moins des limites d'un tel rôle social, tant pour les soignants que pour les soignés.

Comme on peut le constater, on est là devant tout un système de conditionnement en cascade qui ne peut être modifié que par les changements d'attitudes des soignants et des soignés, elles-mêmes liées à la compréhension de la nature des phénomènes en présence. En analysant *le fait social infirmier*, on peut s'apercevoir que ce mode d'estimation de la pratique professionnelle, liée aux valeurs morales et religieuses, a au départ autant influencé la pratique des infirmières hospitalières que celle des infirmières visiteuses. Les textes en font foi. Toutefois, l'évolution de ces deux modes d'exercice, leur bifurcation, puis leur séparation, va faire que cette influence va se répercuter différemment.

En mettant en évidence comment les valeurs morales et religieuses héritées du passé ont influencé le mode d'estimation de la pratique infirmière, il ne s'agit aucunement de nier la nécessité d'un questionnement éthique de la pratique professionnelle, mais de montrer que ce questionnement s'est bien davantage, et presque exclusivement, centré sur ce qu'est l'infirmière, plutôt que sur ce qu'elle fait, sur la portée sociale de l'acte qu'elle pose en soignant, suivant telle ou telle orientation, et de telle ou telle façon. S'interroger sur la portée sociale de l'acte posé demande de surcroît bien d'autres moyens de questionnement que ceux véhiculés par des idéologies de quelque nature qu'elles soient. Cela exige, entre autres, de pouvoir référer son mode d'estimation à un champ très large de connaissances différenciées, dont celles qui se puisent au creuset de la vie dans ses multiples manifestations. C'est accepter que ces connaissances puissent entrer en collusion avec les valeurs morales traditionnelles, obligeant à une réinterrogation sur sa propre existence, en relation avec celles des autres, sur ce qu'on dit vouloir faire, suivant qu'on veut le faire « pour eux » ou « avec eux ».

MODE DE VALORISATION SOCIALE DE LA PRATIQUE INFIRMIÈRE INFLUENCÉE PAR L'AUXILIARIAT MÉDICAL

Dévaluation infirmière, plus-value du médecin

La pratique soignante de la [femme] infirmière → auxiliaire du médecin va connaître l'alternative de la dévalorisation et de la valorisation, là encore, il y aura oscillation entre deux pôles. De fait, la pratique infirmière n'ayant pas de contenu professionnel qui lui soit propre assure, sans autre forme de valorisation sociale, que celle du devoir accompli, un ensemble d'activités humbles et cachées que réclament tous les soins au corps malade : s'occuper de faire manger, de la toilette, de l'élimination, du linge, tandis que le médecin passe, décide, contrôle, ordonne. Aux infirmières,

« le sale, l'inavouable, le secret » de la misère physique, au médecin, « le propre, l'avouable, la représentation »[56]. Par le travail infirmier, et à cause de ce travail, le médecin peut « soigner » les malades, non seulement en veillant à ce que les prescriptions soient suivies et les surveillances de traitement effectuées, mais tout simplement parce que le travail infirmier assure de répondre quotidiennement aux besoins vitaux des malades — s'alimenter, se laver, se vêtir, se lever — et ceci sans pour autant faire reconnaître le caractère fondamental de ces soins, ni leur absolue nécessité.

Pourtant, si tous ces soins n'apportent aucun crédit social à la pratique infirmière, alors qu'ils sont à la fois attendus des médecins, mais en même temps considérés comme tâches de bas niveau qui réclament peu de capacités, ces mêmes soins participent directement à la valorisation du statut médical. Les médecins ne manqueront pas de se féliciter de « la bonne conscience » de leurs infirmières, de « leur habileté » et bien sûr de leur dévouement, c'est une cote pour le service médical.

De même, les médecins n'hésiteront pas à confier de lourdes responsabilités à un personnel soucieux d'accomplir au mieux ce qu'ils ordonnent : « c'est elle, l'infirmière hospitalière, qui assume toute la responsabilité de tant de vies à conserver, de tant de guérisons à poursuivre »[57]. Même si ces responsabilités peuvent être flatteuses pour l'infirmière, c'est le médecin qui en tire le plus souvent avantage, ignorant la plupart du temps les conditions précaires auxquelles s'affrontent les infirmières pour y faire face. De fait, la pratique infirmière donne une plus-value à la pratique médicale, elle en est le support, elle lui assure une forme de légitimation en confortant la nécessité d'avoir recours à des aides.

Ces aides contribuent à assurer tout un lustre social aux médecins, grands prêtres de la science, et à participer à tout un rituel fait d'honneur et de déférence : « Le médecin chef a droit à une particulière politesse, il est votre supérieur, vous devez le considérer, le traiter comme tel, être les premières à le saluer le matin. Si vous êtes assises et qu'il passe près de vous, vous devez vous lever, etc »[58].

Valorisation du statut d'auxiliaire par l'enjeu de la technique

Toutefois, c'est en raison même de cet auxiliariat, de cette dépendance envers la pratique médicale que la pratique infirmière puisera une forme de valorisation sociale autre que celle issue des valeurs morales. Tout en étant centrée sur les soins aux malades, la pratique infirmière s'est construite en France depuis le début du xxe siècle, en référence à la prescription médicale, d'abord prescription thérapeutique, puis prescription servant à l'investigation et au diagnostic médical.

Devant « prolonger l'action du médecin » et soigner devenant « s'appliquer à donner correctement les soins prescrits par le médecin »[59], les [femmes] - infirmières → auxiliaires du médecin vont devoir accéder au domaine de la connaissance, ce qui, depuis la pratique des [femmes] consacrées, n'était pas considéré souhaitable et nécessaire, le savoir relevant de la grâce de Dieu. Cette connaissance est puisée à la source du maître, la source médicale. C'est le double attrait de cette connaissance et le désir de se rapprocher de l'image valorisée du médecin qui mobilisera les infirmières à acquérir une formation et qui substituera progressivement aux motivations oblatives des motivations de développement de capacités techniques, donnant ainsi un peu d'éclat à la terne image de l'infirmière.

Par l'auxilariat médical, la [femme] - infirmière, qui par ailleurs n'a recours à aucun autre contenu professionnel, à aucune autre connaissance, cherchera à être estimée, jugée, appréciée en fonction de ce que lui aura indiqué le médecin, et de ce qu'elle aura appris de lui. Cet accès aux bribes de la connaissance médicale lui permet à la fois de se rapprocher du médecin dont elle envie l'aura, et de se démarquer de son propre milieu social en participant aux rites initiatiques de l'institution soignante, en étant proche des grands prêtres, ordonnateurs de ces rites.

Ainsi, aussi curieux qu'il puisse en paraître au premier abord, l'auxilariat médical réhausse l'image de la [femme] - infirmière, mais en même temps la rend plus vulnérable puisqu'elle ne trouve pas à se valoriser dans une fonction qui lui soit propre. Soumise et docile envers ceux qu'elle sert, en même temps qu'elle les vénère avec admiration et envie, la [femme] - infirmière → auxiliaire du médecin grandit son image en encourant le risque de ne développer aucun jugement, aucune curiosité d'esprit, aucun questionnement autre que ce qui sert à l'application et à la surveillance des traitements indiqués; toutes choses qui lui sont d'ailleurs déconseillées ou refusées en raison de l'emprise des valeurs morales.

N'ayant d'autre alternative que le discours moralisateur, les infirmières trouveront peu à peu dans la technicité une compensation aux servitudes des soins aux malades. Elles feront de cette technicité l'objectif prioritaire de leur formation, contribuant ainsi à faire d'elles de bonnes, voire d'excellentes exècutantes des médecins et à constituer peu à peu un corps d'auxiliaires médicales, ayant une identité médicale par procuration, pour devenir ensuite la première et la plus importante des « professions paramédicales »*.

Après la séparation des infirmières visiteuses qui rejoignent en 1938 les assistantes sociales[60], les infirmières hospitalières se voient davantage encore confirmer leur rôle d'auxiliaires médicales. La rupture entre l'exercice professionnel à l'hôpital et en dehors de l'hôpital, entre « le sanitaire » et « le social », a contribué à appauvrir considérablement la pratique infirmière à l'hôpital, dépossédée de tout le contenu social des soins, ou se voyant remplacer pour cela par l'assistance sociale hospitalière. Plus que jamais la pratique infirmière aura pour objet le traitement de la maladie, considéré isolément. Par contre coup, la recherche d'un développement professionnel s'oriente vers l'hypertechnicité. En effet, la valorisation des techniques d'investigation et de réparation de la maladie développe à l'hôpital des services réquérant une haute compétence technique. Cette recherche de compétence technique flatte à la fois le désir de valorisation professionnelle et le désir de valorisation de la femme chez les infirmières. N'ayant pas développé de compétence propre pouvant prouver l'apport spécifique de la profession aux malades et à leur famille, non plus que dans le domaine de la prévention, et avec l'émergence de mouvements féminins cherchant à valoriser la place de la femme dans la société, les infirmières ont cherché à asseoir leur notoriété en acquérant un savoir toujours plus élaboré dans le domaine de la technicité de pointe. Ceci eut pour effet de dévaloriser les services de soins qui n'ont pas à requérir cette hypertechnicité comme les services de soins à domicile, les services de Protection Maternelle et Infantile, et de Santé Scolaire.

Valeur économique de la pratique infirmière liée à la double filiation conventuelle et médicale

La pratique infirmière demeure attachée aux conceptions de service à rendre aux pauvres et aux assistés, que ce soit à l'hôpital ou dans les milieux défavorisés. Aussi la reconnaissance de la

*Ce terme est très particulier à notre pays et n'existe pas dans les pays où la profession à développé un contenu propre des soins infirmiers.

valeur économique des soins conférés par l'infirmière garde-t-elle le plus souvent son caractère de gratuité, et ceci pratiquement jusqu'à la deuxième guerre mondiale.

Pendant des années, cette pratique a échappé à toute législation du travail puisqu'elle n'était pas elle-même estimée comme un travail au sens où il est défini par cette législation. Pendant plus d'un demi-siècle, la pratique infirmière est restée en marge des lois de la protection du travail de la femme (1892), du travail de nuit, du contrat de travail et du salaire (1899), du repos hebdomadaire (1906), de la durée du travail (1919, 1936), des congés payés (1936). Même en cette fin de XXe siècle, l'exercice professionnel demeure en retrait des législations les plus anciennes, comme la protection du travail de la femme et le travail de nuit. Sans parler de la non prise de conscience par les infirmières de leur insertion dans le monde du travail en raison des idéaux conviés par les valeurs morales et religieuses, mais aussi du mode de formation inspirée du passé conventuel, formation qui tenait les élèves-infirmières en dehors de la vie civique et sociale, en les gardant à l'écart, en retrait d'autres groupes sociaux, et d'autres formes d'activités.

Tout ceci explique que, pratiquement, jusqu'à la deuxième guerre mondiale, l'infirmière recevait en échange de son travail des avantages en nature : repas, vêtements (uniforme de service, uniforme de ville)[61], avec souvent les possibilités de lavage et d'entretien, logement. Pendant très longtemps, les infirmières hospitalières furent logées sous les combles de l'hôpital, ou dans des chambres de fonction parfois situées dans les services. Sauf exception, ce n'est qu'après les années cinquante que commencent à se construire des homes d'infirmières, dont certains seront gratuits à leur début, en échange d'astreintes, de services de garde, ou de nuit.

Le coût économique de la pratique infirmière commencera à être estimé en coût monétaire à partir de deux aspects :
— l'exercice libéral de la pratique professionnelle
— le début du salariat, avec les charges sociales afférentes.

L'exercice libéral de la pratique professionnelle

Comme cela a déjà été mentionné, il n'y a pas d'organisations de soins à domicile tels qu'ils existaient en Angleterre ou dans les pays nordiques, mis à part les soins aux malades des familles pauvres, que continuaient à donner gratuitement les sœurs ayant leur dispensaire-école implanté dans les quartiers populaires des villes ou à la campagne. Par contre, il existe des « gardes en ville » qui, à titre individuel, offrent aux familles la possibilité de s'occuper de leur malade à l'heure ou à la journée. Une note dans l'*Infirmière Française* de 1934 donne une indication de leur tarif dans la région parisienne[62]. La base de calcul de ces taux fixés à l'heure et non à l'acte, et proportionnels aux revenus des familles, n'a malheureusement pas été retenue pour le remboursement des soins à domicile. Plusieurs raisons sont sans doute à invoquer pour cela : la non possibilité de déterminer la nature des soins à faire et de justifier la nécessité de les assurer, l'indépendance dont aurait bénéficié la pratique infirmière vis-à-vis de la prescription médicale, l'infirmière pouvant être à même de proposer des soins, pouvant même éviter qu'il y ait maladie. Dans un système de santé centré sur la maladie, c'est difficilement conciliable. On peut également invoquer qu'offrant ces soins à titre individuel, il n'y avait aucune forme associative pour étudier les modalités d'un consensus, et défendre une quelconque finalité.

C'est ensuite en se médicalisant et en se parcellisant en tâches que les soins pratiqués par des infirmières vont commencer à avoir un indice de coût. S'inspirant de la pratique libérale de la médecine et directement dépendante de la prescription médicale, ce sont à des soins-actes que des infirmières attachèrent une valeur indiciaire de prix. Ceci sans avoir fait reconnaître un temps rémunéré, comparable à la consultation médicale où il y a possibilité d'un temps reconnu et estimé financièrement pour l'écoute, le diagnostic, la prescription, le conseil et la réflexion nécessaire à toute pratique soignante

Il faut remarquer que la valeur indiciaire des soins-tâches a commencé à s'établir à partir de la généralisation d'outils médicaux pour dispenser des soins-actes sur prescription médicale (ainsi des instruments et appareils de traitement : seringues, matériel à pansement...), et autour de la technique requise pour l'utilisation de ces outils. C'est ainsi que va s'élaborer peu à peu une nomenclature « *d'actes médicaux qui peuvent être exécutés par un auxiliaire médical qualifié* », comme le confirme juridiquement l'arrêté du 31 décembre 1947.

Le soin, ici, est identifié à l'acte-tâche sans estimation de la valeur économique du temps réel qu'il requiert et du mode d'utilisation de ce temps. Le soin-tâche est déconnecté de toute prise en compte du contexte dans lequel il s'insère puisqu'il n'y a aucune reconnaissance d'un temps d'écoute, d'un temps de discernement de la nature des problèmes posés à la personne malade ou handicapée, et à son entourage, d'un temps de conseil et d'explication, donnant lieu à une indexation monétaire, comme cela exite pour une consultation ou une visite médicale.

Tout ce qui est fait autour du soin-acte, et lui donne sens, « va de soi », relève de la conscience professionnelle, du dévouement, non de l'absolue nécessité d'un temps d'échange et de réflexion engageant à la fois le soigné et le soignant pour étudier comment résoudre ou compenser les problèmes de la vie quotidienne, que viennent perturber maladie ou handicap. Ou bien, comme c'est très souvent le cas, pour les raisons évoquées ci-dessus, la prestation se résume au seul soin-acte, ce qui ne représente aucunement une pratique professionnelle.

De plus, le soin-acte reste attaché à la prescription médicale pour l'obtention de tout remboursement par les organismes payeurs, et ceci quelle que soit sa nature, comme le besoin de soins d'hygiène, ou d'actions de prévention et d'éducation sanitaire.

Avec la prise en compte du kilométrage pour le transport, c'est encore à l'heure actuelle le seul mode de reconnaissance économique de la pratique infirmière à domicile, de laquelle, pour les Centres de Soins, doivent encore être déduits les abattements.

On est bien là devant la reconnaissance d'un « acte médical » accompli par mandat, par délégation, n'ayant pas de contenu infirmier défini, reconnu et valorisé financièrement comme tel. Cette situation de fait doit être attribuée au manque de développement d'un contenu professionnel infirmier, en raison des nombreux facteurs évoqués précédemment qui ont agi sur cette profession.

La salarisation des infirmières

Cette question préoccupa d'abord les infirmières visiteuses qui, comme on peut le retrouver dans l'*Infirmière Française*, s'inquiètent des faibles appointements qu'elles reçoivent, en défendant la nécessité de conditions de vie favorables pour exercer une pratique professionnelle de qualité.

« Cet indispensable consiste à permettre à l'infirmière de vivre dans un logement sain, agréable, offrant les possibilités, sans fatigue supplémentaire, de pratiquer l'hygiène corporelle, de se nourrir de telle façon que les forces physiques mises sans cesse à l'épreuve ne déclinent pas, de se vêtir sans être obligée à de longs travaux de couture après une journée remplie de fatigues corporelles et morales, de pouvoir consacrer un temps régulier aux sports, de s'assurer le repos nécessaire et de s'accorder les quelques distractions saines et artistiques indispensables à l'hygiène intellectuelle et morale de l'individu — sans oublier de prévoir la maladie et la vieillesse. La réalisation complète de ce programme est impossible, lorsque les appointements de l'infirmière sont de 4 800 F; elle n'est pas beaucoup plus aisée, lorsqu'ils sont portés à 6 000 F sans aucun avantage en nature (logement, chauffage, éclairage) »[63].

Les infirmières hospitalières « bénéficiant » d'avantages en nature réagissent beaucoup plus tardivement. Les premières préoccupations financières apparaissent pour ces dernières avec le souci de constituer un capital-retraite, et le début des cotisations aux caisses de retraites[64]. Ce n'est qu'avec les lois régulant l'hospitalisation publique et plus spécialement la loi du 8 avril 1946, obligeant les hôpitaux à recruter un personnel diplômé d'Etat, que des normes de salaires sont officiellement reconnues, puis établies pour le personnel infirmier. Celui-ci est alors rémunéré en fonction d'un nombre d'heures de travail hebdomadaire (très souvent dépassé, sans indemnisation d'heures supplémentaires), 48 heures à partir de 1953, puis 45 heures et 40 heures à partir de 1968. Il a également droit à des congés payés.

Ce sont les normes de l'hospitalisation publique qui ont servi de référence de base à la Convention Collective de l'hospitalisation privée signée le 30 novembre 1951.

Quant aux services du secteur extra-hospitalier, ils connaissent des règles très variables puisqu'il existe encore en service de P.M.I. et en service scolaire des rémunérations à la vacation; sans parler des difficultés de titularisation, des engagements contractuels, de la non existence de reconnaissance d'indices de salaires, identiques à ceux du secteur de l'hospitalisation publique pour le secteur public des collectivités locales. De plus, il y a pénalisation de l'exercice infirmier dans ces secteurs puisque les indices de salaires, lorsqu'ils sont établis — comme pour le service d'hygiène scolaire — sont légalement inférieurs à ceux du secteur hospitalier.

Quant à l'exercice professionnel en service d'entreprise, il ne connaît aucune base légale de salaire pour le personnel infirmier exerçant dans ce domaine. La détermination de cette base est laissée au libre choix de l'employeur, ainsi que la reconnaissance du statut de la catégorie socio-professionnelle d'assimilation : contremaître, cadre[65], à moins qu'il n'existe des conventions collectives, mais même en ce cas, le personnel infirmier est assimilé à une autre catégorie professionnelle.

Le coût de la masse salariale du personnel infirmier dans un secteur donné peut permettre une estimation globale du coût de ce personnel en terme de « main-d'œuvre », de « force de travail », mais il n'y a pas pour cela d'estimation du coût de sa fonction, du coût et de la valeur économique de la prestation qu'offre ce personnel. A l'hôpital, seul est identifié le coût des appareils, le coût des médicaments et du matériel servant aux soins thérapeutiques, tandis que les infirmières n'en ont d'ailleurs aucune idée et ne se sentent nullement concernées par la gestion financière du service qu'elle offrent, tant qu'elles ne s'estiment pas elles-mêmes directement impliquées par l'aspect financier de la gestion d'un service de soins, comme c'est le cas pour les soins à domicile.

Jusqu'à présent — à moins qu'elles ne s'y trouvent obligées pour des raisons personnelles : infirmières libérales, ou de survie du service : infirmières de Centres de Soins — les infirmières ne font aucune estimation financière du coût d'un service et ne s'en sentent pas partie prenante. Les raisons dépassent même celles du travail professionnel non identifié, de la formation, de l'imprégnation de valeurs morales, de la méconnaissance de la législation du travail, elles prennent aussi très profondément racine dans le fait que le travail de la femme n'a pas été estimé en terme de valeur économique : nourrir, élever, éduquer les enfants a peut-être une valeur sociale reconnue mais pas d'estimation économique. Tout le travail de prévention, d'éducation sanitaire, des soins d'entretien de la vie, qui se rapproche de ce travail millénaire de la femme, n'a pas encore trouvé son mode d'estimation économique, et sa nécessité n'a pas été justifiée par la profession infirmière.

NOTES

1. Michelet J., *op. cit.*, p. 285.
2. *Infirmières, op. cit.*, p. 9, écrit en 1958.
3. *Ibid.*, p. 19.
4. « Allocation prononcée par M. le Professeur Léon Bernard à l'Assemblée Générale de l'ANIDEF », juin 1926, *Infirmière Française*, 1926, p. 197.
5. Confirmée par la Loi Combes en 1901. On trouve pour la première fois le terme « paramédical » dans l'*Infirmière Française*, en 1931.
6. Ehrenreich B., *op. cit.*, p. 1680.
7. Muller M., « La responsabilité morale et professionnelle de l'infirmière », *Infirmière Française*, 1934, pp. 38-39.
8. Hamilton A., *op. cit.*
9. Calmette A., *Avant-Propos* du 1er numéro de l'*Infirmière Française*, 1923-24, p. 2. Il est à remarquer que c'est le professeur Calmette, médecin, qui écrit cet avant-propos, pour les infirmières.

10. Can Swieten D^r^, « Ce que nous attendons des infirmières » *Infirmière Française*, 1924-25, p. 283.
11. « Morale Professionnelle. Attitude et manière d'être vis-à-vis des malades », *Infirmière Française*, 1926, p. 445.
12. « Assemblée Générale de l'Association Nationale des Infirmières Diplômées de l'Etat Français », *Infirmière Française*, 1926, p. 196.
13. Chaptal Mlle, « L'infirmière visiteuse d'hygiène sociale », *Infirmière Française*, 1925-26, p. 299.
14. « Ce que nous attendons des Infirmières », *Infirmière Française*, 1924, p. 282.
15. Taylor E., « *Les devoirs d'une surveillante* », *Infirmière Française*, 1923-24, p. 165. Ce texte est adapté d'un texte de l'*Américan Journal of Nursing*, n° 10, 1922, ce qui montre bien que le modèle conventuel a continué à avoir une influence dans les différents pays de la société occidentale, longtemps après que les religieuses aient quitté les hôpitaux.
16. Viollet Mme E., *Les maladies de l'esprit, Infirmière Française*, 1927, p. 61.
17. Chaptal, « Morale professionnelle de l'infirmière », *Infirmière Française*, 1923-24, pp. 34-35.
18. Chaptal, « L'obligation du secret professionnel », *Infirmière Française*, 1923-24, p. 123.
19. Martin-Fugier A., *La place des bonnes*, Paris, Grasset, 1979, p. 158.
20. « La mission de l'infirmière », réponse d'une infirmière, *Infirmière Française*, 1934, pp. 272-273.
21. Greiner Mlle, « Conférence de Morale Professionnelle », *Infirmière Française*, 1936, p. 105.
22. « La mission de l'infirmière », *Infirmière Française*, 1934, p. 272.
23. R. Mère Catherine de Jésus, *Au chevet de la souffrance*, Paris, La Colombe, 1e édition 1936. (En 1955, on le rééditait pour la 5e fois.)
24. *Ibid.*, p. 102.
25. Fritsch Y., « La polyvalence », *Infirmière Française*, 1938-39 p. 114.
26. Gouin Mlle, « Le service social à l'hôpital », *Infirmière Française*, 1925-26, p. 303.
27. Chaptal Mlle, « Force de caractère, empire sur soi, au point de vue professionnel : le sang froid », *Infirmière Française*, 1924-25, p. 521.
28. Chaptal Mlle, « L'orientation vers la carrière des infirmières professionnelles », *Infirmière Française*, 1927, p. 46.
29. « Compte-rendu de la réunion annuelle des directrices et monitrices d'écoles d'infirmières », *Infirmière Française*, 1937, p. 420.
30. « Ecole des Infirmières de l'Assistance Publique de Paris » Paris, Berger-Levrault, 1909, p. 46.
31. *Ibid.*, pp. 29-30.
32. Fumey Mlle, « Rôle de la monitrice dans une école d'infirimières », *Infirmière Française*, 1936, p. 219.
33. Greiner Mlle, *op. cit.*, *Infirmière Française*, 1936, p. 102.
34. Sebileau, D^r^., *Ecoles des Infirmières de l'Assistance Publique, op. cit.*, p. 46.
35. Ehrenreich B. et English D., *op. cit.*, p. 1680.
36. Hamilton A., *op. cit.*, *Soins*, t. 22, n° 23, p. 48.
37. Sebileau D^r^., Assistance Publique de Paris, *op. cit.* , p. 46.
38. « Allocation du Docteur Jules Renault. Assemblée Générale Statutaire du 5 mai 1929 de l'ANIDEF », *Infirmière Française*, 1929, pp. 221-222.
39. Voir *Infirmière Française*, 1929, pp. 164-172 et 317-322.
40. Joannon D^r^. P., Les infirmières « polyvalentes », *Infirmière Française*, 1930, p. 367.

41. Greiner Mlle. *op. cit.*, *Infirmière Française,* 1936, p. 107.
42. Sebileau Dr, *op. cit.* , p. 49.
43. Bernard Pr. L., Allocution prononcée à l'Assemblée Générale de l'ANIDEF, juin 1926, *Infirmière Française,* 1926, p. 199.
44. Krebs-Japy, Mme « Quelques réflexions autorisées », *Infirmière Française,* tome 1, 1923-24, p. 31.
45. Assemblée Générale de l'ANIDEF du 6 avril 1930, *Infirmière Française,* 1930, p. 217.
46. Chaptal Mlle, « Morale professionnelle de l'Infirmière », *Infirmière Française,* 1923-24, p. 35.
47. Comme le fait remarquer Anne Martin-Fugier pour les bonnes de la même époque. *Op. cit.*, p. 28.
48. Greiner Mlle *op. cit.*, *Infirmière Française,* 1936, p. 103.
49. Van Swieten Dr, *op. cit.*, *Infirmière Française,* 1924, p. 284.
50. Barjon Dr. F., « Discours prononcé à la clôture des examens d'état de la Faculté de Médecine de Lyon, le 8 novembre 1930 », *Infirmière Française,* 1930, pp. 462-463.
51. Enquête sur les qualités de l'Infirmière *R.I.A.S.* Septembre-Octobre, 1964, p. 570, voir Annexes.
52. Il est intéressant de consulter sur ce sujet tous les textes de *Morale professionnelle de l'infirmière* de L. Chaptal, publiés dans *l'Infirmière Française,* ainsi que ceux qui ont servi de modèle et de point de référénce à la profession —tant par rapport à la formation qu'à l'exercice professionnel.
53. Exemples : Boltanski L., *Prime éducation et Morale de Classe,* Paris, Ed. Mouton, 1969.
    Lory B., *Politique d'action sociale,* Paris, Ed. Privat, 1975.
54. « L'infirmière parfaite », *Infirmière Française,* 1927, p. 351. Voir Annexes.
55. Parrot A., *L'image de l'infirmière dans la société,* Paris, Le Centurion, 1973, p. 13.
56. Martin-Fugier A., *op. cit.*, p. 194.
57. Sebileau Dr, *op. cit.*, p. 47.
58. *Au chevet de la souffrance, op. cit.*, p. 76.
59. Voir note 33, Greiner Mlle, *op. cit.*, p. 102.
60. Décret du 18 juin 1938.
61. Uniformes de l'Assistance Publique, de la Croix-Rouge.
62. « Tarif adopté par les écoles qui placent leurs anciennes élèves dans la région parisienne », *Infirmière Française,* 1934, p. 228.
63. Delagrange Mlle et Gambe Mme « Les Écoles d'Infirmières et l'enseignement de l'hygiène », l'*Infirmière Française,* 1924-25, p. 349. Le texte ne dit malheureusement pas le taux d'appointements qu'elles auraient pensé acceptable pour réaliser ce programme. L'ont-elles estimé ?
64. *Infirmière Française,* 1928, pp. 261-263.
65. Catégories socio-professionnelles comme définies par l'I.N.S.E.E. (Institut National de Statistiques et Sciences Économiques).

5
Prévalence des rôles comme mode d'identification des pratiques de soins

Le rôle est lié à l'idée du personnage.
L'attente du rôle, souvent décrite, a une importance particulière pour l'image de la femme dans la société.[1]

En observant l'évolution des pratiques de soins prodiguées par les femmes, on peut se demander pourquoi ces pratiques sont demeurées si longtemps attachées à des rôles, plutôt que d'avoir été clarifiées quant à leur nature, leur signification, leurs effets, leurs limites, tout au moins lorsqu'apparaît le processus de professionalisation.

La notion de rôle est elle-même complexe, elle comporte à tout le moins une double connotation, celle du *rôle social*, et celle du *rôle individuel*. Le *rôle social* est l'expression de l'accomplissement d'une fonction sociale, il dépend donc de la nature de cette fonction sociale et de la façon de l'assurer. Le rôle social peut laisser une part plus ou moins grande au rôle individuel, à condition que ce dernier ne contrevienne pas au rôle social, mais surtout selon la place prise par les acteurs du rôle pour déterminer leur fonction. En interrogeant l'histoire, on s'aperçoit que le rôle social des femmes soignantes s'est totalement modifié avec le changement de la fonction sociale introduite par les [femmes] consacrées, et qu'avec elles s'est également complètement transformée la part du rôle individuel, c'est-à-dire la façon de jouer personnellement le rôle social.

Le rôle lié à un ensemble d'activités reconnues

Tant que *les soins coutumiers de la vie quotidienne* sont liés aux pratiques alimentaires et aux usages de tout ce qui concerne le corps : toilette, massages, soins esthétiques, ces pratiques sont tellement courantes qu'*il n'y a pas dissociation entre la personne qui les accomplit et la pratique elle-même.* Ceci est encore vérifiable à l'heure actuelle par rapport à bon nombre d'activités des femmes qui sont tellement usuelles qu'elles sont identifiées à la femme elle-même. Ainsi, un bon repas bien préparé, est identifié à une bonne maîtresse de maison, et inversement une bonne maîtresse de maison est identifiée à un repas agréable et bien préparé : l'un et l'autre se confondent, la pratique engendrant le rôle, et le rôle déterminant la pratique.

Outre cela, les pratiques de soins prodiguées par les femmes ne faisant pas l'objet de commerce *ont valeur d'usage*. Il n'y a donc pas lieu de dissocier celles qui assurent les pratiques de soins d'un enjeu commercial dont ces pratiques ne sont pas l'objet. Qui plus est, pendant des centaines d'années, *c'est la femme elle-même qui représente une valeur économique*, justement à cause de ce qu'elle sait faire. C'est elle, et tout ce qu'elle représente, qui est troqué contre une dot. C'est encore elle qui, plus tard, apportera en plus de tout de qu'elle sait faire, les « outils » indispensables aux pratiques domestiques courantes qui assurent l'entretien de la vie : ustensiles de cuisine, de ménage (le fameux balai de la mariée, qui fit partie des attributs majeurs de la sorcière, lors de la condamnation des femmes guérisseuses), le linge, pour ne citer que les plus courants. Elle est donc associée directement aux objets usuels qu'elle utilise.

C'est autour de la fertilité, fonction dont elles représentent le symbole, que *les femmes construisent leur rôle social à partir d'un ensemble d'activités* visant à assurer la continuité de la vie. Ce sont ces activités qui guident leurs attitudes et comportements. La fonction consacre leur statut social qui lui-même se différencie selon l'âge, et en tant qu'épouse, mère, grand-mère, belle-mère. La plurivalence des statuts sociaux fait varier le rôle social, tandis qu'une place importante est laissée au rôle individuel, favorisant l'initiative et la créativité, permettant découverte et accumulation d'un savoir contribuant à enrichir la fonction et la développer. Malheureusement, ce savoir, sauf quelques rares exceptions, ne peut accéder à l'écrit. Toutes les pratiques de soins *véhiculées par les femmes se sont transmises par tradition orale*. Elles ne sont pas l'objet d'écrits, ou, s'il y a écrits, ils relatent des pratiques connues par les femmes, mais qui, en se ritualisant, tombent peu à peu sous le contrôle des moines et des prêtres.[2] Ce sont eux qui, à partir du moyen âge sont les garants des traditions, et qui se doivent de les consigner par rapport aux critères de comportements sociaux qu'ils préconisent.

« Les clercs (au sens large), lorsqu'ils composent des listes de proverbes (héritage direct de la tradition orale)[3], opèrent un tri dans les maximes des Grecs et des Romains, lisent avec une certaine grille les livres de l'Ancien Testament, et, couchant par écrit les dictons quotidiens, sont libres de les formuler à leur guise et d'en aggraver la virulence ».[4]

Ce sont eux, prêtres et clercs, et eux seuls, qui décident s'il est propre ou impropre de conserver des connaissances transmises par les femmes, en les modifiant, et le plus souvent en les rejetant. Tout favorisait cet état de fait, reconduit pendant plusieurs siècles puisque la femme restait considérée comme un être inférieur, ne jouissant d'aucune capacité juridique. Donc, sauf exception de femmes qui ont osé transgresser cet ordre social, *les femmes ne gèrent aucun écrit, ce n'est pas leur patrimoine*, a fortiori pour tout ce qui concernait les soins au corps, jugés comme pouvant porter gravement atteinte à la foi. « Ce sont les sages-femmes qui causent les plus grands torts à la foi ».[5] Ne disposant pas de l'écrit et en étant même écartées, il devenait impossible aux femmes de développer une analyse de la fonction sociale et économique des soins qu'elles offraient. Il était alors facile de les confiner à *un rôle édicté* par ceux qui veillaient jalousement à maintenir leur dépendance en s'efforçant d'entraver tout souci d'évolution venant de leur part.

Le rôle lié à un ensemble de conduites et d'attitudes

Après le démantèlement de la sorcellerie, lorsqu'avec la Contre-Réforme les [femmes] consacrées accroissent le champ de leur pratique soignante, aussi bien dans les institutions hospitalières avec l'extension des Congrégations que dans les campagnes avec la création des Sœurs de Charité, elles deviennent le modèle référant des pratiques de soins prodiguées par les femmes. Ce modèle traduit un rôle qui, lui, est déterminé par une doctrine prescrivant un ensemble de comportements et d'attitudes. Ce sont les attitudes de renoncement, d'oubli de soi, qui sont génératrices d'activités de bienfaisance, de secours aux affligés, attitudes qui trouvent leur compensation dans le don aux autres. Au contraire de ce qui se passait antérieurement pour les [femmes] consacrées, la fonction sociale devient en quelque sorte engendrée à la fois par la vocation de servir et par le rôle prescrit, édicté, défini en un ensemble de règles indicatrices du comportement, devant servir de garant au maintien de la vocation. De ces règles peuvent se déduire un ensemble d'assignations, de contraintes de devoirs, qui donnent lieu à des activités peu diffenciées, chargées de remplir, avec la prière, toute la vie.

Ce rôle social est *immuable et linéaire*, c'est-à-dire que ne se référant pas à l'expérience de vie inscrite dans son propre coprs, il ne se modifie pas en fonction de l'âge. Mis à part l'éventualité d'une élévation dans la hiérarchie, on peut attendre de la [femme] consacrée l'accomplissement du même rôle toute sa vie. Linéaire il l'est aussi par son recours à un seul statut, celui de [femme] consacrée, à l'encontre de la variété des statuts rencontrés par les femmes au fur et à mesure du déroulement de leur vie, ce qui entraîne une variété de rôles et d'attentes de ces rôles. L'attente escomptée vis-à-vis des [femmes] consacrées reste uniformément celle de la disponibilité totale et du don gratuit. Là encore, c'est bien une attitude qui demeure le garant du rôle, bien plus que des activités précises.

A ceci s'ajoute pour les religieuses congréganistes, *l'immobilisation de leur rôle* dans l'espace, en raison de la clôture, comme le montre Anna Hamilton : « Ces religieuses étant cloîtrées, toute promenade leur est interdite; elles ne sortent donc jamais de l'atmosphère hospitalière depuis le jour de leur admission jusqu'à leur mort. Toute instruction professionnelle leur est défendue, l'antique routine seule, transmise des anciennes aux novices, doit préparer ces dernières à leurs fonctions de garde malade. »[6] Moins il y a de possibilité de déplacement et de tolérance à connaître une variété d'influences, plus le rôle se réduit à devenir un modèle social à acquérir par mimétisme, à l'exclusion de toute imagination, de toute curiosité. La concentration de l'exercice d'un rôle exlusif dans un espace unique entraîne une très grande pauvreté de la façon d'exercer ce rôle et le réduit à quelques comportements stéréotypés auxquels il est pratiquement impossible d'échapper.

Le rôle défini par des règles conventuelles ne laisse pratiquement pas de place au *rôle individuel*, quand il ne l'exclut pas totalement. Puisque cette forme de rôle a pour but de déterminer les comportements engendrant une fonction sociale, il ne laisse pas de possibilité aux acteurs de manifester leur façon d'interpréter leur rôle, ni leur conception pour exercer leur fonction. Il ne peut y avoir qu'un seul et même jeu de rôle : est considérée comme insolite, menaçante, voire traître au jeu, celle qui se différencie.

Par contre, *le rôle individuel est constamment investi du rôle social* : la personne de « la religieuse » ou de « la sœur » représente à tout moment, dans son individualité, l'ensemble du modèle social de la pratique soignante convié par les [femmes] consacrées. La personnalité ne peut s'individualiser, mais doit s'effacer et disparaître totalement pour faire place au rôle social qu'elle représente et dont elle est le garant. Pour cela, la règle s'adresse à chaque personne dans son individualité car c'est bien à chaque personne qu'il est demandé de se couler dans la forme édictée par le rôle social en rendant sa propre conduite conforme à ce rôle. Il en sera de même pour la [femme]-infirmière, les règles de la morale professionnelle prenant le relai des règles conventuelles.

Comme on peut le constater, le rôle défini par les règles conventuelles des [femmes] consacrées engendrant la fonction sociale d'assitance aux pauvres est de nature très différente du rôle diversifié, reflet des diverses activités des femmes, élaborées à partir de tout ce qui peut contribuer à assurer le maintien, la continuité de la vie, dans la variété de ses manifestations. Ces rôles, tous deux transmis par héritage culturel, par des voies différentes inscrites dans une durée très ancienne ou récente, ne sont porteurs ni de mêmes conceptions, ni de mêmes valeurs, et ne représentent aucunement le même mode d'expression.

Il importe de voir maintenant comment la prédominance du rôle des [femmes] consacrées a influencé de façon déterminante le processus de professionnalisation des [femmes]-infirmières → auxiliaires du médecin.

Le rôle de la [femme]-infirmière → auxiliaire du médecin, base du processus de professionnalisation

C'est autour du « *rôle de l'infirmière* » que se construit tout le processus de professionnalisation. Le rôle jusqu'alors unifié des [femmes] consacrées revêt deux aspects : le *rôle moral* et le *rôle technique*, le premier demeurant le plus important et devant constamment alimenter et servir de guide au second.

Que ce soit par la formation, la reconnaissance juridique de l'exercice professionnel, les organes de représentativité, les publications, *la profession se détermine autour de la personne de l'infirmière* qui sert de garant à la pratique soignante avec laquelle elle se confond.

LA FORMATION

Le rôle forgé par l'homogénéité de lieu et du temps

La formation commencée dès la fin du siècle dernier est donnée dans les institutions dont la dénomination porte sur la personne que l'on forme, non sur ce qu'elle apprend, ni sur la prestation qu'offre la profession, ou sur la fonction à exercer. A l'encontre d'autres écoles professionnelles — Ecoles ou Facultés de Médecine, Ecole de Chimie, Ecole des Arts et Métiers — les écoles qui préparent à la pratique infirmière sont des Ecoles « d'Infirmières »[7]. Cette désignation les fait apparaître comme des lieux où l'on va apprendre à devenir « l'infirmière ». D'ailleurs, on ne va pas à l'Ecole « d'Infirmières » comme on va à la « Fac », ou à tel ou tel institut de formation professionnelle, mais on y « rentre » (comme on rentre au couvent). C'est en effet bien d'une rentrée dont il s'agit, l'école[8] et l'hôpital étant le lieu unique et non différencié de l'apprentissage du rôle infirmier. Ce dernier sera d'autant mieux acquis que tous les aspects de l'existence s'inscriront dans ce même cadre, d'où la recommandation — sinon l'obligation — de la vie en internat : « *Le régime de l'internat nous apparaît bien désirable pour la meilleure formation des élèves.* La vie commune est une rude école pour la formation du caractère quand on n'a plus vingt ans, et elle préserve le travail et le repos au moyen du *règlement intérieur de l'école* ».[9] D'ailleurs la vie en internat permet d'exercer une complète influence sur l'élève. A la question posée lors d'une réunion de directrices : « quelle est la meilleure manière de garder bien en main ses élèves ? », il est répondu : « Mademoiselle Chaptal pense que la meilleure manière d'exercer une cohésion entre la directrice et l'élève est l'influence qu'exerce personnellement la directrice, *aussi l'avenir est-il à l'internat* ».[10]

Avec l'école et son internat, l'hôpital est le lieu privilégié de l'apprentissage du rôle attendu des infirmières. C'est là qu'elles décodent les attendus de leur rôle en apprenant à se situer vis-à-vis des différents acteurs de l'institution hospitalière, et qu'elles ont à trouver comment ajuster dans leur pratique soignante le rôle moral et le rôle technique. Mais l'hôpital n'est pas seulement un lieu d'apprentissage recommandé pour les infirmières hospitalières, il devient aussi impérieusement exigé pour les infirmières visiteuses.

Il est intéresssant de remarquer l'assiduité croissante avec laquelle il est fréquemment rappelé la nécessaire importance d'une formation à l'hôpital pour les infirmières visiteuses. « *De l'importance d'une base hospitalière complète pour le travail de l'infirmière visiteuse* »[11]. On peut se demander ce qui suscite une telle insistance. Au premier abord, elle peut s'expliquer par la conception qui demeure : que soigner c'est soulager la souffrance plus que de chercher à l'éviter, ainsi qu'il l'est rappelé à l'infirmière hospitalière et à l'infirmière visiteuse : « L'infirmière est tout naturellement portée à soulager la souffrance ».[12]

L'hôpital n'est-il pas un lieu de regroupement des êtres souffrants, pouvant alors convenir par excellence à la formation ? Mais surtout, la littérature professionnelle donne confirmation que *l'hôpital est véritablement le lieu qui permet l'apprentissage du rôle.* C'est là qu'il est souhaitable pour l'infirmière visiteuse d'apprendre d'une façon certaine l'attitude qu'elle *doit* avoir envers les malades qu'elle verra à domicile, les familles, les médecins. C'est là, et uniquement là, qu'elle peut être comme l'infirmière hospitalière, totalement investie du rôle social qu'elle sera ensuite à même de transporter dans toutes les situations. « L'hôpital constitue le lieu d'élection où l'on peut enseigner la morale professionnelle », aussi « la formation hospitalière constitue *seule* la formation qui doive être la base de tout le service social, qu'il soit sanitaire, social, ou de soins »[13], car « la vie hospitalière apprend *l'attitude que doit* avoir l'infirmière *vis-à-vis du médecin* (...) ceci donne à l'infirmière ce respect et cette tenue extérieure, aussi bien qu'elle apprend à ne critiquer aucun ordre, ni aucun traitement venant d'un médecin quel qu'il soit. *Rien n'apprend la manière d'être vis-à-vis du corps médical comme le service hospitalier où l'autorité du chef est transmise par les degrés hiérarchiques, où l'infirmière* ne traite pas le médecin au point de vue mondain, mais avec *une attitude réservée et soumise* ».[14] Et *vis-à-vis des malades* : « L'infirmière vivant toute la journée sous les regards de son malade doit avoir une tenue et une attitude irréprochable, nécessaires à son autorité et à la confiance qu'elle doit inspirer, ceci lui reste quand ensuite elle pénètre dans les familles où elle doit envisager tout le côté moral de sa mission dont l'influence et le raisonnement peuvent avoir une grande répercussion ».[15]

L'hôpital est bien le lieu qui garantit non seulement l'apprentissage certain du rôle en fournissant un cadre de conditionnement homogène et uniforme, mais également l'apprentissage de la non dérogation à ce rôle. Lorsque l'acquisition de ce rôle-type est assurée, alors il devient possible aux infirmières visiteuses de franchir l'enceinte hospitalière et d'aller jouer auprès des familles ce rôle bien assimilé, régulateur des attitudes et des comportements. A leur tour, il leur sera possible de réguler les situations à domicile

Outre *l'unité de lieu* qui limite la vision du monde à celle d'un système clos et réduit les comportements relationnels à quelques codes de conduite très définis et quasiment invariables, il y a *homogénéité de l'utilisation du temps.* Comme le fait remarquer Mademoiselle Fumey : « Les écoles se ressemblent toutes », à l'exception de quelques-unes qui offrent des cours le soir. Mais la journée de l'infirmière est parfaitement identique à elle-même dans les différentes écoles, « toutes les périodes d'activité sont réglées suivant un programme strict, en sorte que toute tâche s'enchaîne avec la suivante à un moment déterminé à l'avance, conformément à un plan imposé d'en haut par un système explicite de règlements pour répondre au but officiel de l'institution ».[16] L'organisation du temps est prévue bien au-delà du temps à l'hôpital, et du temps des cours[17], car le temps personnel n'échappe pas à l'institution-école, responsable de son utilisation judicieuse, et de ce qu'il ne donne pas lieu à l'oisiveté (comme sortir avec des jeunes de son âge).

Cette homogénéité de lieu et de temps conditionne la future infirmière à s'ajuster au rôle social très précis que lui assignent l'école et l'institution soignante. Privée d'influences variées venant de la connaissance de différents milieux de vie et façons de vivre, sa vision du monde est extrêmement limitée, or c'est avec cette vision qu'on lui demande « d'observer les malades et de répondre à leurs besoins ». Il ne peut pas y avoir de place pour un questionnement autre que d'apprendre à bien connaître ce qui se passe dans l'institution. De plus le schéma relationnel qu'elle construit ne peut être que très pauvre et très peu différencié. Comme le montre Erving Goffmann, plus l'institution retranche du monde extérieur, plus « chaque groupe tend à se faire de l'autre une image étroite et stéréotypée », amenant le personnel à ne jamais douter de son bon droit vis-à-vis des malades (aspect réconfortant du rôle social dont il est investi), et les malades « à se sentir inférieurs, faibles, déchus et coupables »[18]. Cette homogénéité de lieu et de temps renforcée par le sentiment d'être impartie d'une mission contribue à ce que le rôle social dont l'infirmière est investie empiète constamment sur le territoire de la vie personnelle.[19] Tout le champ de la vie est envahi par ce rôle au point de privilégier le « choix du rôle infirmier » par rapport à d'autres rôles sociaux : « Evidemment, je savais bien qu'*ailleurs* les garçons et les filles de mon âge dansaient, allaient au cinéma, jouaient au tennis, et je pensais aussi aux miens à la maison (...) mais alors voyez-vous, je sentis qu'être infirmière c'était sans doute se priver de tout cela en cet instant, mais que c'était aussi être capable d'assurer à mon âge une tâche importante de laquelle dépendait le bien-être, l'état de santé, le devenir de tous ces enfants, c'était répondre à la confiance que l'on avait mise en moi ».[20] Le choix de fonder un foyer, d'avoir d'autres formes de vie complémentaires, d'appartenir à d'autres groupes sociaux est très difficilement conciliable, donc culpabilisant. Cela accule le plus souvent à se prononcer de façon drastique, en faisant un choix par exclusion : rester infirmière et renoncer au reste, ou « abandonner la profession ».

Ainsi, l'homogénéité de lieu et de temps contribue à construire un rôle infirmier solidement enraciné, qui envahit la personne dans tout ce qu'elle est, en la dépossédant de son rôle individuel, et en réduisant ses possibilités de contribuer à jouer d'autres rôles sociaux. Par contre lorsque l'homogénéité de lieu et de temps éclate et se diversifie, il y a une brèche pour une variété d'autres rôles, et il commence à y avoir place pour une interrogation sur une conception de l'*exercice professionnel*, sur la *nature de la fonction à exercer*. C'est ce qui arrivera aux infirmières visiteuses, qui pour ces raisons rejoindront les assistantes sociales, mais il leur faudra encore du temps pour se départir du « rôle de l'assistante sociale », et surtout pour identifier la fonction de ce groupe professionnel.

Le rôle forgé à partir de la conception des programmes de formation

Depuis la circulaire du 28 octobre 1902 créant officiellement les écoles « d'infirmières », les différents programmes de formation, jusqu'à l'arrêté du 5 septembre 1972 mettant en place « le nouveau programme », sont construits autour du rôle idéologique et moral de l'infirmière, base des pratiques de soins aux malades, et du rôle technique, base de l'auxilariat médical. D'autre part, le recrutement, la sélection, l'évaluation des élèves se font essentiellement, jusqu'aux années 1968-70, en référence aux qualités qui ont forgé le modèle idéologique de *la bonne infirmière*, plutôt qu'en cherchant à développer des aptitudes et une compétence appuyée sur des connaissances auxquelles la profession donne signification dans sa pratique spécifique.

En fait, *c'est la formation qui construit le rôle infirmier* et ajuste à ce rôle la pratique des soins donnés par les infirmières. *Le rôle social* lié au service des malades engendre tous les autres rôles vis-à-vis des médecins et de l'institution soignante. Ces rôles sont édictés et définis par les règles de la morale professionnelle qui assignent les conduites et les comportements sous forme de « devoirs envers ». Ainsi peut-on encore le constater dans l'un des livres les plus connus et utilisés de Morale Professionnelle[21], qui sert encore à l'heure actuelle où, sur 110 pages de texte, il y a 38 pages consacrées aux devoirs de l'infirmière et de l'assistante sociale, auxquelles s'ajoutent 7 pages concernant les responsabilités; le reste concerne les qualités morales, les codes internationaux de déontologie professionnelle, le secret professionnel. Sur tout le livre, pas une seule page ou paragraphe concernant leurs droits. Rien que cet exemple montre à quel point le *rôle individuel* reste gommé, tout en étant, comme pour les [femmes] consacrées, constamment investi du rôle social. Les [femmes]-infirmières ne sont pas connues en tant que femmes exerçant une profession infirmière, mais toute leur personne disparaît derrière le personnage de « *l'infirmière* », clé de définition de la profession.

LA JURIDICTION DE L'EXERCICE PROFESSIONNEL

Directement inspirée de la conception d'une formation cherchant à dicter des conduites et déterminer des comportements, la DEFINITION DE L'INFIRMIERE constitue le critère de base juridique de la profession. Tandis que le décret du 27 juin 1922 ratifiait la formation professionnelle en instituant« *des brevets de capacité professionnelle permettant de porter le titre d'infirmière diplômée de l'Etat Français (...) aux infirmières hospitalières, aux visiteuses de l'hygiène sociale, et aux diverses infirmières à spécialité restreinte* », rien ne stipulait la nature de leur fonction. A défaut de pouvoir préciser la fonction infimière, le Titre II du Code de la Santé en réfère à la personne de l'infirmier ou l'infirmière pour définir la profession, Chapitre I, Article L.473 : *Est considérée comme exerçant la profession d'infirmier ou d'infirmière*, toute personne *qui donne habituellement, soit à domicile, soit dans des services publics ou privés d'hospitalisation ou de consultations, des soins prescrits ou conseillés par un médecin.*

Il faut attendre le décret du 31 mai 1978 pour que les efforts de la profession fassent reconnaître « *un rôle propre* » qui est dévolu à l'infirmier(ère) : « *Est considérée comme exerçant la profession d'infirmier ou d'infirmière*, toute personne *qui, en fontion des diplômes qui l'habilitent, donne habituellement des soins infirmiers sur prescription ou conseil médical, ou bien en application du* rôle propre *qui lui est dévolu. En outre, l'infirmier ou l'infirmière participe à diverses actions, notamment en matière de prévention, d'éducation de la santé et de formation ou d'encadrement* ».

Malgré le progrès incontestable que représente l'actuelle définition, il est bon de remarquer qu'elle porte encore sur la personne de l'infirmier ou de l'infirmière, et qu'elle continue à se construire autour d'un rôle, non à préciser une fonction*. Elle ne

* A la fin de la rédaction de cet ouvrage est paru le décret du 12 mai 1981, paru au *J.O.* du 15 mai 1981, « relatif à l'exercice de la profession d'infirmier », décret qui mentionne pour la première fois dans un texte législatif « la fonction infirmière » (Art.1), tout en continuant toutefois à faire référence au rôle propre (Art.3) notamment pour « les fonctions d'entretien et de continuité de la vie »,

représente sans doute qu'une étape par rapport au développement d'une conception professionnelle qui s'édifie sur la nature de la prestation offerte, ainsi que l'a réalisé la profession dans certains pays, comme au Canada, où c'est l'acte professionnel qui est identifié. « *Constitue* l'exercice de la profession *d'infirmier ou d'infirmière*, tout acte *qui a pour objet d'identifier les besoins de santé des personnes, de contribuer aux méthodes de diagnostic, de prodiguer et contrôler les soins infirmiers que requièrent la promotion de la santé, la prévention de la maladie, le traitement et la réadaptation, ainsi que le fait de prodiguer des soins selon une ordonnance médicale* »[22]; ou comme en Suisse, où ce sont les *fonctions* qui sont explicitées.[23]

Tant que la pratique soignante demeure fixée sur le rôle et restera confondue avec la personne de l'infirmière ou de l'infirmier, l'exercice professionnel sera susceptible d'être défini par des règles prescrivant « l'infirmière(er) doit... »

REPRÉSENTATIVITÉ

Une autre étape du processus de professionnalisation est de se doter de groupes représentatifs. Il n'est pas surprenant de voir que le premier groupe s'est constitué autour des valeurs religieuses et morales : l'Union Catholique des Services de Santé et des Services Sociaux est fondée dès 1922. Mais, d'une façon générale, les groupes représentatifs auprès des pouvoirs publics ou les groupes associatifs se sont constitués essentiellement autour des questions concernant interrogations et préoccupations ayant trait à la formation. Que ce soit le *Conseil de Perfectionnement* créé par la loi du 27 mai 1922 pour statuer sur les programmes et conditions de la formation, ainsi que sur les examens, le Bureau Central des Infirmières,[24] créé grâce à l'appui et l'aide financière de la Fondation Rockefeller, rattaché par arrêté ministériel le 22 août 1925 à l'Office National d'Hygiène Sociale dépendant du Ministère de la Santé, ou que ce soit l'*Association Nationale des Infirmières Diplômées d'Etat* créée le 22 juin 1924 qui visait essentiellement au départ à regrouper les directrices d'écoles,[25] ces organes représentatifs sont porteurs de ces mêmes conceptions et valeurs qui ont abouti à définir l'infirmière plutôt qu'à s'interroger sur la nature du service infirmier.

En fait, ce sont les orientations données à la formation en développant à la fois le *rôle moral* et le *rôle technique* de l'infirmière qui servent de ligne de conduite à la politique de ces organes,

c'est-à-dire celles qui depuis les [femmes] consacrées étaient rattachées au rôle moral.

d'autant plus que ce sont les mêmes personnes qui dirigent les écoles que l'on retrouve dans les conseils de ces organismes. Même si l'ANIDEF se propose comme premier objectif « d'assurer le meilleur soin des malades de toute catégorie », quel moyen se donne-t-elle autre que ce qui a été évoqué pour expliciter la notion de « soins »? Le deuxième objectif (sûrement dû à la présence d'infirmières visiteuses au sein de l'ANIDEF, qui d'ailleurs ne sont reconnues au début que comme membres adhérents, non pas titulaires) se propose d'« étudier toutes questions destinées à améliorer la santé publique et de stimuler dans ce sens l'effort professionnel ». Si cet objectif se retrouve réellement dans les publications jusqu'à la deuxième guerre mondiale, aussi bien de l'*Infirmière Française* que dans des *Pages Documentaires*, il n'est pas conçu comme une base de réajustement professionnel qui viserait à désolidariser l'infirmière de ce rôle moral, guide de toute son action, et à chercher à identifier la fonction infirmière, comme déjà Florence Nightingale commençait à le faire dès 1860.

Toute l'analyse des conceptions et lignes de conduite qui ont orienté l'action des premiers organes représentatifs de la profession et de ceux qui suivirent reste entièrement à faire, mais tout le langage utilisé montre qu'ils demeurent, même à l'heure actuelle, encore centrés de façon prédominante sur « l'infirmière », ainsi qu'en témoigne des thèmes de congrès ou assemblées : « Quelle infirmière pour demain ? » « Nouvelle définition de l'infirmière », « L'infirmière aujourd'hui et demain », « Pour une nouvelle image de l'infirmière », etc. C'est bien à travers elle que les professionnels cherchent à décrypter leur rôle, ou que les medias cherchent à l'y confiner, ne serait-ce qu'en imposant des titres corporatistes tels que « Nous, les infirmières... ».[26]

PUBLICATIONS

La littérature infirmière est quelque chose de tout à fait nouveau, puisque les [femmes] consacrées n'écrivaient pas, en tous les cas pas sur leurs pratiques soignantes, et les écrits qui les concernent quant à leur histoire ne sont pas d'elles — par contre beaucoup de ces écrits purent être faits à partir des registres qu'elles tenaient elles-mêmes : registres concernant les entrées, les sorties des malades, les enfants abandonnés (le tour), les commandes de denrées alimentaires, de linge...

C'est à partir de la formation dans les écoles que commence à apparaître une littérature infirmière. Cette littérature regroupe deux genres : les manuels et guides techniques, et dès 1906 les bulletins et revues professionnels.[27]

Les manuels et guides ont pour but de consigner les connaissances nécessaires à l'accomplissement du *rôle technique.* Ils sont rédigés exclusivement par les médecins jusqu'à la première guerre mondiale, et presque uniquement par eux jusqu'à la deuxième guerre mondiale. Centrés d'abord sur les pratiques d'hygiène, ils décriront ensuite « les actes matériels mineurs » qu'apothicaires, médecins et chirurgiens vont déléguer aux infirmières[28] afin qu'elles apprennent le savoir-faire qui deviendra leur contenu professionnel. C'est véritablement après la deuxième guerre mondiale que les infirmières monitrices rédigeront les manuels techniques, ce qui confirme d'ailleurs l'assimilation du rôle techinique par la profession.

Les bulletins et revues professionnels, dont les deux principales seront l'*Infirmière Française* de 1923 à 1939, *Pages Documenaires* à partir de 1930, sont de puissants médiateurs pour forger une image cohérente et unifiée du rôle moral, et contribuer à développer le rôle technique. Les seuls écrits rédigés par des infirmières sont ceux concernant la morale professionnelle, puis ceux touchant aux conceptions de la formation qui s'inspire elle-même de cette morale. Tous les aspects nouveaux concernant la formation — sélection des élèves par rapport à des aptitudes, développement de méthodes de travail, modes d'organisation du travail... — viendront des conférences internationales tenues lors des Congrès du Conseil International des Infirmières. Participent également à des écrits sur la morale professionnelle médecins et prêtres (*Pages Documentaires*). Plus tardivement, après les années 30, les articles de morale professionnelle commencent à inspirer précis, traités et guides de morale professionnelle.

Outre ces articles qui servent de guide à la façon de concevoir et forger le rôle social avec sa face morale et sa face technique, les revues contiennent tout un ensemble d'articles sur le contenu technique pour les infirmières hospitalières, et sur les grandes pathologies, essentiellement celles des grands fléaux sociaux (mortalité infantile, tuberculose, syphilis, alcoolisme, cancer, hygiène mentale) pour les infirmières visiteuses. En fait, le contenu professionnel le plus conséquent dans la littérature infirmière jusqu'en 1939 est de beaucoup celui qui intéresse les infirmières visiteuses.[29] Il est d'ailleurs possible de dégager à travers les écrits une image de leur champ professionnel, alors qu'en dehors des indications du rôle moral et des conceptions de la formation de l'élève-infirmière, il est pratiquement impossible de le faire pour l'infirmière hospitalière. La première étude professionnelle entreprise est faite sur les infirmières visiteuses d'hygiène dès 1926.[30] Il faudra attendre 1957-1958 pour avoir une autre enquête sur la profession.[31]

La presse professionnelle jusqu'à la deuxième guerre mondiale est une illustration et un témoin de ce souci de définir un rôle infirmier constitué de deux composantes morales et techniques devant s'incarner en la personne de l'Infirmière, comme en fait foi, à l'exception des *Pages Documentaires*, le titre de chaque revue : la *Garde Malade Hospitalière*, la *Soignante*, l'*Infirmière Française*. En 1951, une autre revue professionnelle, la *Revue de l'Infirmière et de l'Assistante Sociale*, prendra le relai en donnant une place de plus en plus prépondérante au rôle technique mais aussi à la législation référante à la pratique infirmière.

Ce qui frappe en parcourant la littérature infirmière, c'est la préoccupation incessante de circonscrire le personnage infirmière dans un rôle quels que soient les événements socio-politiques et économiques du moment. Il est fait état de certains aspects économiques lorsqu'il commence à naître un éveil d'intérêt, venu d'abord des infirmières visiteuses, pour s'assurer des droits à la retraite, un traitement plus équitable, et en 1930, pour voir comment surseoir à certaines menaces de chômage. Mais, à l'exception de quelques très rares écrits concernant le service social[32] et la pratique professionnelle des infirmières visiteuses, les préoccupations visant à déterminer le rôle à jouer sont déconnectées du tissu des événements politiques; c'est particulièrement frappant en 1936 et pendant les années qui précédèrent immédiatement la deuxième guerre mondiale.[33] Tout se passe comme si l'homogénéité de lieu et de temps est si bien établie dans le système école-hôpital qu'il y a imperméabilité à tout événement extérieur, fusse-t-il d'une importance capitale, ou d'une particulière gravité.

L'identification de la pratique des soins confondue et associée aux conduites et comportements attendus des femmes se traduit par un rôle de nature tout à fait différent suivant qu'il est l'expression des pratiques soignantes élaborées à partir de la fécondité, ou qu'il devient un rôle prescrit par les règles conventuelles des [femmes] consacrées, ou bien qu'au modèle religieux s'associe le rôle d'auxilariat médical déterninant ainsi le rôle de la [femme]-infirmière→auxiliaire du médecin. C'est la prédominance de ce « rôle » entièrement façonné à partir d'un système de conduites et de comportements « acceptables » ou « non acceptables » qui prévaut presque jusqu'à nos jours sur le souci de questionnement de ce qui donne sens et raison d'être aux soins ensuite dénommés soins infirmiers. Il y a bien souvent encore intérêt à magnifier le rôle au détriment d'une prise de conscience de ce que représente le service offert et rendu ainsi que de sa valeur sociale et économique. Aussi les *tentatives de professionnalisation qui se sont efforcées de faire reconnaître la profession ont porté davantage sur une reconnaissance de l'infirmière définie par son rôle, plutôt que sur l'identification du service professionnel : les soins infirmiers.* En même temps cette « infirmière » est en demeure de s'identifier à son rôle dans tous les aspects de sa vie, tandis qu'elle-même y perd sa propre identité.

NOTES

1. Chombart de Lauwe J. et autres, *La Femme dans la Société*, Paris, Centre National de la Recherche Scientifique, 1963, p. 37.
2. Robert Muchembled fait état dans *la Sorcière au Village* de la retranscription au XIIIe siècle de quatre-vingts recettes médicales, rédigées en langue vulgaire par un moine, Nicolas de Gorrane. *L'Evangile des Quenouilles*, au XVe siècle, proposait des remèdes identiques. *op. cit.*, p. 43-44.
   Muchembled montre aussi comment la non accessibilité à la culture écrite a joué un rôle important dans la condamnation des femmes guérisseuses. « On note aussi la plus faible participation des femmes au monde de la culture écrite, ce qui n'est certainement pas sans rapport avec l'orientation majoritairement féminine de l'accusation de sorcellerie », *op.cit.*, p. 209.
3. Note de l'auteur.
4. Delumeau J., *op. cit.*,p. 338.
5. *Ibid.* p. 53.
6. Hamilton Anna, *op. cit.*, *Soins*, T. 22, 5 décembre 1977, p. 45.
7. Même à ce jour, il n'y a encore en France que six écoles de Formation en Soins Infirmiers : Pontoise, Châtillon-sur-Seine, Millau, Rochefort, Rodez, Suresnes.
8. Sauf les Ecoles Privées, l'Ecole est presque toujours construite dans l'enceinte de l'hôpital, ce qui renforce l'unité de lieu.
9. Fumey Mlle, « Rapport sur les Ecoles d'Infirmières des Hospices Civils », *Infirmière Française,* 1927, p. 305.
10. « Réunion des directrices et des monitrices des Ecoles d'Infirmières professionnelles »,*Infirmière Française*, 1927, p. 305.
11. « Association Nationale des Infirmières Diplômées d'Etat : De l'importance d'une base hospitalière complète pour le travail de l'infirmière visiteuse », *Infirmière Française*, 1937, pp. 167 et 177.
12. *Ibid,*, p. 167.
13. « Allocution de Monsieur le Docteur R.H. Hazeman », *Infirmière Française*, 1937, p. 174-175.

14. « De l'importance d'une base hospitalière complète pour le travail de l'infirmière visiteuse », *Infirmière Française*, 1937, p. 173.
15. *Ibid.*
16. Goffman E., *Asiles*, Paris, Ed. de Minuit, 1968, p. 48. L'auteur montre les caractéristiques de la vie recluse par rapport à la vie normale, dont l'organisation du temps planifié, sans laisser aucune marge à l'initiative individuelle.
17. Voir le texte de Mademoiselle Fumey, *Infirmière Française*, 1928, p. 48, évoquant même les récréations après les repas et l'heure de l'extinction des feux. Certaines écoles étaient soumises à ces règlements encore après 1968.
18. Goffman E., *op.cit.*, p. 49.
19. La vie personnelle se déroule d'ailleurs pendant très longtemps dans l'enceinte même de l'institution soignante (chambres à l'hôpital) ou proche de l'institution (home d'infirmières), ou facilement atteignable par l'institution.
20. *Les Infirmières*,., p. 21, (édité en 1958).
21. Bihet M.M et Gounelle H., *Morale Professionnelle*, Paris, Ed. Foucher et Masson, Date non précisée.
22. Loi des infirmiers et infirmières du 6 juillet 1973, Province du Québec, Canada.
23. « Définition de la profession d'infirmière et d'infirmier diplômés », Revue Suisse, *Soins Infirmiers*, n° 8, 1980, pp. 417 et 419.
24. C'est à Mademoiselle Delagrange, Surintendante d'usine, qu'est confié le Bureau des Infirmières. En dehors des questions concernant la formation, elle établit le *fichier des infirmières et infirmiers*, qui malheureusement n'a pas été tenu à jour par la suite.
25. Les origines du projet de regroupement des infirmières remontent à 1908. Le titre provisoire en était « Conseil National des directrices d'écoles d'infirmières ». *Infirmière Française*, 1924-25, p. 173. Création de l'ANIDEF le 22 juin 1924.
26. Expérience vécue avec un organe de publication.
27. *La Garde Malade Hospitalière* rédigé par les anciennes élèves de l'*École Libre et Gratuite de gardes malades* de Bordeaux, est le premier bulletin professionnel en France. Cf. Annexes, les Revues et leur date de parution.
28. Pequignot H., *op.cit.*, RIAS p. 125.
29. Ceci est manifeste par la fréquence des thèmes, le nombre de pages attribuées à ces thèmes. En dehors de l'aspect professionnel, il faut aussi attribuer cette importance au contexte socio-économique des suites de la première guerre mondiale, et de la récession économique des années 1920, avec le chômage qui s'ensuivit. Par contre, la crise économique actuelle a beaucoup plus d'incidences socio-économiques sur l'hôpital qu'elle ne pouvait en avoir à ce moment-là.
30. Enquête sur le nombre et la qualité des Infirmières visiteuses d'Hygiène, *Infirmière Française*, 1926, pp. 378-379.
31. « La profession d'Infirmière en France », *RIAS*, janvier et février 1958.
32. « Le service social replacé dans le mouvement social et scientifique contemporain », *Infirmière Française*, 1924-25, pp. 23-27, illustre un de ces très rares exemples.
33. En 1936, la Conférence sur la Morale Professionnelle de Mademoiselle Greiner en est une illustration, *op.cit.*, *Infirmière Française*, 1936, pp. 100-111.

C'est encore en lien avec le service social et les infirmières visiteuses qu'a lieu en 1937 la Conférence du Ministre de la Santé Publique Henri Sellier, mais lorsque l'on voit qu'elle a lieu à cette même Assemblée Générale où Mademoiselle Fumey exposait le rapport sur « De l'importance d'une base hospitalière complète pour le travail de l'infirmière visiteuse », on ne manque pas d'être à tout le moins étonné. *Infirmière Française*, 1937, pp. 167-177.

Deuxième partie

INFLUENCE DE COURANTS SOCIO-ÉCONOMIQUES SUR LE « RÔLE DE L'INFIRMIÈRE »

*S'il est vrai que la valeur des choses ne peut être et n'a jamais été estimée que par rapport à certaines notions idéales, celles-ci ont besoin d'être expliquées. Pour comprendre comment des jugements de valeur sont possibles, il ne suffit pas de postuler un certain nombre d'idéaux; il faut en rendre compte, il faut faire voir d'où ils viennent, comment ils se relient à l'expérience en la dépassant et en quoi consiste leur objectivité.**

En jouant le rôle infirmier dont elle est investie, l'infirmière subit, au cours de sa formation et dans l'exercice professionnel, l'influence de courants prédominants qui contribuent à orienter de façon déterminante les impératifs de son *rôle*.

Chaque courant marque le processus de professionnalisation par la finalité qu'il propose et la nature du type de soins qui découle de cette finalité. L'une comme l'autre se structurent autour de domaines de connaissances à acquérir, de technologies à utiliser, amenant un questionnement de la pratique soignante infirmière illustré par les débuts de la recherche en engendrant la constitution d'un patrimoine de connaissances que reflètent les publications. Tous ces éléments participent à un mode de valorisation sociale et économique.

Chaque courant a des racines lointaines, connaît une phase cachée plus ou moins durable suivant qu'il est introduit par les personnes orientant les décisions au sein de l'institution sanitaire (les médecins et chirurgiens en hôpital général, les psychiatres dans le milieu psychiatrique) ou suivant qu'il vient de l'extérieur et demeure pendant longtemps corps étranger à l'institution sanitaire, ou que les personnes par qui il trouve une voie d'accès restent démunies de pouvoir au niveau insitutionnel comme c'est la cas pour le personnel infirmier.

Suivant l'orientation dominante de chaque courant, l'influence de chacun trouvera des échos différents en secteur hospitalier et extra-hospitalier. Quels que soient leur effets, ils se prolongent

* Durkheim E., *Sociologie et Philosophie*, Paris, PUF, 1967, p. 101.

bien au-delà de l'apparition d'un nouveau courant, agissant simultanément, amenant réactions et conflits pouvant se frayer des voies de conciliation, ou accentuer de profondes divergences.

Comme on peut le constater par ce qui précède, la référence de la pratique infirmière demeure le malade durant la fin du siècle dernier et toute la première partie du vingtième siècle. Les *soins aux malades* totalement conçus à partir du rôle moral ne s'alimentent pas à d'autres sources de connaissances que celles requises par les nouvelles techniques de traitement de la maladie. Au rôle moral commence à s'adjoindre une composante technique, d'où le profil d'un rôle à double face : face morale, face technique pouvant devenir antagonistes, non conciliables au niveau de l'exercice quotidien.

A partir des années cinquante, le rôle technique se taille la plus grande part. En effet, l'infirmière → auxiliaire-du-médecin, enseignée par eux dans les écoles, faisant l'apprentissage des tâches techniques prescrites par eux dans les services, cherchant à ajuster son rôle entre les impératifs idéologiques de « servir le malade » et l'obligation de ne prendre en compte que la maladie : examens à faire, traitements à assurer, valorise, par voie de conséquence, tout ce qui a trait à l'investigation et à la réparation de la maladie. En même temps, elle ressent souvent un profond malaise, celui de ne pouvoir concilier connaissance du malade et tâches à opérer autour de la maladie, ou de ne le faire que très difficilement, et au prix d'efforts quelquefois surhumains (chapitre 6).

Avec les apports de la psychanalyse, l'intérêt croissant pour la psychologie de l'enfant, la psychologie du malade, sont à l'origine de nouvelles conceptions thérapeutiques basées sur la connaissance et le développement de la personne. Le rôle moral de plus en plus laissé pour compte avec l'envahissement de la technique vient à se transformer autour d'une interrogation sur les besoins du malade requérant pour les découvrir le support d'une relation soignant-soigné (chapitre 7).

Traiter les maladies ne peut suffire au maintien de la santé des personnes et des groupes. Les conceptions rigoristes d'une santé normative sont bouleversées par les découvertes biologiques, l'apport de nouvelles sciences humaines permettant de comprendre cultures et croyances issues des milieux de vie, la montée de nouveaux mouvements sociaux élargissent la conception des soins infirmiers et contribuent à questionner leur apport social et économique. (chapitre 8).

6
Courant lié à la technicité et centré sur la maladie

La médecine a pour objet la maladie, et de préférence, la maladie sans les malades.[1]

Prédominance de la maladie

Les très nombreuses découvertes faites dès la fin du XIXe siècle dans les domaines de la chimie (chimie organique, culture biologique ouvrant la voie à la microbiologie) et de la physique (particulièrement la découverte des rayons et leurs propriétés) ouvrent des voies totalement neuves à la médecine. « Les cliniciens inventent des instruments et des méthodes d'investigation pour prolonger en quelque sorte le rayon d'action de leurs cinq sens ».[2] La médecine ayant à sa disposition une technologie d'une précision croissante développe de plus en plus l'approche analytique, en renforçant la séparation corps et esprit, en désolidarisant malade et maladie, en parcellisant les plages du corps, les tissus, les cellules, les noyaux, et en se proposant ainsi, grâce aux technologies de pointe, de pénétrer toujours plus avant dans l'investigation des éléments constitutifs de l'organisme pour identifier à ce niveau le normal et le pathologique, afin de réparer — toujours à ce niveau —, la « pièce » anatomique[3] usée, dégradée ou en mauvais état de fonctionnement.

L'objet de la médecine devient alors de plus en plus le corps porteur d'une maladie à identifier, puis à évacuer, le corps dont la mécanique est à réparer. C'est la maladie qui est l'objet d'investigation, de réparation ou d'évacuation, le sujet vivant la maladie devient un épiphénomène.

On voit se transformer le contenu même de l'acte médical, transformation qui entraîne dans ses effets une modification profonde de la pratique soignante infirmière. « Le contenu de la notion d'acte médical et de son évolution préside donc à la place qu'occupaient au sein de l'ensemble du processus de soins les catégories traditionnelles de travailleurs hospitaliers, mais c'est aussi par rapport au monopole de l'acte médical et de sa définition que s'ordonnent les fonctions de nouvelles catégories, notamment celles des fondamentalistes ou scientifiques qui concourent par leurs techniques d'analyses ou leurs travaux de recherche à l'élaboration du diagnostic et au dosage du traitement, celles encore des techniciens et des ingénieurs ».[4] Les nouvelles orientations données à la médecine par le développement de la technicité réduisant le malade à sa maladie s'affirment dans les années cinquante engendrant de nouvelles formes d'organisation des soins.

Parcellisaton des tâches et configuration des services de soins

Toute cette conception et cette approche de la maladie influence les modes d'organisation du travail. L'hôpital, d'abord lieu d'hébergement et d'accueil des pauvres, des défavorisés, des sans-abris, devient un lieu privilégié d'investigation de la maladie, de thérapies, puis de recherche fondamentale et appliquée. En dépit du maintien et de l'invocation d'idéologies charismatiques et oblatives qui demeurent prégnantes, *l'utilisation des personnels s'ordonne autour de l'acte médical* présidant un ensemble de tâches à assurer pour permettre la détection et la réparation de la maladie.

De façon comparable au secteur industriel, les services s'organisent autour de grands « patrons » et de leurs assistants qui donnent les directives, prescrivent les tâches à accomplir. La répartition des malades et la destination des locaux s'établissent autour de l'investigation et de la réparation de la mécanique organique :

— soit par type « d'appareils » : services de gastro-entérologie, de cardiologie, d'endocrinologie, de neurologie, d'ophtalmologie, etc.

— soit par catégories de maladies : services de tuberculose, puis d'affections respiratoires, de cancérologie, de rhumatologie, etc.

Depuis le début du XXe siècle, c'est véritablement autour des technologies d'investigation et de réparation de la maladie ainsi que de leur mode d'utilisation que s'est élaborée une configuration sociale de l'hôpital déterminant des formes de rapports sociaux soignants-soignés, des hiérarchies fondées sur la valeur accordée au travail des différentes catégories de personnel soignant, et autre personnel, des procédures d'organisation du travail, un ensemble de conditions de travail liées aux exigences de l'accomplissement des tâches et de leur place dans la hiérarchie des valeurs par rapport à la maladie. Comme dans le secteur industriel, de la hiérarchie de valeurs accordée aux tâches dépendent horaires, indices de salaires, indemnités, affectation de locaux plus ou moins exigus, spacieux ou confortables selon la place occupée par les malades et le personnel au sein de l'institution hospitalière

En relation à l'hyperdéveloppement des technologies de pointe contribuant à une investigation organique de plus en plus poussée, on assiste à une multiplication des spécialisations ayant très souvent pour effet de fissurer davantage le corps vivant la maladie, de fragmenter les tâches, d'où des rapports humains de plus en plus impersonnels, lointains, hachurés, morcelés — ceci en dépit du désir implicite des soignants de prendre en compte ce qui importe pour le malade.

« *L'existence des objets techniques et des experts assure le compartimentage de la vie et la saturation du temps. Réciproquement, plus le temps de l'individu est saturé, plus les différents domaines de sa vie sont compartimentés, et plus ils s'éloignent des solutions en termes de transformation des relations sociales et de transformation de l'homme, plus l'objet technique et l'expert deviennent indispensables à la survie dans la solitude désarmée et angoissée* ».[5]

Effets sur la pratique infirmière du courant de technicité centré sur la maladie

LA RAISON D'ÊTRE DE LA PRATIQUE INFIRMIÈRE

Elle demeure le malade, mais en tant que porteur de maladie. L'objet du travail infirmier est véritablement la maladie. C'est autour d'elle que sont sélectionnées et élaborées les connaissances nécessaires.

Le malade donne l'orientation idéologique, la maladie est fondamentalement ce qui est pris en compte dans les données du travail. Elle fait l'objet d'investigations et donne lieu à la prescription de tâches de réparation en vue de la guérison.

La pratique infirmière, encore très tributaire pendant toute la première moitié du XXe siècle des valeurs morales et religieuses héritées du passé, va peu à peu s'en distancer en se médicalisant, en valorisant la technicité sans pour cela maîtriser, ni même accéder à la démarche analytique qui a engendré la multiplication des technologies médicales. Les soins aux malades deviennent « la technique », puis les « soins techniques ». C'est la maladie qui les détermine, qui les oriente.

NATURE DU TRAVAIL ET CARACTÉRISTIQUES DU SERVICE OFFERT

La pratique infirmière est organisée autour de différentes tâches prescrites par le médecin pour investiguer, traiter, surveiller la maladie. C'est la maladie qui conduit l'action infirmière et donne un sens aux tâches à réaliser.

Le choix et l'ordonnancement de ces tâches sont déterminés par le type de maladie : néphrite, méningite... ou par le genre d'organe atteint : estomac, cœur, poumons, foie... Leur accomplissement requiert une technicité de complexité croissante. Elles exigent de savoir utiliser des outils servant à faire des examens en vue du diagnostic médical, et des outils servant à appliquer des traitements et à les surveiller, tandis que l'on peut constater une hypnotechnicité accrue pour tout ce qui concerne les soins d'entretien de la vie qui sont considérés comme n'exigeant aucune compétence particulière, mais relevant de la conscience professionnelle.

Les tâches se répartissent par type de prescriptions :
— *prescriptions liées aux examens d'investigation* : prises de sang diverses, préparation de malades pour radiographies, endoscopies, etc., examens de toute nature;

— *prescriptions liées à des surveillances de traitements* : surveillances de toute nature réquérant l'utilisation d'outils de complexité croissante, particulièrement dans les services employant des technologies lourdes : monitoring, cobalthérapie, etc.

Hors prescription médicale, laissées à la décision infirmière, sans que cela soit vraiment conçu et reconnu comme l'objet d'un discernement professionnel fondé sur la capacité d'évaluer ce que le malade peut encore faire ou non par lui-même en relation avec son atteinte, sont réparties un ensemble de tâches dites de « nursing ». Relevant directement de l'activité infirmière, mais le plus souvent ignorés des médecins, ce sont là tous les soins d'hygiène, et autres demandes des malades, ayant une importance considérable dans leur vie de tous les jours — comme les gênes d'évacuation intestinale, le besoin de s'habiller, le besoin d'être coiffé... sans parler du besoin de savoir comment faire partir une lettre, où est le téléphone, etc. Tout ceci, dans de très nombreux cas, est relégué au second plan ou confié à des aides,[6] car au fur et à mesure, dans le contexte technique, ces « tâches » sont de moins en moins considérées comme faisant partie du travail infirmier qui, lui, est rivé à la maladie.

Toutes les tâches sont affectées par tranche de temps : le matin, l'après-midi, la nuit (comme dans le secteur industriel). Toutefois, les tâches se situent dans une durée rivée à l'ici et maintenant, ceci en raison d'absence de projet de soins élaboré à partir du degré d'atteinte à l'intégrité des fonctions corporelles entraînant différentes formes de dépendance.

Le lien entre les tâches n'apparaît pas autrement que par le support de l'idéologie qui demeure centrée sur « le malade ». Cependant, les malades ne sont pratiquement connus que par la catégorie de leur maladie : le cancer du foie, de l'œsophage, ou par leur organe, le rein, le cœur, le poumon. C'est la catégorie maladie qui confère au malade statut et rôle, reléguant et effaçant tous les autres statuts qu'il peut avoir, ainsi que tous les rôles attachés à ces statuts.

Ce manque de connection entre les tâches fait qu'elles perdent sens, orientation, finalité et signification. Bien que très lourdes à assumer, elles deviennent « insignifiantes » quant à leur portée. Elles sont désintégrées, désincarnées de tout le contexte de vie de la personne soignée : il y a carence de lien permettant « compréhension » de qui est le malade et de la maladie qu'il a. Les tâches deviennent des entités en soi, et se suffisent à elles-mêmes. Il n'y a pas d'interrelations entre ce que vit la personne qui requiert des soins, ce qu'elle est dans ses différents statuts et rôles sociaux, et ce qu'elle a. Ceci rend très rapidement le travail extrêmement routinier, robotisé, sans intérêt tangible, malgré le double souci :

— de s'efforcer à entretenir avec les malades des relations interpersonnelles de nature différente que les tâches imposées. Mais demeurant en marge du travail, ces relations ne sont pas ou peuvent très difficilement être utilisées comme base du travail infirmier, elles se font le plus souvent au prix d'efforts considérables puisque non intégrés au travail professionnel (que ce soit en raison de la forme d'organisation du travail ou en raison du manque d'exploitation et d'utilisation des informations apprises au cours des soins);

— d'essayer de gagner une dextérité de plus en plus grande dans le domaine de la technique, afin de monter dans l'échelle sociale des services et de bénéficier en même temps, d'une reconnaissance sociale qui se rapproche de celle accordée — jusqu'à présent — aux médecins, proportionnelle à l'emploi d'une haute, voire, super-technicité.

CONNAISSANCES INVESTIES DANS LE SERVICE OFFERT

Les connaissances véhiculées dans l'enseignement sont celles de la médecine qui reste seule source d'explication du processus santé-maladie. On peut les regrouper et les organiser autour de deux principaux domaines qui découlent l'un de l'autre : *la maladie et la technique.*

La modification considérable de la surveillance des traitements apportée par les nouvelles thérapeutiques comme les sulfamides, puis les antibiotiques au lendemain de la Deuxième Guerre mondiale, ainsi qu'une accélération du développement technique des services hospitaliers, fait requestionner la formation de base donnée aux élèves-infirmières. « Peut-on remédier aux défauts de la préparation actuelle des élèves infirmières au diplôme d'état ? »[7] devient la préoccupation majeure des médecins, chirurgiens et monitrices d'écoles d'infirmières.

Un nouveau programme d'enseignement des élèves-infimières et assistantes sociales est mis en place en 1954.[8] Tout son développement repose sur l'acquisition de connaissances concernant *les différentes maladies ou les états pathologiques*. Ce sont là les bases de « l'enseignement théorique », c'est-à-dire en d'autres termes *les théories de base* qui orientent non seulement la formation, mais aussi l'exercice de la profession infirmière. Ces « connaissances théoriques générales exigibles de toute infirmière, pour la compréhension correcte des surveillances et des soins qui lui incombent »[9], seront celles autour desquelles s'édifieront tous les cours de perfectionnement offerts aux infirmières dès 1952. Ces cours connaîtront un plein développement à l'instigation de l'Ecole de Cadres de la Croix-Rouge de Paris, à partir de 1954.[10]

Les connaissances centrées sur la maladie constituent la base de « *la culture générale des infirmières* ».[11] S'ajoutent à ce fond culturel de base des connaissances considérées le plus souvent comme accessoires. En font partie celles données en référence à un rôle de surveillance sociale ou de conseil éducatif, comme l'hygiène; ou d'autres connaissances qui agiront plus ou moins en « corps étrangers » parce que pratiquement jamais prises en compte, jamais dynamisées sur le terrain de l'exercice professionnel : ce sont les rudiments de connaissances concernant la famille, le droit du travail, la législation sociale. S'ajoutent également des informations souvent non signifiantes car non exploitées, comme celles sur les institutions sanitaires et sociales, y compris celles sur l'institution hospitalière, ou sur l'organisation de la profession.

Les connaissances théoriques centrées sur *la maladie sont*

complétées par les connaissances pratiques centrées sur les techniques. Cet enseignement donné par les monitrices d'Ecoles d'infirmières a pour but de familiariser l'infirmière avec tout un ensemble de procédures allant des soins d'hygiène (improprement appelés « soins de nursing » ou « nursing ») à des « soins médicaux »[12], aux conduites à tenir dans des surveillances de traitements chirurgicaux, ou en cas d'urgence.

Le programme d'enseignement du 17 juillet 1961[13] introduit une dimension nouvelle : celle de la connaissance de l'homme sain, et les différentes étapes de son développement, ainsi qu'une approche de la notion de santé à partir de l'hygiène. Toutefois, cet essai louable a peu d'effets sur la pratique professionnelle car cette nouvelle source de savoir n'est aucunement mobilisée, se trouvant en marge de la pratique hospitalière, champ unique de l'apprentissage professionnel. Cette tentative d'élargissement des connaissances ne trouve donc aucune justification valorisante dans la pratique, et apparaît même en contradiction avec la valorisation croissante accordée à l'hypertechnicité. Ce seront les connaissances centrées sur la maladie et sur les techniques qui continueront à alimenter de façon prédominante, voire presque exclusive, la pratique professionnelle infirmière.

Dans l'ensemble, les connaissances sont davantage « absorbées » pour assurer un fonctionnement rapide et précis d'auxiliaires médicales plutôt qu'elles n'alimentent une réflexion visant à guider et enrichir l'action infirmière. Elles font l'objet d'application et *créent un processus stimuli-réflexe* faisant qu'au lieu de développer une compétence basée sur la compréhension d'une situation *il y a apprentissage d'un ensemble de procédures, d'actes-réflexes, qui visent à traiter des signes, des symptômes sans avoir décodé leur signification, et de ce fait sans pouvoir appréhender les problèmes dont ils sont la manifestation.* Elles ont d'ailleurs pour but de permettre à l'infirmière de recueillir les données du diagnostic médical, et « d'adapter à chaque malade les règles scientifiques de la médecine actuelle ».[14] Souvent réduites à l'acquisition de « savoir-faire », si complexes soient-ils, ces connaissances engendrent des actes stéréotypés, elles ne participent pas à la construction et au développement d'un contenu professionnel infirmier, pas même à l'acquisition d'un savoir d'auxiliaire médical correct, ainsi que le dénoncera en 1968 le Comité de l'Internat des hôpitaux de Paris : « Faisons maintenant la somme de chacune des spécialités enseignées et nous nous trouvons en deux ans devant un tour d'horizon complet des études médicales, qui défie la possibilité de compréhension de la plupart des intelligences. Il est illusoire d'espérer qu'après deux heures de cours, traitant tous les jours de matières différentes et confiées à des spécialistes différents, le cycle de deux ans permette aux infirmières d'avoir compris et retenu les connaissances qu'impose théoriquement le programme » (...) « Si les études d'infirmière ne veulent pas être des mini-études de médecine, elles ne doivent pas comporter cette vision panoramique de la pathologie, qui ne peut aboutir qu'à la fausse science ».[15] D'autre part, tout ce qui ne relève pas des connaissances médicales continue d'appartenir au « rôle humain » pour lequel l'infirmière est préparée par la morale professionnelle, mais aussi par l'introduction progressive d'éléments de psychologie.[16]

TECHNOLOGIE

De plus en plus éloignée des soins aux malades pour lesquels il n'existe d'ailleurs d'autre support de « connaissances » que la morale professionnelle, et quelques notions générales d'hygiène,[17] la pratique infirmière est acculée à ne faire presque exclusivement usage que de la technologie médicale. Ainsi les outils du métier infirmier deviennent de plus en plus des outils d'emprunt à la médecine. On peut les répartir en deux grandes catégories : *les outils d'exploration*, et *les outils de réparation* ou de *traitement*, c'est-à-dire des outils contribuant à établir le diagnostic médical en vue d'identifier et de localiser le mal, et les outils participant à la thérapeutique. Que ce soit les outils d'exploration ou de réparation, ils peuvent être eux-mêmes de nature différente : chimique — préparation pour examens radiographiques, médicaments; mécanique — sondes, drains; physique — appareil de contension; électrique — tous les appareils annonçant le monitoring.

Au fur et à mesure du développement des spécialisations, l'infirmière est amenée à connaître les différents outils d'exploration et de traitement par appareil : appareil respiratoire, rénal, cardiaque... La formation « pratique » de l'infirmière porte de plus en plus sur la connaissance de tous ces outils techniques, soit pour « servir le médecin en lui préparant tout le matériel nécessaire à un examen et en l'assistant pendant l'examen, soit pour préparer le malade à un examen, soit pour utiliser elle-même l'un de ces outils pour un « soin », comme la seringue pour une injection médicamenteuse. Ce sont ces « *soins techniques* » donnés par l'infirmière qui, après 1968, se coloreront de la dénomination

« *soins infirmiers* », ce qui contribuera à accroître l'ambiguïté concernant l'aspect spécifique des soins infirmiers.

L'usage que peut faire l'infirmière des outils médicaux dépend de plusieurs facteurs :

— de *la banalisation de l'outil médical* : au fur et à mesure qu'un outil se répand et que son usage devient facile, voire monotone, il n'intéresse plus les médecins qui délèguent les tâches techniques devenues secondaires pour eux.

— de *la complexité croissante des outils et appareils* qui dans les services d'hypertechnicité réclame la coopération de toute une équipe allant de l'ingénieur à différents corps de personnel sanitaire. Dans ces « services de pointe », l'infirmière « peut justifier son éloignement du malade et des soins proprement dits par l'existence de tâches techniques »[18] d'une haute complexité, absorbant tout son temps et mobilisant unilatéralement toute sa compétence.

— de *la durée très variable de présence effective des médecins auprès des malades*, présence qui, jusqu'à l'instauration du temps plein dans les services hospitaliers, pouvait être très éphémère. De même, l'utilisation d'un même outil peut être réservé au corps médical de jour, mais délégué à l'infirmière pendant la nuit, le recours au médecin ne se faisant que sur appel téléphonique. La situation est comparable pour l'utilisation des outils courants que manipule l'infirmière : seringues, appareillage d'aspiration... qui deviennent accessibles la nuit aux aides-soignantes, voire aux veilleuses de nuit.

C'est dire que les critères de compétence pour l'utilisation d'un même outil sont très variables et que la délégation liée à l'usage de tel ou tel outil ne dépend pas tant de la spécificité du champ professionnel que de nécessités circonstanciées par d'autres motifs ou mobiles.

Dans le secteur extra-hospitalier, l'étendue de la technologie utilisée et des techniques qui y sont liées relèvent de la nomenclature des actes médicaux délégués à l'infirmière. Cette nomenclature est un garant de la limitation de l'utilisation des outils médicaux et préservent les médecins de l'empiètement des tâches infirmières sur le champ de l'exercice médical, les médecins pouvant d'ailleurs se réserver le droit de ne pas déléguer certains actes de nomenclature, la raison sous-jacente pouvant être d'ordre financier. Par contre, d'autres technologies pourraient être utilisées pour assurer les soins d'entretien de la vie, diminuer les facteurs de dépendance des personnes soignées, ou l'effort des familles comme du personnel soignant, et compenser les handicaps sensori-moteurs. Leur emploi reste à l'initiative de l'infirmière sans qu'elle ait été préparée à en connaître l'intérêt, ni même leur existence.

LA RECHERCHE

L'influence du courant centré sur la maladie et engendré par la technicité ne peut pas à proprement parlé donner lieu à des recherches en soins infirmiers puisque ceux-ci n'existent pas par eux-mêmes, n'ayant pas de champ et de contenu qui leur soient propres. Par contre, les médecins utilisent à bon compte les *observations* et surveillances de traitements faites par les infirmières pour alimenter des travaux de recherche médicale. C'est d'ailleurs sous leur impulsion et celle de l'Organisation Mondiale de la Santé que commencèrent à se développer les études de « cas concrets » « où sont exposés, sous la forme d'une présentation ou d'une discussion de malades, certains *problèmes de diagnostic, d'exploration para-cliniques ou de thérapeutique*, centrés sur un thème dominant », comme le cancer par exemple.[19] Ces observations de cas concrets feront l'objet de publications régulières dans la *Revue de l'Infirmière et de l'Assistante Sociale* à partir de 1955.

Outre l'aspect du contenu technique des soins opérés par l'infirmière, un autre domaine suscite des pistes d'études, sinon de recherche, celui de *l'organisation scientifique du travail* : la parcellisation des tâches étant très liée, comme on l'a vu, au découpage engendré par l'analyse scientifique et la spécifité technique. Dès 1927, on trouve dans les pages de l'*Infirmière Française* une préoccupation sur les questions concernant ce domaine : « L'organisation scientifique, qu'il s'agisse du soin des malades ou de toute une autre question, doit, de sang-froid, soumettre les faits à une critique destinée à définir la réalité; il n'est rien dans la technique de l'organisation qui ne puisse être facilement employé et appliqué, soit au soin des malades, soit à la profession médicale dans leurs rapports avec la pratique courante des soins, soit à l'hôpital, soit au domicile privé ».[20] L'influence de la taylorisation fera ressentir ses effets non seulement sur l'organisation des tâches, mais également sur les soins techniques. C'est au début des années soixante que les méthodes d'organisation du travail utilisées dans l'industrie offriront des répères de classification et d'uniformisation des techniques de soins autour des « *points-clés* » : *efficacité*, *sécurité* et *confort*.[21]

Les *points-clés* introduisent pour la première fois trois critères de référence autour desquels peut se construire un processus de soins, fut-il essentiellement technique. Ce faisant, ces critères fournissent des bases d'évaluation qui ne portent plus sur le *sujet infirmière* jugée bonne ou mauvaise en référence à une morale, mais sur l'objet même de son travail : les soins qu'elle effectue. Les *points-clés* vont mobiliser une interrogation professionnelle. A un moment où la pratique infirmière éprouve l'insuffisance d'une morale professionnelle pour donner sens aux « soins aux malades » et commence à ressentir le malaise d'une orientation presque exclusivement technique, ils joueront un rôle de réconciliation entre les deux pôles écartelés des idéaux professionnels « servir le malade » et les impératifs d'une hypertechnicité et d'une médicalisation croissante des soins. Par le critère « confort », le sens du malade est réintroduit comme faisant partie objectivement de la pratique soignante, le critère « efficacité » donne une valeur non culpabilisante à la technicité, tandis que le critère « sécurité » allie les deux.

Les *points-clés* ont le mérite de commencer à objectiver certaines questions fondamentales, comme celles de l'efficacité et de la sécurité des soins, mais ces questions se heurtent à la très grande pauvreté d'un contenu professionnel infirmier qui, presque exclusivement centré sur la pathologie et la technique, ne peut contribuer à éclairer la signification du geste posé, du choix de telle ou telle façon d'agir en relation avec la situation, et encore moins créer les liens de signifiance entre les habitudes de vie des malades et la compensation à apporter à telle ou telle atteinte ou handicap. Quant à l'aspect confort, il relève de fait des soins d'entretien de la vie de plus en plus relégués aux aides-soignantes.

Les points-clés donnent lieu à certains travaux de type pédagogique pour améliorer l'enseignement des techniques des soins, objets de nombreux conflits entre monitrices qui ont du mal à travailler à partir de critères et à simplifier les techniques. De même, ces points de repères suscitent différents travaux et études d'organisation du travail centrés sur des *soins-tâches*, tâches qui ont pour lien de cohésion l'organisation du service[22], mais très difficilement l'ensemble de la situation individualisée vécue par le malade.

LES PUBLICATIONS

Sans pouvoir se livrer ici à une analyse de contenu de la presse professionnelle parue depuis les années cinquante — bien que ce soit là un travail indispensable pour situer la profession infirmière, mettre en évidence les modèles qu'elle propose, préciser ce qu'elle valorise, ce qui l'identifie... — il est facile de constater que les publications « professionnelles » ont été extrêmement déterminées par le courant valorisant la maladie et la technique.

Fondée par la Croix-Rouge Française, la *Revue de l'Infirmière et de l'Assistante Sociale*, dont le premier numéro sort en janvier 1951, stipule clairement les buts qu'elle se propose dans l'Editorial du numéro de mai de cette même année. Outre les articles techniques pouvant intéresser infirmières et assistantes sociales, « d'autres articles plus nombreux couvriront des champs plus limités et plus précis de la chirurgie, de la médecine et des spécialités et *une place toujours très grande sera accordée au domaine de la technique proprement dite*, celle qui intéresse l'infirmière soignante ». Pour répondre à cet objectif, la Croix-Rouge Française opère, « une fusion technique avec l'Assistance Publique de Paris » en mai 1951, et « confie la direction technique de la revue aux médecins, chirurgiens et spécialistes des Hôpitaux de Paris ».[23] Aussi, malgré l'objectif « d'ouvrir ces colonnes aux infirmières elles-mêmes »,[24] c'est le corps médical des hôpitaux de Paris qui détient toute l'orientation et les directives de la revue. Il est d'ailleurs expliqué aux lectrices, dès ses débuts, qu'il apparaît difficile d'aborder dans des écrits « *le véritable champ d'action de l'infirmière* » :

> « *Resterait à envisager les raisons pour lesquelles la technique du "nursing" proprement dite paraît dans cette revue reléguée au second plan.*
> Loin de trahir une insouciance coupable à l'égard de ce qui représente *le véritable champ d'action de l'infirmière*, cette direction s'inspire d'un principe que nous jugeons fondamental : il n'est pas d'enseignement théorique du nursing. Seule dans ce domaine est valable l'application pratique des terrains de stages, *l'expérience pratique réelle* acquise dans les manipulations, les démonstrations et les soins hospitaliers, et qu'*aucun article si documenté soit-il ne peut remplacer* ».[25]

Jusque vers les années 1965-1970, les articles servant à alimenter la pratique soignante infirmière sont rédigés presque exclusivement par les médecins, tandis que le *Fichier Technique de l'Infirmière* introduit en 1958 deviendra essentiellement l'apanage des monitrices d'écoles d'infirmières : il vise à faciliter l'enseignement des techniques de soins. Si certains numéros sont régulièrement consacrés à la profession[26] et à son évolution, et qu'une grande place est faite à la *législation*, puis à des *informations*, des *questions d'actualité* (1962) et à quelques voyages d'études à l'étranger, la conception et l'orientation de la pratique soignante infirmière sont totalement déterminées par le corps médical dont on peut suivre l'influence décisive sur la réorganisation des stages hospitaliers, l'édification des programmes des écoles de cadres et des cours de perfectionnement, la reconsidération du programme préparant au diplôme d'état.[27]

La revue *Soins, revue médicale des communautés religieuses*, tire son premier numéro en février 1956. Créée par le Père Larère, rédacteur aux *Cahiers Laënec* (revue médicale catholique). la revue *Soins* a pour but de publier de façon simple et rapidement mémorisable en raison de ses efforts de visualisation technique, des connaissances médicales au public infirmier religieux, étendant par la suite sa diffusion aux Ecoles de base et de cadres.

Dans son préambule de lancement, la rédaction de la revue précise à ses lectrices « le pourquoi d'une nouvelle revue », en montrant que « SOIGNER nécessite une remise à jour continuelle de vos connaissances médicales et chirurgicales, des techniques, et des thérapeutiques que vous utilisez. En effet les progrès actuels de la Médecine viennent quotidiennement remettre en question un certain nombre de maladies dont la physionomie a bien changé depuis vos études de base. »[28] A partir de cette conception des soins axée sur la maladie, la revue *Soins* propose « de reprendre les éléments importants de tous les domaines de la pathologie : médecine générale, chirurgie, pédiatrie, spécialistés (ORL, ophtalmo, etc...) médecine d'outre-mer », ainsi que « d'avoir des rubriques plus pratiques destinées à améliorer vos gestes de tous les jours »[29]. Les articles ont pour but de « permettre une meilleure surveillance du malade » en vue de « mieux comprendre concrètement ce que doit être votre attitude ».

La rédaction de la revue est totalement confiée[30] aux médecins, aucune infirmière ne peut publier d'article jusqu'en 1974[31]. Après le préambule de lancement laissant apparaître sa conception de l'orientation de la pratique soignante infirmière, la rédaction de la revue ne se prononcera plus sur celle-ci, ne publiant ni éditoriaux, ni articles professionnels jusqu'en 1976. Toutefois, cette revue l'influencera considèrablement en lui offrant jusqu'à cette date une source régulière d'alimentation de connaissances d'ordre exclusivement médical.

La revue de l'*Infirmière Française* rééditée par les Editions

Poinat à partir de 1946 est entièrement rédigée par des internes des hôpitaux de Paris. Par contre, les *Pages Documentaires* reprennent leur publication en 1948. Continuant à s'inspirer presque exclusivement des directives de l'Eglise, elles abordent davantage les questions médico-sociales. La rédaction des articles est rarement confiée aux infirmières.

Le courant de la technicité oriente aussi toute la publication de « livres pour infirmière », que ce soit ceux de la *Bibliothèque de l'Infirmière* des Éditions Poinat, ou de nouvelles collections intéressant d'autres éditions comme la collection *Diplôme d'État d'Infirmière* publiée par les éditions Maloine. On assiste par ailleurs à la floraison de manuels de techniques de soins rédigés par les infirmières monitrices.[32] Par contre, il est exceptionnel que le personnel infirmier exerçant à l'hôpital ou en secteur extra-hospitalier écrive, or c'est là le lieu même de l'insertion de l'enracinement professionnel. La pratique infirmière étant demeurée de tradition orale au niveau de l'exercice professionnel, le personnel infirmier reste peu concerné par la rédaction de la presse professionnelle qui est davantage considérée comme un instrument de la formation de base ou de cadre que comme un outil de travail. C'est d'ailleurs pendant le temps de la formation que se forgent les mentalités, surtout si celles-ci sont façonnées par ceux qui orientent le courant centré sur la maladie en même temps qu'ils sont responsables des services hospitaliers, ainsi qu'en fait foi le Professeur Léon Binet préfaçant la sixième édition du « NAPPEE » : « Il est certain que les Ecoles de cadres, *de même que nos professeurs médecins, chirurgiens et biologistes de la Faculté de Médecine de Paris, ont grandement contribué à faire de la profession d'infirmière ce qu'elle est devenue* dans notre pays, non seulement une profession honorable par le caractère de dévouement qui, depuis toujours, lui fut imparti, mais remarquable, depuis une décade, par l'étendue des connaissances paramédicales et les minuties d'exécution qu'elle exige. »[33]

Incidences sur la valorisation sociale et économique de la profession infirmière

> L'infirmière, « c'est une dame qui a des outils, elle est comme le médecin ». Claudie, 9 ans.
> « Une infirmière n'est pas comme une doctoresse : la doctoresse peut opérer toute seule »... Laurence.
> « L'infirmière ne fait pas un travail très intéressant, tandis

que le docteur, lui, fait un travail très intéressant... et puis, il gagne plus » Natacha 9 ans.[34]

Si la vérité sort bien de la bouche des enfants, ces mots renvoient en miroir l'image sociale de la profession infirmière, image où se mêlent et s'interpénètrent à la fois des motivations d'aide : « J'aimerais apporter du réconfort aux malades, aider les médecins à les soigner »,[35] et celle illustrée par l'aspect technique dont la reconnaissance économique et sociale semble toutefois peu évidente.

INCIDENCES SOCIALES

Les incidences sociales se font ressentir tant auprès des infirmières elles-mêmes que des malades, influençant aussi bien la pratique soignante et les conditions de la prestation offerte aux usagers des soins, que conditionnent les attentes et les réactions, de ces derniers.

Les infirmières

« *L'évolution du travail infirmier suit celle du travail médical.* Avec la spécialisation du travail médical, l'infirmière se voit attribuer un ensemble de tâches, qui, autrefois, incombaient au médecin. Cette situation permet de rendre compte des oscillations périodiques des mouvements professionnels des infirmiers dans le but de revaloriser leur profession entre deux pôles, celui de la technique et du contact humain ».[36]

Les infirmières suivant la voie tracée par la filiation médicale manifestent une attirance croissante vers la technicité, cherchant de façon logique à se construire par son intermédiaire une *image de marque* : en faisant preuve de leur *proximité avec les médecins*, en participant directement à leur travail (au sein des équipes de réanimation ou des « équipes de pointe ») et en se référant aux mêmes sources de savoir (ce qui implique un rapprochement d'identité), ainsi qu'en démontrant leur *habilité technique.* « L'exécution par ces dernières (les infirmières) des tâches reçues par une délégation de pouvoir traduit une adhésion au système de valeur de la catégorie hiérarchique supérieure, celle des médecins ».[37]

La valorisation de la technique de pointe agit sans doute avec un double retentissement à l'égard des infirmières : par rapport à la valeur « scientifique » et marchande que lui accorde ce type de société (valeur vantée par tous les média de la presse et de l'audio-visuel), mais aussi en raison de la représentativité féminine de la profession. Dans un premier temps, les femmes s'emploient à se libérer de leur condition d'assujettissement en utilisant par imitation ce qui a valorisé les hommes. L'homme est supposé maîtriser la matière, maîtriser la technique : elles cherchent la revalorisation par cette même voie, au risque d'en délaisser bien d'autres inexplorées ou négligées. En raison de la double appartenance au modèle, héritée de la [femme] consacrée et de l'auxilariat médical, la profession infirmière pouvait difficilement prendre du recul pour relativiser la technique et la resituer dans un champ plus large de conception et de contenu professionnel.

En affirmant leur compétence *par la technicité*, les infirmières cherchent à se donner les bases d'un métier. L'acquisition d'une habileté technique, d'une précision des gestes, la catégorisation des actes d'investigation ou de traitement, l'organisation des tâches contribuent à faire reculer le flou d'un rôle insaisissable et sans limite. En faisant de la maladie l'objet des soins, il y a possibilité pour les infirmières de prendre du recul vis-à-vis des problèmes de vie des malades pour lesquels la seule morale professionnelle les laisse de plus en plus démunies. Leur sécurité d'avoir répondu aux besoins des malades se construit davantage sur la vérification de tâches à accomplir en lien avec telle ou telle pathologie que sur les impératifs d'un « devoir » impossible à cerner, et d'autant plus difficile à tenir que le nombre des malades augmente par service, sans entraîner pour cela une augmentation corollaire du personnel infirmier.

La technicité donne aussi aux infirmières l'occasion de se prouver à elles-mêmes en utilisant une technologie de plus en plus complexe. Avec les uniformes (dont on peut s'interroger sur la signification technique ou symbolique), la technologie sert de référence à toute l'imagerie professionnelle et marque de façon déterminante l'ascension sociale infirmière. On peut suivre l'évolution de la pratique infirmière, et du *modèle social* qui en découle, à travers cette imagerie figurant : l'infirmière et le bassin, l'infirmière et le thermomètre, l'infirmière et la seringue, l'infirmière et la salle de réanimation. Cette imagerie est véhiculée par les media les plus divers : illustrations de dépliants, de livre, à commencer par tous ceux appartenant à une littérature enfantine qui contribuent avec les panoplies sur ce thème à forger dans le public toute une image infirmière.[38] Image renforcée aujourd'hui par les media audio-visuels : radio, télévision. Cette image donne à son tour naissance à tout un modèle social du personnage infirmier, et conditionne tout un ensemble de motivations avant la découverte de ce que peut être la pratique professionnelle, et la variété de son mode d'exercice.

Enfin, la technicité offre *la reconnaissance de responsabilités tangibles* reposant sur l'acquisition de compétences certaines. C'est à partir des technologies, des techniques et de leur valorisation économique et social que se construit toute une hiérarchisation verticale du personnel soignant, dont le personnel infirmier.

La morcellisation progressive des tâches et leur répartition au fur et à mesure de l'avancée des technologies, en tâches nobles et en tâches secondaires ou subalternes, est à l'origine de tout un processus d'ascension sociale basée sur une élévation de capacité à prodiguer des soins de réparation de haute technicité, ou encore sur la capacité de gérer l'organisation des tâches. En fonction de la complexité technique, les infirmières ont des responsabilités comparables dans l'industrie à celles exercées par des contre-maîtres, des techniciens spécialisés, des techniciens supérieurs, « le chef de service étant devenu une espèce de nouvel entrepreneur ».[39]

L'exercice de responsabilités amène la structuration d'une hiérarchisation verticale de la profession par la *voie de la spécialisation*, qu'elle soit technique (aide-anesthésiste), ou basée sur une strate d'âge (puéricultrice), et la *voie des fonctions d'encadrement* : infirmières-surveillantes, infirmières-chefs, infirmières enseignantes. L'accession à ces fonctions a été à l'origine de la création d'écoles de spécialisation et des écoles de cadres;[40] toutefois, certaines d'entre elles, comme celles de surveillantes peuvent encore être exercées par ancienneté. Par contre, aucune hiérarchisation horizontale, valorisant le travail de l'infirmière de base, n'a fait l'objet d'une reconnaissance sociale explicitée, y compris à partir de l'acquisition de compétences techniques.

La contribution apportée par la technicité à une certaine valorisation professionnelle n'atténue pas le malaise infirmier exprimé dès 1956, en réaction à l'effort fait pour se perfectionner ou se former à des postes hiérarchiques. En termes encore très nuancés et prenant la précaution d'éviter de choquer les lectrices par leur agressivité, les élèves de l'école de Cadres de la Croix-Rouge Française lancent une sorte de « manifeste » : « Est-il juste de maintenir les infirmières dans une situation subalterne ? »[41] Elles posent le problème en prenant le soin de préciser que leur « prise de position ne peut-être que *technique* ». C'est en effet à partir de gain en valeur technique de la profession qu'elles posent trois questions :

1. L'infirmière se voit-elle de nos jours confier une tâche nécessitant une prise de responsabilité de plus en plus lourde ?
2. Les soins dispensés de nos jours par les infirmières ont-ils pour conséquence une efficacité thérapeutique, dont bénéficient l'individu et la collectivité ?
3. Les conditions de travail, de vie et de salaire de ces mêmes infirmières sont-elles en rapport avec les responsabilités qu'elles acceptent et les résultats qu'elles contribuent largement à obtenir ?[42]

Ces trois questions résument le malaise infirmier engendré par le tiraillement de plus en plus grand entre un idéal très élevé contredit par un métier allant vers l'hypertechnicité, des responsabilités de plus en plus lourdes insuffisamment reconnues et incompatibles avec des conditions de travail qui n'ont pas pris en compte l'évolution de la femme infirmière.

En fait, le malaise a des racines profondes telles qu'en fait preuve l'étude, malheureusement non publiée, réalisée par Madame Claude Lévy-Leboyer en 1967. Cette étude met très clairement en évidence l'écart qui demeure entre des idéologies de nature différente, qui pourraient être complémentaires mais qui, dans le champ de l'exercice professionnel, agissent souvent au détriment l'une de l'autre, ayant du mal à se concilier, à faire partie d'un tout. On retrouve :

— *l'idéologie inspirant les motivations professionnelles « fortement liées à une conception idéalisée selon laquelle l'essentiel des devoirs de l'infirmière, c'est d'apporter aux malades le réconfort moral et le soutien de son dévouement et de sa douceur »*. A cette époque, « un tiers des infirmières disent avoir choisi cette "profession noble", par idéal, attirées par la beauté morale de cette activité ou en raison d'une "vocation"...[43]. Elles cherchent à s'accomplir dans un rôle social qui trouve à se réaliser dans un travail qui oblige à des « contacts humains nombreux et variés ».[44]

— *l'idéologie venant de l'aspect technique » du métier représentant une des sources de satisfaction les plus importantes.* Le plus intéressant c'est « le vrai travail de l'infirmière, les soins proprement dits, les circonstances où l'infirmière peut mettre en œuvre ses compétences et donner sa pleine mesure. Elles préfèrent « les soins véritables », « les thérapeutiques complexes », « la collaboration aux soins d'urgence », « à la réanimation », « les pansements délicats ». Pour elles, il ne s'agit pas seulement de pouvoir exercer leur savoir-faire et leur habileté manuelle; ce qui leur plaît, c'est aussi d'utiliser complètement les connaissances scientifiques apprises à l'école. Par exemple, il est passionnant de soigner des malades qui demandent beaucoup de soins et de surveillance, tels les malades qui font des comas respiratoires. Accompagner le médecin dans sa visite est particulièrement apprécié parce que l'infirmière peut ainsi mieux connaître et comprendre l'affection dont souffre le malade (...) L'infirmière s'affirme ainsi comme une personne qualifiée qui domine son travail et qui est initiée à une science complexe, la médecine, univers prestigieux qui reste mystérieux pour le profane ».[45]

Madame Lévy-Leboyer constate ensuite que ces deux aspects de leur vie professionnelle pourraient apporter aux infirmières les satisfactions qui sont un élément essentiel de l'adaptation au travail : sur le plan technique, leur efficacité, sur le plan social, les preuves de leur valeur personnelle.

Aussi, est-il étonnant de constater que, ni dans un cas, ni dans l'autre, elles en tirent — ce qui serait logique — la fierté d'assumer des responsabilités. En effet, 6 % seulement des infirmières interrogées ont l'impression d'avoir des responsabilités, au sens où cela contribue à valoriser leur conception de leur place dans la société. C'est que « l'infirmière demeure le plus souvent une exécutante dont le champ d'action est étroitement limité, en dépit de l'absence quasi-permanente du médecin. Tout se passe comme si le statut professionnel ne sanctionnait pas, de manière formelle, l'évolution technique et sociale de la profession ».[46]

L'étude met ensuite en évidence les principales déceptions et difficultés rencontrées, particulièrement « le manque d'intérêt du travail », la difficulté des relations sociales, auxquelles s'associent toutes sortes de difficultés liées aux conditions de travail. Elle insiste sur le fait qu'« un très petit nombre d'infirmières tire satisfaction de son statut professionnel alors qu'on s'attendait à voir les infirmières trouver là une compensation légitime aux difficultés de leur métier. Même parmi les anciennes, aucune n'a le sentiment d'avoir une autorité réelle, une influence sur la gestion et sur l'organisation du service ou de l'organisme où elles travaillent, ceci malgré une expérience certaine de la vie hospitalière. Elles se sentent donc condamnées à rester des subalternes dans un système qui leur paraît clos aussi bien vers le bas (elles se voient assimilées à l'échelon inférieur, du point de vue de la répartition du travail) que vers le haut (la hiérarchie du métier est très rigide) ».[47]

Tout ceci contribue à expliquer une durée moyenne d'exercice professionnel de cinq ans agissant sur l'aggravation de la « pénurie » du personnel infirmier dénoncée par la presse professionnelle dès 1962,[48] et à laquelle il n'est apporté que des solutions palliatives fort coûteuses pour les personnes et pour les finances du pays. Les événements de 1968 obligeront une révision des conditions de travail, particulièrement des salaires, des horaires et des congés, mais le dilemme posé par la nature des soins infirmiers reste entier « *la fonction de l'infirmière relevant aussi bien d'une situation de subordination par rapport au médecin*, en ce qu'elle exécute les prescriptions de celui-ci, que d'une profession spécifique définie par un corpus de tâches exécutées et transmises à l'intérieur de la profession. *Le travail de l'infirmière n'existe qu'à titre résiduel et par rapport au travail du médecin* ».[49]

Les malades

A l'égard des malades et des utilisateurs des soins, l'hypertechnicité thérapeutique, salutaire dans certaines situations non généralisables, amène souvent les personnes soignées à une dépendance de plus en plus grande, en raison de la complexité des thérapies utilisées (qu'elles soient instrumentales ou de nature physico-chimique), tandis que l'hypotechnicité des soins coutumiers ou habituels accroît encore cette dépendance, en négligeant tout ce qui pourrait être fait pour permettre à la personne soignée de garder la plus grande autonomie possible à l'aide des techniques de compensation. L'intérêt prédominant se rapporte à la nature organique du mal, plutôt qu'à tout ce que la maladie ou le handicap perturbe dans la vie quotidienne. Or, c'est au niveau de leur vie quotidienne que les malades se voient dans la difficulté d'atténuer ou d'assumer les conséquences de leur maladie.

L'organisation des services autour des technologies d'investigation et de réparation a pour effet de regrouper les personnes ayant des problèmes de vie différents, mais présentant des symptômes analogues autour d'un même processus pathologique ou d'un même organe : service de gastro-entérologie, de néphrologie, d'ophtalmologie... ou de leucémiques, de rhumatisants. Cette répartition des services autour d'équipements techniques crée tout une configuration sociale des malades et du personnel. Les malades perdent tout ce qui fonde habituellement leur identité : tous leurs statuts sociaux conférés par leur état-civil, leur profession, leur appartenance à différents groupes, pour endosser *l'identité maladie* qui envahit tout leur champ spatial, temporel, et relationnel. La catégorie maladie dans laquelle ils sont classés par le diagnostic médical leur confère l'identité dans laquelle ils doivent apprendre à se reconnaître. Malades et personnels soignants se retrouvent souvent dans un univers kafkaïen. Il y a tout un processus accumulatif axé sur la maladie qui déconnecte les soins de leur contexte de vie et les rend très aliénants, ou tout au moins très difficilement supportables dans la durée. Le processus pathologique connaît tous les risques de l'hypertrophie puisqu'il est isolé de tout ce qui constitue la diversité de la vie, et qu'il est l'objet d'une attention et d'une concentration permanente. Il ne peut en être que plus redoutable et faire que soignés comme soignants deviennent totalement pour les uns assimilés à la maladie qu'ils ont et pour les autres assimilables à la maladie qu'ils traitent.

La prédominance de la technicité et son hypervalorisation crée des attentes d'un type de soins basés sur l'image d'une santé-réparation. La technicité prend une valeur mythique de toute puissance, de recours suprême à des solutions de problèmes sanitaires qui ne font pas l'objet d'une analyse de situations, permettant de comprendre la nature des difficultés rencontrées par le malade, sa famille, son entourage. En créant des répertoires de réponses à apporter devant la manifestation de signes de telle ou telle maladie, elle sécurise les patients qui confient leurs corps aux tout-puissants appareils, aux médications-refuges dissimulant très souvent ainsi un mal plus profond, laissant dans l'ombre « ce qui rend malade », ce qui fait que « l'on devient malade », ou que l'on n'a plus d'autre moyen d'exister que de se réfugier dans la maladie.

Cette idéalisation de la technicité entraîne une désimplication des personnes vis-à-vis des problèmes de santé et favorise leur passivité. Ils s'en remettent « à ceux qui savent pour eux », et se soumettent à ce qui est pensé bon ou mauvais, ceci au détriment d'interrogation et de questionnement sur les facteurs personnels et collectifs, influençant favorablement et défavorablement le processus santé-maladie.

INCIDENCE ÉCONOMIQUE

Si l'on considère les autres secteurs de l'activité économique et le développement industriel des années 1950-60, on peut s'apercevoir que la technicité n'a pas contribué à valoriser économiquement la pratique infirmière, mais par contre la pratique infirmière a largement contribué à la percée économique de l'hôpital moderne, les infirmières étant, comme on a pu le dire, les O.S. de l'entreprise hospitalière. Bien qu'ayant des conditions de salaires inférieures aux ouvriers de l'industrie[50] jusqu'en 1968, le personnel infirmier est cependant considéré comme un personnel coûteux par les administrations, habituées au dévouement et au don gratuit du personnel religieux. Non seulement il fallait trois infirmières pour remplacer une religieuse, ce qui scandalise d'ailleurs bon nombre de médecins[51], mais l'accroissement de la complexité technique des soins réclame plus de personnel soignant, techniquement plus qualifié. De plus, les malades sont traités dans les services spécialisés vingt-quatre heures sur vingt-quatre alors qu'avant le développement technique de l'hôpital, les soins de nuit étaient exceptionnels. En fait, le travail de nuit pour les infirmières continue à n'être protégé par aucune législation du travail et est laissé à tous les aléas du fonctionnement des services et aux décisions vouées à l'arbitraire.[52] Toutefois, malgré le lourd tribut payé au service de nuit, les infirmières sont peu préparées et stimulées pour en étudier les contraintes. L'idéologie héritée du passé religieux, et le retrait du monde du travail que représente le milieu hospitalier, ainsi que l'imprécision de la nature du travail infirmier en fonction de l'hétérogénéité des services, de la variété de leur orientation technique et des modes de relation interpersonnels entretenus avec les médecins, rendent très difficile une action syndicale, ou même un intéressement du groupe professionnel à la défense de certains droits fondamentaux, dont le service de nuit serait un exemple.

Par contre, le développement technique des soins auquel participe directement la pratique infirmière n'est pas sans incidence économique auprès des malades, et des organismes payeurs. L'évolution d'une hypertechnicité peut faire des soins une denrée commerciale, les réduire à des biens de consommation. Le corps lui-même est susceptible de devenir objet de consommation, voire même support de production et de commercialisation. La profession infirmière, comme d'autres professions sanitaires, peut être menacée (à son insu ou en toute connaissance de cause) d'utiliser le corps comme valeur marchande. Que ce soit à l'hôpital, lorsque l'intérêt porté aux maladies prédomine sur celui des personnes, au point de valoriser la réparation de la santé aux dépens de leur choix et de leur contexte de vie, ou aux dépens de la remise en cause des réels processus de détérioration psycho-sociale dont elles sont victimes. Que ce soit en milieu extra-hospitalier où les soins peuvent faire l'objet d'une réelle commercialisation. Dans ce secteur, ce n'est plus la complexité technique qui peut être recherchée pour sa valeur marchande, car elle consomme trop de temps et demande trop de présence. La rentabilité économique est plutôt basée sur la fréquence d'un nombre élevé d'actes de réparation, techniquement simples, qu'un grand nombre de personnes sauraient faire, si on les leur apprenait, tels les piqûres, les pansements, etc. Ces soins rivés à la prescription médicale et à la morcellisation des tâches demeurent sans lien avec l'ensemble d'une situation vécue par les gens. Ils ne prennent pas en compte l'ensemble des problèmes engendrés par la maladie. *Le paiement, rivé à l'acte technique isolé, continue à minimiser la valeur sociale et économique des soins infirmiers, tout en se rendant complice de coûts élevés de réparation de la santé*, et en risquant d'entraver l'étude d'autres modes de financement, que le financement à l'acte.

Le courant lié à la technicité, centré sur la maladie, a très fortement marqué la pratique infirmière, et continue à exercer sur elle une influence prédominante compte-tenu de l'impact de la technique dans la société post-industrielle, et de ses répercussions dans tous les domaines de la vie économique et sociale, dont celui de la santé.

Cet impact particulièrement tangible à l'hôpital devenu le lieu privilégié de réparation de la santé a donné une impulsion à une pratique infirmière qui cherchait son orientation, et s'efforçait de valoriser son exercice. On ne saurait minimiser ou mésestimer le besoin de faire reposer un métier, une profession, sur des techniques. Tout métier, toute profession ne peut s'exercer sans l'utilisation d'outils, donc de techniques. Aussi ce courant a-t-il permis de prendre en compte la nécessité technique; il a montré que les soins infirmiers ne peuvent pas seulement rester du domaine de l'attirance vers les autres, mais qu'ils exigent de savoir se servir d'outils.

Ce courant introduit véritablement la compétence technique au sein de la profession. La rejeter, c'est se nier comme profession, c'est se renier. A aucun moment la question ne peut donc être : « technique » ou pas « technique » ? Elle est de nature plus complexe parce qu'*elle exige une interrogation sur la signification, le bien fondé de la technologie utilisée dans des situations de soins, en relation avec la nature des problèmes posés, et les conditions qui influencent ces problèmes.* Elle exige de se demander si les technologies utilisées et les techniques qui leur sont liées sont adaptées, se justifient; elle exige de considérer les limites de leur utilisation, d'étudier leur seuil d'efficience (non d'efficacité); d'élargir leur champ d'investigation à d'autres moyens que ceux empruntés à la médecine, et de ne pas rester rivé au seul domaine de la réparation. Pour que la technicité demeure au service des soins, non que les soins soient mis au service de la technique, il est indispensable de questionner la nécessité de son utilisation en resituant son emploi par rapport à l'ensemble des problèmes humains posés par la maladie.

NOTES

1. Gérard Briche est auteur du livre *Furriculum vitae* édité à compte d'auteur en 1979. « La Santé à Bras le Corps », *Autrement*, p. 15.
2. Leonard J., *op. cit*, p. 134.
3. Il est bon de remarquer que le mot « pièce » est emprunté à la mécanique.
4. Chauvenet A., « Professions Hospitalières et division du travail », *Les Professions — Sociologie du Travail*, 2/72, avril-juin, p. 147.
5. Dupuy J.P., Karsenty S., *L'invasion pharmaceutique*, Paris, Ed. Seuil, 1974, p. 204.
6. C'est pour suppléer à ces soins que fut créé le corps des aides-soignantes : Arrêté du 23 janvier 1956.
7. Editorial : « Peut-on remédier aux défauts de la préparation actuelle des élèves-infirmières au diplôme d'Etat ? Importance croissante du rôle des monitrices dans l'enseignement à dispenser aux élèves », *R.I.A.S.*, janvier 1953, p. 3-10.
8. Ministère de la Santé Publique et de la Population. Bureau Central des Infirmières. Programme d'Enseignement. Etudes préparatoires aux diplômes d'Etat d'Infirmière et d'Assistante Sociale. Première Année Mixte, et première et deuxième années. Arrêté ministériel du 4 août 1954 (J.O. 10 août 1954).
9. Ecole de Cadres CRF. « Nécessité d'édifier un programme cohérent de cours de perfectionnement commun aux infirmières D.E. de toute appartenance », *R.I.A.S.*, juin 1954, p. 224.
10. *Ibid.*, p. 221-233, et « Projet de l'Ecole de Cadres CRF concernant les cours de perfectionnement destinés aux infirmières D.E. en exercice », *R.I.A.S*, octobre 1954, p. 309-314.
11. Editorial, *R.I.A.S.*, janvier 1955, p. 3. Ce terme de « *culture générale* » pour désigner les connaissances médicales et chirurgicales apparaît dans plusieurs articles publiés dans les revues professionnelles de cette période. On peut d'ailleurs avoir une indication fort précise de ce qui représente la base de la culture générale professionnelle en suivant les suggestions bibliographiques ou les recommandations pour constituer un fond de bibliothèque d'école d'infirmières. Dans tous les pays, cet indicateur est toujours révélateur du genre de connaissances dont se nourrit la profession. Mentionnons ici pour référence : *R.I.A.S.*, novembre 1953, p. 342; *R.I.A.S.*, novembre 1955, pp. 361-363; *R.I.A.S.*, juillet-septembre 1961, p. 378; *R.I.A.S.*, janvier 1963, pp, 39-44.

Est également intéressant à prendre en compte la présentation des livres nouvellement parus. C'est véritablement après 1965 que l'on peut constater un élargissement important de l'éventail de ces livres.

12. Programme d'Enseignement de 1954. *op. cit*, p. 18.
13. Ministère de la Santé Publique et de la Population. Programme d'enseignement.
14. Boide Dr. « L'évolution de notre conception des soins infirmiers », *R.I.A.S.*, juin 1955, p. 307.
15. Ferrey G. et Moreau J.F., « A propos de l'enseignement dans les écoles d'infirmières », *R.I.A.S.*, juillet-septembre 1968, p. 695.
16. Cotinaud, *Eléments de psychologie pour l'infirmière*, Paris, le Centurion, 1968.
17. Le programme d'enseignement des études d'infirmière de 1961 ne comporte plus qu'une page sur « l'enseignement pratique en rapport avec les parties du programme concernant *le malade* » (p. 27). Même sous cet intitulé figure une série de techniques concernant les maladies infectieuses, ou les pratiques d'urgence (pp. 28-29).
18. Chauvenet A., *op. cit.*, p. 157.
19. Editorial, *R.I.A.S*, janvier 1955, p. 3, souligné par l'auteur.
20. Brown P.S., « Quelques faits relatifs à l'organisation scientifique dans l'industrie », suivi des réflexions de Mademoiselle Chaptal *Infirmière Française*, 1927, p. 226.
21. Points-clés développés en 1962-63 par la « méthode Dubois », organisateur du travail.
22. Bollinelli R., « Sécurité et efficacité dans le travail infirmier », *R.I.A.S.*, décembre 1963, pp. 676-693, et Dubois J., « Responsabilité de la surveillante — La fonction "contrôle" de la surveillante », *R.I.A.S.*, décembre 1965, pp. 802-805.
23. Brouardel Dr, « Avenir de cette revue », *R.I.A.S.*, mai 1951, pp. 131-132. Il est à noter que cet éditorial est rédigé par un médecin, Membre honoraire des Hôpitaux de Paris, Membre de l'Académie Nationale de Médecine, Président de la Croix-Rouge Française.
24. Editorial, « Bilan et critique d'une première année d'activité. Perspectives d'avenir », *R.I.A.S.*, janvier 1952, pp. 1-2.
25. *Ibid.*, p. 2, en italique dans le texte original.
26. « Etude sur la profession d'infirmière », *R.I.A.S.*, novembre 1956. « Quelques aspects de la profession d'infirmière », *R.I.A.S.*, juillet-septembre 1961. « La profession d'infirmière, ses problèmes, son évolution, son avenir », *R.I.A.S.*, octobre 1962. « L'infirmière, une femme parmi les autres », *R.I.A.S.*, septembre-octobre 1964.
27. La redaction « Editorial », *R.I.A.S.*, janvier 1955, pp. 3-5. et Siguier Dr. F., « Editorial », *R.I.A.S.*, janvier 1966. Siguier Dr. F., « Etude critique de la formation et du perfectionnement des infirmières hospitalières diplômées d'Etat », *R.I.A.S.*, octobre 1967, pp. 739-744. Siguier Dr F., « Ce que pourrait être un schéma d'organisation portant sur une troisième année d'études préparant au diplôme d'état d'infirmière », *R.I.A.S.*, février 1968, pp. 109-112.
28. « Pourquoi une nouvelle revue », *Soins* n° 1, février 1956, p. 1.
29. *Ibid.*
30. *Ibid.*
31. Une demande écrite, faite par une infirmière, adressée à la rédaction de la revue *Soins* en 1963, stipulant qu'il soit enfin admis que des infirmières

puissent insérer des articles rédigés par elles et signés de leur nom, s'est vue écartée.

32. Mentionnons plus particulièrement les deux plus connus et utilisés des années 50-65 :
— *Soins aux Malades*. Communauté des Filles de la Charité — Rennes, Réédité en 1978 et ayant réactualisé son titre plus que son contenu : *Soins Infirmiers aux Malades*.
— Desplechin-Nappée Mme, *Manuel pratique de l'Infirmière Soignante* dénommé familièrement « le Nappée », dernière édition, Paris, Masson, 1964.
33. *Ibid*, Préface, Souligné par l'auteur.
34. Mots d'enfants, *R.I.*, janvier 1971, p. 11.
35. *Ibid.*, p. 12.
36. Chauvenet A., *op. cit.*, pp. 147-148, Souligné par l'auteur.
37. *Ibid.*, p. 153.
38. Durand M., « L'infirmière dans la littérature enfantine », *R.I.*, 1971, pp. 7-9 et « Mots d'enfants », pp. 11-12.
39. Chauvenet A., *op. cit.*, p. 154.
40. La première école de Cadres de la Croix-Rouge Française fut créée à Paris, en 1950, par Jane Martin. La reconnaissance de la formation de cadres infirmiers n'eut lieu qu'en 1958 : décret du 14 novembre 1958.
41. Ecole de Cadres de la Croix-Rouge Française d'Infirmières. — « Est-il juste de maintenir les infirmières dans une situation subalterne ? », *R.I.A.S.*, janvier 1956, pp. 1-4.
42. *Ibid*, p. 1.
43. Levy-Leboyer C., *Les Infirmières en France*, Document non publié, Université de Paris, Ecole Pratique des Hautes Etudes, Laboratoire de psychologie du travail, 1967, fascicule III, p. 19.
44. *Ibid.*, p. 21.
45. *Ibid.*, p. 21.
46. *Ibid.*, p. 22, souligné par l'auteur
47. *Ibid.*, fascicule IV, p. 13.
48. Wehrlin N., « La pénurie d'infirmière en France », *R.I.A.S.*, janvier 1962, pp. 32-38, et février 1962, pp. 77-87.
49. Chauvenet A., *op. cit.*, p. 147.
50. Dutheil Mlle, « La pénurie d'infirmières en France », *R.I.A.S.*, mars 1962, p. 140.
51. Pour n'en citer qu'un exemple, mentionnons l'article du Docteur Soulary de Douai, « Le problème des infirmières en France », *R.I.A.S.*, 1964, pp. 117-118. Ce médecin exprime son indignation devant le souci des infirmières d'étudier les raisons de la pénurie, et ce qui peut les maintenir en fonction et leur donner envie de rester dans la profession. Pour lui (comme pour beaucoup d'autres), « une personne qui est et restera la collaboratrice directe du médecin » ne peut avoir l'audace de prétendre à des conditions de vie et des conditions de travail correctes.
52. Rares sont les études sur le travail de nuit des infirmières. La première date de 1964 : « Etude de l'affectation des infirmières D.E. au service de nuit », *R.I.A.S.*, mars 1964, pp. 185-187. Il faudra attendre 1980 pour la publication de l'Etude très approfondie d'Anne-Marie Rabiet, « La nuit des infirmières », *Etudes sur le service et les soins infirmiers*, numéro spécial AMIEC, 1980.

7
Courant de revalorisation de la relation soignant-soigné

Le champ de connaissances — observation, exploration, vérification clinique et thérapeutique — ouvert par la découverte de la psychanalyse permet une compréhension plus profonde de ce qui fait notre existence même, c'est-à-dire de notre relation vécue à ce "non-soi" humain multiple qu'est autrui.[1]

Tandis que les découvertes des sciences exactes engendrent un courant de technicité qui se propose d'investiguer et de réparer la maladie avec des méthodes rationnelles et rigoureuses, les sciences humaines se frayent un chemin laborieux et difficile dans l'exploration des domaines plus obscurs de la personnalité, du conscient et de l'inconscient.

Après les voies de la psychanalyse ouverte par Sigmund Freud, les apports de la psychologie, et plus particulièrement la psychologie de l'enfant, renouvellent la compréhension du développement psychomoteur et l'influence de la construction de ses différentes étapes sur le devenir de la personne. Les travaux de E. Claparède, d'Arnold Gesell, d'Henri Pieron, d'Henri Wallon, pour ne citer que les plus connus, et l'œuvre éminente de Jean Piaget, contribuent à remettre en cause les théories accordant une place excessive à l'hygiène et à la prophylaxie au détriment de tout ce qui participe directement au développement psychomoteur. Toutefois, si les résultats de leurs travaux sont utilisés dans les dispensaires d'hygiène mentale et les centres de guidance infantile, ils restent sans effets dans les services hospitaliers de pédiatrie, ainsi que dans les pouponnières où les théories de l'asepsie prédominent jusqu'au delà des années 70 dans beaucoup d'endroits.

Dans le sillage des voies tracées par la société psychanalytique de Vienne, d'autres perspectives se font jour pour mieux comprendre les comportements humains. La mise en évidence des besoins fondamentaux par Abraham Maslow, l'étude du fondement culturel de la personnalité par Ralph Linton, l'analyse du développement de la personne par Carl Rogers, posent à nouveau des interrogations sur l'homme, sur ce qui le développe, sur ce qui le construit ou le détruit au fur et à mesure des âges et des moments de sa vie, et tout spécialement pendant l'enfance. De même, elles invitent à prendre différemment en considération l'homme malade et l'homme bien portant.

Une approche thérapeutique des problèmes humains, dont les problèmes de santé, s'élabore peu à peu à partir des connaissances et des méthodes apportées par la psychanalyse et la psychologie. Cette approche psychologique privilégie la relation duelle — sans doute pour des raisons culturelles et religieuses* — avant que la dynamique des groupes ne prenne son essor. Elle cherche à investiguer ce qui est constitutif de la personnalité en tenant pour essentielles les informations intéressant les sentiments et les réactions de la personne, mais le plus souvent sans établir de liens avec l'environnement socio-culturel, exception faite du jeu des relations vécues au sein de la famille nucléaire entre père, mère, fratrie...

Après avoir fortifié les bases de leur développement en pratique privée, différents courants thérapeutiques issus de la psychanalyse et de la psychologie s'introduisent à pas feutrés dans les milieux carcéraux et les institutions psychiatriques. Ils commencent à remettre en cause dans les années soixante l'utilisation des technologies lourdes, comme les électrochocs, ou médicamenteuses, comme l'insulinothérapie, en redonnant valeur à l'approche relationnelle qui poursuit un double but : celui *de mieux connaître la personne soignée*, de la *re-connaître* en ce qu'elle représente, en ne la considérant plus comme un objet inconditionnel des soins mais comme un sujet; et celui d'*avoir une action thérapeutique*.

D'abord utilisée en thérapie individuelle, associée ou non à de nouvelles chimiothérapies comme le largactyl ou le librium, la relation est ensuite étudiée à travers les phénomènes de groupe et devient le support des thérapies de groupe en milieu psychiatrique. Parallèlement le développement de la dynamique des groupes gagne les milieux du travail et de l'enseignement.

En France, le courant de revalorisation de la relation soignant-

* Ce n'est sans doute pas un hasard si les thérapies psychanalytiques ont pris essor dans des pays où prédomine l'influence de la religion protestante qui supprima l'obligation de la confession.

soigné pénètre tardivement dans les institutions sanitaires. Quand il le fera, il sera considéré pendant longtemps comme marginal et non crédible, en raison de la valorisation presque exclusive des sciences exactes aux dépens des sciences humaines pour lesquelles demeure une grande méfiance, particulièrement dans le milieu médical. Sa pénétration lente et souvent méconnue se fera comme aux Etats-Unis par deux voies : celle du milieu psychiatrique (l'expérience faite par le Docteur Paumelle au dispensaire d'hygiène mentale du XIIIe arrondissement à Paris en est un exemple), et celle du service social qui, dès les années 1955-58, commence à s'initier au « *case-work* », étude de cas individuel.

Un peu plus tard, le requestionnement de la pratique médicale opéré par Balint et les séminaires de recherche organisés à la Tavistock Clinic sur « le médecin, son malade et la maladie » influencent quelques milieux suisses (J. P. Valabrega) et français. Puis Max Pagès, voulant faire connaître en France les théories fondées sur la non-directivité et sur le développement de la personne, invite Carl Rogers à animer en 1966 un séminaire organisé par l'Association pour la Recherche et l'Intervention Psychosociologiques (A. R. I. P.). Ses théories se répandent rapidement à cette époque dans le monde du travail, et de la formation d'adultes.

Cependant, tout ceci n'affecte guère la pratique infirmière, bien qu'une sensibilisation à la dynamique des groupes soit introduite dans le programme de l'école de Cadres de la Croix-Rouge Française dès les années 1958-60[2], mais elle a plus pour but d'initier à la compréhension des relations interpersonnelles intervenant dans la gestion et l'administration d'un service que d'être utilisée dans la pratique soignante. Bien qu'insatisfaites par l'emprise d'une technicité croissante, les infirmières restent démunies devant les demandes des malades qui ne relèvent pas du seul domaine technique. Le cloisonnement étanche entre le milieu psychiatrique et le milieu de l'hôpital général rend inaccessible aux infirmières de ce secteur l'information sur les thérapies relationnelles, et elle ne pénètre pas davantage dans les écoles de base, à l'exception de certaines écoles mixtes d'infirmières[3] qui, par le biais de la formation sociale, entendent parler du « case-work ».

« Jusqu'à ces dernières années, les besoins de relations interpersonnelles n'étaient guère pris en considération dans la formation professionnelle des infirmières. Il était admis que l'infirmière a une fonction technique enseignée initialement, une fonction d'organisation apprise dans les écoles de cadres. Mais cet aspect de relation était plutôt classé dans la série des dons innés ou dépendant de sa volonté ou de la « psychologie du malade ».[4]

Il faut attendre les années 1967-68 pour que le courant revalorisant la relation soignant-soigné commence à faire une percée dans le milieu infirmier français non psychiatrique. Il sera introduit par une interrogation sur les *besoins du malade* en tant que personne ne pouvant se suffire d'une haute technicité. Dès 1962-63, *Les Principes fondamentaux des Soins Infirmiers*[5] publiés en anglais par le Conseil International des Infirmières, commencent à pénétrer dans une ou deux écoles isolées par des infirmières ayant connaissance de l'évolution des orientations professionnelles à l'étranger.[6] Mais c'est véritablement la publication du Cinquième Rapport de l'Organisation Mondiale de la Santé sur les Soins Infirmiers qui servira de moteur à un requestionnement des Soins Infirmiers dans plusieurs pays dont la France.[7] Ce rapport adopte la définition des Soins Infirmiers proposée par Virginia Henderson, définition qui introduit clairement que « c'est à l'infirmière qu'incombe *l'initiative et le contrôle* de tout ce qui relève de l'assistance à l'individu malade ou bien portant dans l'accomplissement des actes qui contribuent au maintien ou à la restauration de la santé (ou à une mort paisible) et qu'il accomplirait par lui-même s'il avait assez de force, de volonté et de savoir. »[8] Prendre cette initiative et la contrôler, exige de connaître les besoins du malade, mais comment connaître les besoins du malade sans entrer en relation avec lui. L'interrogation sur les besoins fondamentaux du malade donnera une impulsion à la relation soignante-soigné sans que celle-ci serve toujours pour autant cette louable préoccupation, risquant de devenir une fin en soi.

Ce courant de revalorisation de la relation soignant-soigné trouve ses premiers développements à l'École Internationale d'Enseignement Infirmier Supérieur[9], et se concrétise vers les années 69-70. Il commence à avoir de l'écoute au moment où l'on voit s'affirmer le malaise de soins trop rivés à la technique, et où des infirmières désirent retrouver le sens des « soins aux malades », en remettant en cause les soins centrés sur la maladie. De 1968 à 1972, ce courant se développe au point de donner naissance au « plan de soins », et de devenir une des bases d'élaboration du nouveau programme des études d'infirmières (1972).

Effets sur la pratique infirmière du courant de revalorisation de la relation soignante-soigné

LA RAISON D'ÊTRE DE LA PRATIQUE INFIRMIÈRE

La pratique infirmière retrouve pour raison d'être la personne soignée. C'est le malade qui est le référant, le point de départ et l'aboutissement des soins.[10] Il n'est plus pris en compte comme un objet porteur de la maladie x, y, z, mais il est réellement la finalité des soins qui ne prennent sens qu'à partir de lui, de ce qu'il est, de ce qu'il représente au sein de son entourage social. Il n'est plus objet *des* soins mais devient objet *de* soins,[11] c'est-à-dire que les soins n'ont de signification que par rapport à sa réalité, à la façon dont il vit, dont — entre autre — il vit la maladie. On retrouve ici le désir de donner des « soins aux malades », mais un désir essayant de dépasser les seules motivations idéologiques, et cherchant à s'affermir en utilisant le contenu de la relation pour donner d'autres bases aux soins que la compassion ou la technicité.

NATURE DU TRAVAIL ET CARACTÉRISTIQUES DU SERVICE OFFERT

C'est la relation avec le malade qui devient le pivot des soins en ce sens qu'elle est à la fois le moyen de connaître le malade et de comprendre ce qu'il a, en même temps qu'elle détient elle-même un pouvoir thérapeutique. Elle est source d'information pour discerner la nécessité des soins non techniques en évaluant l'aide à apporter, tandis qu'elle contribue à relativiser les soins techniques ou à faciliter leur compréhension, voire leur acceptation.

Il y a élargissement du champ de compétence du travail infirmier qui dépasse la seule exécution de la prescription médicale — si éclairée soit cette exécution. Sans supprimer les tâches déléguées, celles-ci trouvent leur insertion par rapport à la connaissance de la personne soignée, connaissance qui n'est plus seulement le fait « d'une bonne relation » entretenue entre le personnel soignant et soignés, mais qui devient une donnée de base du travail infirmier.

Avec l'utilisation des informations recueillies dans la relation, le travail infirmier change de nature, il trouve un domaine d'interrogation, de questionnement, de réflexion, de créativité en se demandant qui sont les personnes soignées ? Qu'attendent-elles ? Ceci afin de chercher ce qui a sens pour elles, ce qui peut éclairer l'aide à fournir pour compenser les besoins auxquels elles ne peuvent répondre elles-mêmes du fait de la maladie ou du handicap physique, mental ou social.

Toutefois, la relation soignant-soigné trouve très vite ses limites si elle est utilisée en soi, isolément, si, à partir du contenu d'informations recueillies au cours de la relation, il n'y a pas de réutilisation possible de ces informations. En ce cas, elles perdent tout leur sens et sont très lourdes à entendre et à supporter par le personnel soignant qui est limité à un rôle de confident, et reste tout aussi démuni devant les situations. Le souci d'asssurer une continuité des soins au malade en tenant compte de ses besoins fondamentaux, et de mieux utiliser les informations recueillies au cours de la relation soignant-soigné, aboutit à la création d'un outil de travail : *le plan de soins*.[12]

L'introduction du plan de soins s'avère difficile au niveau des services, n'ayant pas fait ses armes sur le terrain de l'exercice professionnel. Instrument pédagogique issu des écoles et servant davantage à l'évaluation des élèves, le plan de soins peu rôdé aux impératifs quotidiens des équipes soignantes agit souvent en corps étranger ou donne lieu à des réactions de crainte et de méfiance. C'est la formation permanente qui permettra aux infirmières des services d'en découvrir l'intérêt, et ceci pour deux raisons essentielles : ce sont elles qui assurent la pratique des soins, non les enseignantes des écoles qui n'ont pas toujours fait elles-mêmes la démarche qu'elles proposent aux élèves; d'autre part, ce sont les soignantes qui peuvent déceler ce qui fait obstacle à l'utilisation d'un tel outil et le rendre totalement inefficient, en particulier l'obstacle de la parcellisation des tâches.

Ainsi, en changeant la nature de leur travail, les infirmières sont amenées à requestionner le mode d'organisation de leur pratique soignante éclatée en tâches fragmentées et le plus souvent dissociées : il n'est pas possible à chaque membre du personnel soignant de connaître chaque malade du service en passant de l'un à l'autre pour accomplir une tâche ponctuelle. La nécessité se fait sentir de transformer la répartition des tâches en prise en charge d'un nombre déterminé de malades pour assurer de répondre à l'ensemble des besoins en soins requis par leur état. Ceci donne lieu à « la sectorisation » à l'intérieur des services hospitaliers.[13] Cette nouvelle forme d'organisation se heurte au fonctionnement de l'ensemble de la structure hospitalière, à l'insuffisance de personnel, à la remise en cause des rapports hiérarchiques au sein de l'équipe, ainsi que la discrimination des tâches par strates, comme celles confiées aux aides-soignantes. La relation soignant-soigné remet en question une certaine sécurité acquise par l'extension du champ de la compétence technique qui assimilait de plus en plus l'infirmière à une technicienne spécialisée. Il y a déplacement de la fragile plage d'identité qui avait essayé de se fixer sur le caractère technique du rôle.

Le courant de la relation soignant-soigné ne pénètre pratiquement que dans le milieu hospitalier, le secteur extra-hospitalier demeure encore presque complètement dans l'ombre à cette période; rares sont d'ailleurs ceux pour qui il présente de l'intérêt, à l'exception de quelques personnes isolées qui s'attachent à préparer son réveil.

CONNAISSANCES INVESTIES DANS LE SERVICE OFFERT

La revalorisation de la relation soignant-soigné introduit d'autres sources de connaissances que celles liées à la maladie et à la technique : il y a nécessité de puiser à d'autres sources de savoir :

« Si l'essentiel du rôle de cette infirmière est vraiment centré sur la personne, nous voyons tout de suite la place que devra prendre l'étude de l'homme normal, de ses mécanismes biologiques et psychologiques, des grandes étapes de son développement et de son évolution, de ses modes d'adaptation et de défense, de son besoin d'individualité et de son instinct de socialisation.

Parmi les sciences dont l'infirmière devra acquérir des bases, nous classerons quelques sciences exactes, des sciences biologiques, des sciences humaines et sociales, sans oublier les disciplines qui aident l'homme à réfléchir sur son existence et sur sa destinée. Mais il ne suffira pas à l'infirmière de l'an 2000 d'acquérir ces connaissances, il lui faudra se familiariser avec la méthodologie de certaines d'entre elles, afin d'être capable de suivre leur évolution et de l'intégrer dans son rôle spécifique ». A côté de cette base solide, il est bien évident qu'elle devra posséder des éléments de pathologie et de mécanique « (...) nécessaires à la compréhension des problèmes posés par la maladie ».[14]

Ainsi les connaissances venant des sciences humaines commencent à suppléer aux graves carences d'un savoir que ne peut combler la seule morale professionnelle de plus en plus érodée par l'évolution sociale. Après les apports de la psychologie de l'enfant, viennent ceux de la psychologie de l'adulte et des personnes âgées, puis de la psychologie sociale. Cette dernière introduit des connaissances méthodologiques autres que celles des méthodes déductives. La psychologie sociale permet également l'apprentissage de certaines techniques et outils de travail, comme les techniques d'entretien et les compte-rendus de relation, les techniques de réunions et la rédaction de leurs rapports. Parallèlement à ces techniques, se développent des méthodes d'analyse de l'organisation du travail.[15]

L'interrogation sur les besoins fondamentaux de la personne amène l'étude de quelques grands processus rencontrés fréquemment dans les situations de soins : les notions de deuil, de perte, de crise, ainsi que la notion de stress avec ses aspects physiques, psychiques et affectifs, la notion de seuil, de même que la compréhension des phénomènes liés à la dimension cachée[16] : l'espace, et le temps qui est son corollaire.

Ces connaissances, fréquemment jugées superflues et accessoires dans les débuts de la valorisation de la relation soignant-soigné, pénètrent lentement dans le milieu professionnel infirmier. On assiste souvent à une valorisation excessive de la méthodologie aux dépens de la compréhension du contenu des informations qui ont pu être recueillies au cours des relations soignant-soigné. La méthodologie introduit un autre genre de technique, elle sécurise; par contre, le contenu de l'information recueillie au cours des relations remet souvent en cause des croyances, des rites, des valeurs, et suscite le requestionnement personnel des soignants.

Mais les connaissances pour comprendre ce que vit le malade, ce dont il a besoin, ne sont pas suffisantes. Trop centrées sur la personne à aider, à soigner, elles laissent encore dans l'ombre les sentiments éprouvés par l'infirmière. La solide tradition de la neutralité, de l'assistance à toute personne par amour et bienfaisance, masque avec pudeur les réactions de rejet ou de sympathie, de déplaisir ou de satisfaction, qui se mêlent à toute situation de soins. Soigner et apprendre à tenir compte des deux partenaires des soins, le soignant comme le soigné, amènent les infirmières à désirer réfléchir sur les émotions et attitudes qui accompagnent les soins. C'est ainsi qu'Elisabeth Stussi a recours à l'approche de l'*analyse transactionnelle*. Utilisant les travaux d'Eric Berne, elle introduit pour la première fois en France dans le milieu non psychiatrique ce mode de réflexion permettant d'éclairer les processus affectifs rencontrés au cours des soins infirmiers.[17]

La nouvelle orientation de la pratique infirmière introduite par la relation soignant-soigné et le désir d'appréhender les besoins fondamentaux de la personne créent de nouvelles exigences au niveau de la formation des infirmières. Une réforme des études d'infirmières s'avère indispensable. Préparée dès 1967 par le Comité d'Entente des Écoles d'Infirmières et des Écoles de Cadres sous l'impulsion stimulante et persévérante de Marie-Thérèse Bonsart, elle prend effet avec la sortie du « Nouveau Programme » des études d'infirmières en septembre 1972.[18]

L'orientation des connaissances à acquérir est axée non plus sur la pathologie et la maladie en soi, mais sur la « compréhension des besoins de santé des personnes et des groupes ».[19] Toutefois, antérieurement à la réforme des études d'infirmière, l'élargissement du champ de connaissances professionnelles s'est opéré par l'accès de la profession à la formation universitaire, particulièrement celle offerte dans les facultés, puis les U. E. R. des Sciences Humaines.[20] A partir de là, les cours de perfectionnement se sont peu à peu transformés et les sessions de formation permanente, lancées dès 1969 par l'EIEIS et développées ensuite par les différentes associations professionnelles, ont permis de rendre ces nouvelles connaissances accessibles aux infirmières des services et d'enrichir ainsi directement la pratique professionnelle.

TECHNOLOGIE

Les outils utilisés par la pratique infirmière sont ceux empruntés à d'autres domaines que ceux de la pratique médicale, en particulier ceux venant de la psychologie sociale. Leur utilisation requiert des connaissances techniques, comme on a pu le constater : techniques d'entretien, techniques de réunion, mais aussi techniques d'organisation du travail. Ces techniques n'ont pas pour but de supprimer les techniques empruntées à la médecine, mais elles permettent de s'interroger sur leur nécessité, sur la façon de les utiliser en tenant compte de la personne malade, de son contexte de vie, de ses aspirations, de ses craintes, de ses attentes.

Avec le courant de la relation soignant-soigné, les infirmières découvrent et s'initient à toutes sortes d'outils servant à recueillir, à analyser, à traiter, à consigner de l'*information*, à la coordonner et à lui donner suite. Habituées jusque là à employer presque uniquement des modes de communication orale, ou à consigner les soins par tâches à effectuer pour l'ensemble d'un service, la relation soignant-soigné oblige à utiliser des outils précis visant à recueillir et à garder l'information concernant chaque malade, complémentaire à celle concernant la maladie, indiquée par la liste des examens et des médicaments ou autres traitements. A partir de 1970, on assiste dans plusieurs services à la création d'un outil infirmier visant à assurer la continuité des soins et en permettre l'évaluation : le *dossier de soins*.

Cette initiation aux outils d'information a donné lieu à toutes sortes de développement et multiplication de certains d'entre eux, tels les questionnaires ou les grilles d'analyse. C'est l'étape de la prolifération de différents outils d'information, qui précède sans doute la nécessaire étape d'une simplification visant à rendre leur emploi plus accessible et significatif. Ceci apparaît d'autant plus indispensable que l'ère de l'informatique est arrivée avec ses nouveaux codes et procédures. Passer en si peu de temps des formes de communication orale à l'informatique sans un apprentissage suffisamment maîtrisé de l'information écrite est un véritable défi pour les infirmières.

LA RECHERCHE

« C'est l'homme qui doit être au centre de la recherche en soins infirmiers ».[21]

Le mot même de « recherche » reste presque complètement inédit pour la profession infirmière jusqu'aux années 1968-70,[22] malgré le chemin tracé dans ce domaine par les infirmières des pays étrangers, ou les incitations du Cinquième Rapport OMS du Comité d'Experts des Soins Infirmiers. « Une profession consciente de ses devoirs doit poser des questions qui méritent de susciter des recherches, être disposée à permettre des recherches portant sur son activité, et à faire passer dans la pratique l'objet de ses recherches ».[23]

En redonnant une place à la relation soignant-soigné dans la pratique infirmière, et en faisant d'elle la texture du travail infirmier, un questionnement inévitable commence à naître, un besoin de s'interroger sur des situations, de comprendre, de se demander ce qu'il est souhaitable ou non souhaitable de prévoir, d'entreprendre. C'est là le moteur de la recherche : découvrir, se poser des questions, essayer de vérifier les informations que l'on a, puis chercher la nature des soins à prodiguer, de quelle façon, pendant combien de temps.

Toutes les étapes de la recherche sont là, elles demandent au personnel infirmier de se familiariser avec elles, puis de les intégrer à la pratique infirmière. Ceci n'aurait pu se faire sans l'accession du personnel infirmier à un enseignement supérieur universitaire où la recherche fait partie intégrante du développement et de la maîtrise d'une discipline. Dès 1972, plusieurs infirmiers et infirmières entreprennent un doctorat de troisième cycle en pédagogie, en psychologie, en attendant de pouvoir en créer un en Soins Infirmiers. A partir de 1971, certaines régions commencent à développer un intérêt pour la recherche[24], tandis qu'à l'Assemblée Générale du C. E. E. I. E.C. de mars 1979, René Magnon prend la responsabilité du Groupe de Travail *Recherche et Prospective*. L'initiation à la recherche est introduite dans la formation donnée en Écoles de Cadres, et les premières sessions sur la recherche en Soins Infirmiers sont offertes dans le cadre de la formation permanente en 1978-79.[25].

Cette toute récente ouverture vers la recherche infirmière se fait par tâtonnements, essais et erreurs, elle passe par l'apprentissage de méthodologies auxquelles elle se limite parfois en raison de la pauvreté d'un contenu professionnel encore insuffisamment élargi et de la difficulté de savoir se servir des connaissances nouvelles dans la pratique quotidienne. Toutefois, à travers ces tâtonnements, la recherche se fraye peu à peu un chemin dans la profession infirmière. Dans le sillage de la relation soignant-soigné se sont ouvertes trois pistes d'exploration :

— l'*organisation du travail*, avec la nécessité de réétudier différemment une affectation des tâches, afin qu'elles prennent sens dans un processus de soins;

— la *pédagogie*, en vue de former le personnel infirmier à l'utilisation du plan de soins, du dossier de soins, et d'en étudier les effets pour améliorer la qualité des soins;

— les *besoins du malade*, piste qui a permis d'initier *la recherche clinique* en soins infirmiers, et qui commence à s'étendre des lieux de formation aux lieux d'exercice professionnel, tout particulièrement à l'hôpital.

L'intérêt pour l'étude des aspects économiques reste encore exceptionnel.[26] La recherche infirmière prend souvent la forme d'études, de travaux, dont plusieurs ont fait, à l'heure actuelle, l'objet de publications et commencent à servir de base à un patrimoine de connaissances infirmières contribuant aussi par là à accroître un patrimoine de connaissances de l'homme. Le premier cahier d'études consacré à la *Recherche en Soins Infirmiers* paraît en 1980.[27]

LES PUBLICATIONS

Au fur et à mesure que se précise une interrogation sur les soins infirmiers, que naît un besoin d'élargissement de connaissances, de contenu professionnel, que s'affirme le désir de rendre les soins infirmiers significatifs, les publications se diversifient, s'étoffent, et surtout deviennent des écrits pensés, étudiés, rédigés par des professionnels. On peut dire qu'en France, à partir de 1968, mais surtout depuis les années 70, est née toute une presse professionnelle, issue de tout un matériau de réflexion apporté par le courant de la relation soignant-soigné ayant entraîné un requestionnement de la pratique infirmière et l'amorce d'une conception des soins infirmiers.

Pour son vingtième anniversaire en janvier 1971, la *Revue de l'Infirmière*[28] sort un numéro d'un intérêt tout particulier sur les grandes questions qui bouillonnent au sein de la profession infirmière. Ce numéro se fait l'écho d'une transformation de la conception de la pratique infirmière qui, bon an mal an, commence à ne plus pouvoir être ignorée. La *Revue de l'Infirmière* annonce pour les années suivantes : « demain dans votre revue... donner au malade-objet une place d'interlocuteur ».[29] Si les articles médicaux tiennent encore une grande place, les articles écrits par les infirmières sont plus nombreux tandis que les questions d'actualités deviennent encore plus variées, ainsi que l'éventail des livres analysés (ce qui témoigne d'un réel élargissement des connaissances utilisées par la profession). En juin 1974, la *Revue de l'Infirmière* édite un supplément qui signe une autre orientation de la revue, mais qui pour le moment reste parallèle, sans oser trop s'affirmer; pourtant les infirmières y écrivent davantage, les sujets traitent souvent de questions intéressant la vie quotidienne, d'exemples de réalisations sanitaires et sociales, ou de questions d'actualités très concrètes ayant des liens directs avec l'exercice professionnel comme le problème des personnes âgées, des handicapés.

En 1976, la Revue *Soins* ouvre une rubrique « professionnel » régulière, elle présente des écrits infirmiers sur différentes questions concernant les soins ou le service infirmier.[30] Outre les articles médicaux toujours les plus nombreux, s'introduisent des rubriques « Actualités », « Législation », « Hygiène hospitalière », « Information internationale ».

Les *Pages Documentaires* fixent le contenu de leurs numéros sur des thèmes concernant de plus en plus, à partir de 1975, l'évolution de la profession, l'évolution de la fonction de l'infirmière, les soins infirmiers comme actes responsables ou gestes routiniers.

En 1970 paraît le premier numéro de l'*Infirmière Enseignante*,

Bulletin d'information et de Pédagogie[31] créé par le Comité d'Entente des Écoles d'Infirmières et des Écoles de Cadres. Entièrement conçu et rédigé par des Infirmières, il est un lien entre les différentes écoles de formation infirmière et ouvre des pages pédagogiques permettant de faire connaître expériences et travaux. Depuis 1969, le C. E. E.I. E. C. édite des numéros spéciaux sur des thèmes intéressant l'évolution des Soins Infirmiers et des questions pédagogiques.[32]

Les revues professionnelles de psychiatrie, comme celle du *GERIP*[33], franchissent le seuil des écoles d'infirmières « D. E. » et des services. Les fonds de bibliothèques s'enrichissent de livres d'administration, de psychologie sociale, d'ouvrages concernant l'homme et son développement.

Des *Études sur les Soins et le Service Infirmier* sont à l'origine du lancement des *Cahiers de l'AMIEC* en avril 1975. Construits autour d'un thème regroupant un ensemble de travaux exigeant l'utilisation de méthodologie de la recherche, les Cahiers publient un numéro par an.[34]

Depuis 1971, les écrits infirmiers ne font pas seulement l'objet d'articles, mais aussi de livres : la Collection *Infirmières d'Aujourd'hui*[35] a déjà publié vingt-deux ouvrages à ce jour, dont la plupart ont pour auteurs des infirmières.

Sans ces écrits progressifs, les infirmières et infirmiers ne seraient pas arrivés aujourd'hui à un tel questionnement sur les soins et le service infirmier.

Incidences sur la valorisation sociale et économique de la profession infirmière

Il existe encore très peu de recul pour pouvoir constater et tenir pour certains et durables les effets tangibles du courant de revalorisation de la relation soignant-soigné au niveau de la pratique infirmière, tant pour les utilisateurs des soins que pour les soignants. Toutefois, on ne peut minimiser, et encore moins nier, un ensemble d'effets qui, s'ils n'ont pas encore atteint le plus grand nombre des infirmières en exercice, ont cependant marqué très profondément la pratique professionnelle et contribué à lui faire retrouver ses racines, à les revitaliser, et, par là, à lui donner un élan nouveau, voire un réel essor.

INCIDENCES SOCIALES

Au début de la montée du courant de revalorisation de la relation soignant-soigné, *les infirmières* sentent leur image sociale menacée par les risques de déstabilisation d'une forme d'identité chèrement acquise par vingt années d'efforts pour s'affirmer comme techniciennes spécialisées, auxiliaires de choix du médecin. Ceci est d'autant plus manifeste que la relation avec le malade apparaît pour beaucoup comme une autre option à la pratique des soins, une option s'opposant à la technicité, acculant l'infirmière hospitalière à faire choix d'être « technicienne ou travailleur social ».[36] Or une orientation préconisant le développement « d'une fonction psychologique et pédagogique »[37] auprès du malade est difficile à soutenir « dans le contexte actuel, où la technique exerce une emprise que l'on ne peut ignorer, la conception de fonctions infirmières limitées à un rôle de coordination et de relation n'est-elle pas appelée à se périmer ? La profession se trouvera-t-elle valorisée d'une telle orientation, ou au contraire, l'infirmière n'ayant pas de compétences spécialisées ne risque-t-elle pas de servir de « bouche-trous » ? Que signifieront les relations humaines isolées en tant que telles aux yeux de ceux qui administrent et gèrent le budget de la Santé Publique ? »[38]

La relation soignant-soigné se heurte de fait à différents obstacles. Il semble d'autant plus désuet de redonner priorité au malade par le moyen de la relation qu'elle est le plus souvent conçue comme *allant de soi*, associée à certaines images de la morale professionnelle : « est-elle l'aumône faite au malade, le sourire ou la parole aimable qui donne la bonne conscience ? ».[39] Ou encore n'est-ce pas un leurre de proclamer la relation soignant-soigné comme pouvant améliorer les soins aux malades s'il n'y a de place que pour la technicité. Cette position est difficile à défendre « car en voulant sauvegarder un rôle "humain" perçu par la profession comme étant de plus en plus nécessaire dans un hôpital envahi par la technique, elle se heurte au fait qu'il n'y a plus de place en terme de qualification, de temps de travail et de valeur économique, pour la relation humaine entre l'infirmière et le malade quand l'activité est de plus en plus "rationalisée".[40] Est-il même concevable de pouvoir attacher quelque importance à la relation si les soignants demeurent éparpillés entre une *succession de gestes et de tâches à accomplir.* « Faire dépendre une relation d'un geste à accomplir alors que d'une part ces gestes sont faits par tant de personnes différentes et que l'éparpillement en secondes et en minutes distribuées parcimonieusement à chacun ne permet ni n'incite à parler, ni à écouter, c'est s'abuser sur ce que l'on attend de cette relation ».[41] Cette difficulté est d'autant plus grande qu'en *privilégiant la relation duelle* centrée sur le malade, la formation à la relation soignant-soigné ne prépare pas l'infirmière à pouvoir agir simultanément sur le contexte hospitalier, ainsi que sur les rouages institutionnels. Elle mobilise à nouveau ses motivations profondes : être à même d'être utile au malade, mais en restant presque totalement démunie devant le poids institutionnel et fort peu préparée à vivre des relations de parité avec différents partenaires sociaux.

Outre ces constatations, l'exigence de la relation soignant-soigné est-elle possible à vivre de façon durable sans lieu d'expression, de partage, sans possibilité de concertation avec une équipe. Obligeant à une alternative permanente d'empathie, de détachement et ceci avec plusieurs malades, on peut se demander «s'il est humainement possible à des infirmières qui vivent en contact constant avec la souffrance et la mort d'établir des liens qui exigent d'elles une implication personnelle, ces liens en effet seront toujours rompus, soit par la séparation, soit par la mort ».[42]

Toutefois, « le rapport psychologique avec le malade comme valeur centrale de la profession représente un courant important chez les infirmières ».[43] La relation soignant-soigné redonne à la pratique infirmière « un sens humain » tant souhaité et exprimé par les motivations orientant le choix de la profession. Elle relativise la technique et permet de la requestionner, mais cela ne peut se réaliser que si cette relation ne devient pas une idéologie, une fin en soi, et ne conforte pas le soignant dans le rôle de confident, trop lourd, impossible à porter, à avoir auprès de plusieurs malades ou qui rend encore plus dépendante la personne soignée en se l'appropriant comme « une chasse gardée ».

La relation soignant-soigné ne prend sens et ne peut être vivable que :

— si elle a pour but de découvrir et reconnaître l'information nécessaire pour prodiguer des soins appropriés;

— si elle permet d'établir des liens entre les différentes informations concernant la personne et sa maladie, et s'il y a recours à différentes sources de connaissances pour en comprendre le sens;

— si elle se réinsère dans une action professionnelle;

— si elle permet la concertation avec la personne soignée et son entourage, stimule sa participation active, et entraîne la concertation et la coordination avec d'autres personnels soignants;

— si elle contribue à assurer la continuité des soins, à les situer dans une durée;

— si elle apporte des repères, des références pour l'évaluation de la qualité des soins.

Pour pouvoir se réaliser et devenir efficiente au niveau des services, elle requiert :

— une formation professionnelle permettant de s'y initier, d'en mesurer les seuils, les limites, et les écueils lorsqu'elle n'est pas bien maîtrisée;

— une réorganisation du travail en fonction d'une autre conception des soins infirmiers;

— un réajustement des tâches techniques qu'elle n'élimine pas, mais auxquelles elle donne sens et qu'elle resitue dans un contexte global;

— un accompagnement périodique de personne extérieure pour aider au requestionnement qu'elle entraîne afin de permettre de l'assumer et d'y trouver une possibilité de développement, de satisfaction et de valorisation.

Lorsque ceci peut se réaliser, il y a valorisation certaine des soins infirmiers, tant pour les soignés que pour les soignants. De toute façon, quelque maladroite qu'ait pu être l'utilisation du courant de la relation soignant-soigné à ses débuts, et malgré les nombreux obstacles rencontrés sur son chemin, il a contribué à retrouver d'autres modes de valorisation sociale pour le personnel infirmier que la seule compétence technique. Par les nombreux questionnements et réactions qu'il a suscités, il a été un analyseur du « fait social infirmier » et a attiré l'attention de différents partenaires sociaux, autres que les médecins. Il est véritablement à l'origine d'une littérature infirmière qui s'inspire d'autres sources que celles de la morale professionnelle, ou de la technique.

Quant aux *malades et personnes soignées* elles redeviennent le référant des soins, elles en sont la finalité. Selon la façon dont la relation soignant-soigné est vécue et utilisée, le statut « malade » s'estompe au profit des autres statuts et rôles vécus par la personne soignée, qui peuvent être mobilisés. Le malade retrouve sa place sociale tout en étant dans un service de soins. En fonction du degré de dépendance, et si celui-ci est analysé de façon à clarifier les zones d'autonomie qui peuvent être mobilisées, le malade peut devenir « patient actif », [44] prendre part aux décisions qui concernent sa propre santé, et même jouer ce rôle auprès d'autres malades : c'est l'éducation des malades par les malades.

En valorisant *la relation duelle*, ce courant prend en compte certains aspects du vécu lié à l'entourage du malade, mais il est regrettable qu'il restreigne le plan de soins aux personnes considérées isolément, en *négligeant la dimension institutionnelle et les facteurs sociaux, économiques et politiques déterminant la maladie.* Limitant la conception de la santé à la santé individuelle, ce courant est trop restrictif et donne aux soins infirmiers une portée sociale fort réduite. L'individualisation des soins ne saurait être une philosophie suffisante à l'avenir des soins infirmiers, car chacun est susceptible de se prêter à entretenir (sans intention délibérée) certains maux s'il n'y a pas d'interrogation sur les facteurs qui les occasionnent.

INCIDENCES ÉCONOMIQUES

Il est presque impossible d'en dresser une conjoncture. Ce qui apparaît comme certain c'est qu'il y a modification de la nature du coût et de l'incidence économique des soins infirmiers.

En ce qui concerne le *coût économique*, il est nécessaire d'évaluer le *coût en temps* que l'on dit plus long, mais ce n'est pas certain, car une bonne compréhension des informations venant du malade gagne un temps inestimable. Par contre, il est indispensable de reconsidérer l'organisation du temps en faisant une place au temps consacré à la relation soignant-soigné non comme un succédané, un additif à tout soin technique, mais comme une activité soignante, ayant ses temps forts comme ceux de l'arrivée du malade, de la préparation à une intervention, d'un retour à la maison.

Le *coût en personnel* peut être plus élevé dans certains services, mais réclame essentiellement une meilleure utilisation du personnel et requiert que celui-ci bénéficie d'une formation appropriée.

Le *coût financier* relève des deux précédents, mais serait à évaluer également par rapport à l'utilisation des technologies et traitements médicamenteux. L'effet thérapeutique de la relation amène la diminution de certains médicaments ou traitements, comme on peut le constater par rapport à l'utilisation des somnifères par exemple, ou de perfusion pour réhydrater les personnes âgées.

L'*incidence économique* demanderait d'être étudiée par rapport aux personnes soignées et aux soignants : les soins partant de la relation soignant-soigné ayant des effets thérapeutiques irremplaçables. Jusqu'à présent, les bénéfices de ces soins ont davantage été appréhendés auprès des enfants, et ceci après les constatations des séquelles très graves laissées par l'hospitalisme, ou par les retards considérables de développement psychomoteur des enfants dus à la seule valorisation des soins techniques aux dépens de tout support relationnel. De même, beaucoup d'infirmières de services d'adultes ou de personnes âgées pourraient donner la preuve de la validité d'une action soignante qui part des informations communiquées au cours de relations avec la personne soignée ou sa famille, et témoigner de leur incidence sur des traitements médicamenteux, sur la réduction de durées de séjour, ou sur la possibilité pour les malades de mieux discerner ce qui va orienter leur choix thérapeutique[46]. Ces effets tangibles, bien connus des personnels soignants dans les services, demeurent encore assez méconnus d'un plus grand nombre, soit parce qu'ils gênent une politique de santé basée sur la réparation ainsi que l'excessive médicalisation des services, soit parce qu'ils exigeraient de faire l'objet de publications, ce qui est encore très peu accessible aux infirmières exerçant en service en raison du poids de leur travail et de leur non préparation à la communication écrite, et souvent de la valorisation insuffisante qu'elles accordent elles-mêmes à leur propre travail, ayant plutôt tendance à se déprécier.

Le courant lié à la revalorisation de la relation soignant-soigné a certainement joué en France un rôle de « propulseur » par rapport aux soins infirmiers. Il a fait naître la notion de « soins infirmiers », de « service infirmier » qui, jusque là, ne reposait pas à proprement parler sur une conception, mais se rattachait à une pratique de soins accomplie par des infirmières, par un personnel infirmier. Même si ce terme souffre encore d'ambiguité et réclame d'être clarifié quant à ce qu'il recouvre, il a le mérite de donner une dénomination à la pratique infirmière et de contribuer ainsi à la désolidariser de la personne de l'infirmière avec laquelle elle faisait corps. C'est là un grand pas sur le chemin de la professionnalisation, qui demande à s'affermir.

NOTES

1. Oraison M., *Être avec... la relation à autrui*, Paris, Le Centurion, 1968, p. 63.
2. L'école de Cadres de la Croix-Rouge Française, « Enseignement théorique. Formation générale complémentaire », *R.I.A.S.*, mars 1960, p. 116. La formation est faite par M. Ardoino, Secrétaire général de

l'Association Nationale pour le développement des Sciences Humaines Appliquées.

3. Par école mixte, il faut entendre les écoles qui offrent la double formation, celle d'infirmière et celle d'assistance sociale. Elles ont tout été fondées après la Deuxième Guerre mondiale en raison de la double formation des infirmières visiteuses et des infirmières hospitalières. La plupart n'ont gardé à l'heure actuelle que l'une des deux formations, infirmière ou assistante sociale.
4. Mordacq C., *Pourquoi des infirmières ?*, Paris, Le Centurion, 1972, p. 62.
5. Henderson V., *Basic Principles of Nursing Care*, Londres, I. C. N., 1961.
6. École du Comité National de Défense contre la Tuberculose, Paris. École d'Infirmières de Chartres.
7. OMS. *Comité OMS d'Experts des Soins Infirmiers*, Cinquième Rapport, Série de Rapports techniques n° 347, Genève, 1966.

8 *Ibid.*, p. 33.

9 L'école Internationale d'Enseignement Infirmier Supérieur est créée à l'instigation de l'Organisation Mondiale de la Santé en 1963 et inaugurée en 1965. Décret du 27 juillet 1967.

10 « Le malade, objet de notre sollicitude », *R.I.*, janvier 1971, pp. 37-42.

11 Voir à ce sujet : Duhart J. et Chartron-Drassard J., dans « Sociologie de la Médecine », *Revue française de Sociologie*, février 1973.

12. Mordacq C., Stussi E. et autres, « Le Plan de Soins », *Bulletin d'Information et de Pédagogie*, CEEIEC, numéro spécial, novembre 1970.

13 Ne pas confondre avec la sectorisation en psychiatrie, ni le découpage en secteurs des circonscriptions d'action sanitaire et sociale.

14 Bachelot H., « Prospective dans le domaine de la formation », *R.I.A.S.*, juillet-septembre 1967, pp. 659-664.

15 Montesinos A., *L'infirmière et l'organisation du travail*, Paris, Le Centurion, 1976.

16 Hall E., *La dimension cachée*, Paris, Seuil, 1968.

17 E. Stussi : Infirmière Responsable de Formation permanente à l'EIEIS jusqu'en avril 1979, a organisé avec le Docteur A. Beetchen le premier groupe BALINT pour infirmières en janvier 1978. En mars 1979, elle organisait à l'EIEIS le premier cours d'analyse transactionnelle, avec Ted Novey.

18 « La réforme de l'enseignement infirmier », Propos recueillis par N. Wehrlin, *R.I.A.S.*, décembre 1969, pp. 1211-1216. La réforme des études d'infirmières résulte d'un ensemble d'événements contribuant à forcer l'évolution de la profession; parmi ceux-ci, il faut mentionner spécialement les *Accords Européens sur l'instruction et la formation des infirmières*, signés par la France le 30 novembre 1967, et la pression des événements de 1968.

19 *Programme des Études d'Infirmières*, Arrêté du 5 septembre 1972, Présentation du programme, p. 3.

20 La première formation universitaire pour les infirmières, en France, fut celle de l'École Internationale d'Enseignement Infirmier Supérieur, ouverte à partir de 1965. En 1975, l'Assistance Publique de Paris offrira une Maîtrise en Sciences et Techniques de Gestion Hospitalière.

21 Bohe-Fournier M., « Une expérience d'enseignement des Soins Infirmiers en École de Cadres », *Infirmière Enseignante*, n° 5, mai 1978, Pages pédagogiques.

22 Exception faite pour quelques études pédagogiques du C.E.E.I.E.C., qui

publie entre autres les rapports des journées pédagogiques des Monitrices, en février 1965, sous le titre : *Recherche pédagogique en Écoles d'Infirmières*.

23 Comité d'Experts des Soins Infirmiers, *op. cit.*, p. 30.

24 Bachelot H., « L'évolution de la Recherche dans la Profession Infirmière », *Les soins Infirmiers et la Recherche*, AMIEC, cahier n° 6, 1980.

25 Sessions offertes à l'EIEIS par C. Mordacq et J. Goodwin.

26 Thèse de Hacquart G., *Aspects économiques de l'unité de soins hospitalière*, Paris, Ed. Médicales et Universitaires, 1976.

27 AMIEC, *Les soins Infirmiers et la Recherche*, N° 6, 1980. Dans ce numéro, R. Magnon présente une bibliographie exhaustive des articles écrits sur la recherche dans la profession infirmière.

28 *La Revue de l'Infirmière et de l'Assistante Sociale (R.I.A.S.)* devient en janvier 1971 la *Revue de l'Infirmière.* Nadine Wehrlin, infirmière, est rédactrice de la Revue depuis 1961.

29 En avril 1976, la *Revue de l'Infirmière* fait le point sur sa publication.

30 La rédactrice de la revue *Soins* a été de 1974 à 1979, Françoise Buchard, infirmière, qui a donné une impulsion professionnelle à la revue.

31 *L'Infirmière Enseignante* est lancée par M. T. Bonsart, puis la responsabilité de la rédaction a été assurée par plusieurs infirmières. Elle est tenue actuellement par O. Radenac.

32 Six BIP, numéros spéciaux, ont été édités à ce jour.

33 Revue du GERIP, Groupe d'Études et de Recherche des Infirmiers Psychiatriques.

34 *Les Cahiers de l'AMIEC* sont publiés par la *Commission de Publication de l'Association* « Les Amis de l'École Internationale », commission que préside René Magnon, qui a donné l'élan à cette publication.

35 Publié aux Éditions du Centurion, cette collection est dirigée par C. Mordacq et Y. Hentsch.

36 Chauvenet A. , « L'infirmière hospitalière technicienne ou travailleur social », *PROJET*, n° 90 décembre 1974, pp. 1135-1148.

37 *Ibid.*, p. 1145.

38 Comité de Rédaction de la *R.I.*, « Quel est l'avenir de la profession d'infirmière ? » *R.I.*, janvier 1971, p. 21.

39 Raine S., « La relation infirmière personne malade, une fin ou un moyen ? » *R.I.*, janvier 1971, p. 21.

40 Chauvenet A., *op. cit.*, p. 1145.

41 Raine S., *op. cit.*, p. 35.

42 *Ibid.*, p. 32.

43 Chauvenet A., *op. cit.*, p. 1146.

44 Martin J., « Le patient actif », *Chronique OMS*, vol. 32, février 1978.

45 « Qu'est-ce que soigner des êtres humains ? » dans *Soins Infirmiers, acte responsable ou geste routinier*, CCPS, novembre 1980, p. 82.

8
Courant axé vers le développement de la santé

Les gens ont le potentiel de leur santé. Les travailleurs sanitaires et sociaux n'ont rien d'autre à se proposer que de les aider à le libérer.[1]

S'il est peu simple de tenter de retracer une rétrospective des différents courants qui ont influencé et influencent la pratique infirmière à ce jour, il s'avère encore plus difficile d'aborder ce dernier courant. Ceci parce qu'étant d'apparition récente en France, il est peu saisissable dans la variété des conceptions et des croyances auxquelles il s'alimente, et qu'il mobilise de petits groupes d'une grande diversité, numériquement encore peu représentatifs, mais socialement très engagés par la volonté de resituer le processus santé-maladie dans l'ensemble de ses dimensions sociales, économiques et politiques. Pour ces groupes, la santé et la maladie ne sont plus seulement considérées par rapport à l'individualité de chaque personne, il ne suffit pas de *répondre aux besoins sanitaires par un lourd système de réparation, la santé et la maladie sont le reflet d'un fait social* : « Notre conception de la santé publique est largement définie par la domination d'un appareil hospitalier (...), il nous informe sur les questions de santé comme si celles-ci dépendaient exclusivement de notre consommation de soins médico-hospitaliers. Et ce faisant, il tend à masquer le fait que nos maladies résultent aussi de conditions sociales — pensez aux accidents et maladies du travail, au travail posté, aux polluants industriels, etc., qu'il est urgent de changer. La santé ne sera jamais rétablie par la médecine si elle est sapée par les conditions sociales ».[2]

Ce courant, de manifestation tardive en France, a plusieurs sources et emprunte des voies différentes dont on peut retenir parmi les plus marquantes :

— l'apport des travaux faits dans le domaine de la biologie et de la physiologie, sans négliger la contribution irremplaçable de sciences humaines comme l'anthropologie, la sociologie et la démographie;

— la nécessité de répondre différemment aux besoins

sanitaires, perçue d'abord dans les pays en voie de développement, puis dans la société occidentale;

— la naissance ou le ressurgissement de nouveaux mouvements sociaux entraînant un requestionnement du travail social et de l'action sanitaire et sociale.

APPORT DES TRAVAUX FAITS EN BIOLOGIE ET EN PHYSIOLOGIE

Dès 1950, les travaux de Hans Selye montrent le caractère peu différencié de certains états de malaise comme la fatigue, l'état nauséeux. Son analyse permet d'élucider les phénomènes du *stress de la vie.*[3] Ces travaux ouvrent des pistes nouvelles aux chercheurs. Nombreux sont ceux qui se penchent sur le processus d'adaptation. Parmi eux, le biologiste René Dubos, en étudiant l'action des déterminants biochimiques au sein de l'environnement, est amené à reconsidérer l'inter-relation et l'interaction de l'homme, de la société et de l'environnement. Ses observations sur des faits biologiques l'obligent à remettre fondamentalement en question la conception statique de la santé et de la maladie : *« les définitions habituelles de la santé sont donc incomplètes car elles considèrent le problème d'un point de vue égocentrique et statique. Ces définitions ne sont formulées qu'en des termes concernant la personne en tant qu'individu, tandis qu'elles devraient aussi considérer la collectivité ».*[4] Il montre la nécessité de repenser le processus santé-maladie par rapport aux phénomènes dynamiques de lutte et d'adaptation continues, or ces définitions « considèrent la santé comme un état, alors que ce qui importe le plus est l'adaptabilité dynamique aux facteurs d'environnement qui affectent le comportement et le bien être »... « Pour l'homme l'adaptation inclut ses projets d'avenir, à la fois ses rêves et ses craintes. Bien plus, chaque personne est un membre de la fraternité humaine, aussi *le concept de la santé publique apparaît comme une vaste composante de responsabilité sociale ».*[5] Ces perspectives renouvellent totalement les stéréotypes sur la santé. D'autres biologistes apporteront une contribution complémentaire à ces nouvelles orientations, comme François Jacob, Henri Laborit pour la France.[6]

Toutefois, cette nouvelle conception de la santé n'aurait pu avoir d'effets tangibles sans l'apport inestimable des sciences humaines et sociales qui permettent un élargissement des connaissances et de mieux comprendre :

— l'importance des habitudes de vie, coutumes, croyances (anthropologie),

— les phénomènes institutionnels (sociologie).

— l'importance des nombres et genres de population (démographie),
— la dimension économique des soins (économie).

NÉCESSITÉ DE RÉPONDRE DIFFÉREMMENT AUX BESOINS SANITAIRES

Ceci arrive en raison de la constatation, d'abord dans les pays en voie de développement, que la plus grande partie de la population n'est pas ou presque pas touchée par les services sanitaires, malgré des dépenses accrues « de santé » (médicaments, appareils, hôpitaux). Dès 1973, l'OMS, soucieuse d'un tel état de fait, s'inspire des orientations sanitaires développées en Chine et à Cuba, en recommandant le développement des « soins de première ligne », des « soins de premier recours » appelés ensuite « soins de santé primaire », c'est-à-dire de première nécessité.

Ces soins doivent pouvoir être prodigués là où vivent les gens que ce soit en milieu rural ou urbain, proches de leur logement, de leur lieu de travail (d'où l'expression « première ligne »). Ces soins sont les soins courants, les plus simples.

Comme ces soins sollicitent la participation de la population, ils ont pour but de la rendre active et concernée par le développement de la santé, ils s'adressent à l'ensemble de la communauté humaine (collectivité locale), d'où l'appellation de « soins communautaires ». Ces soins engagent à la fois la population et le personnel sanitaire, ainsi que toute personne qui, par ses fonctions, contribue à la santé : tous ceux concernés par les ressources alimentaires, économiques, l'éducation, etc. Ils demandent donc à être pensés en concertation.

Ce courant anime actuellement toute la politique sanitaire de l'OMS, aussi bien pour les pays en voie de développement que pour les pays développés où la crise économique a remis en cause le coût toujours plus élevé d'une médecine prospère.[7] Les orientations préconisées par ce courant ont fait, dès 1974, l'objet d'études particulières pour voir leur transposition au niveau des soins infirmiers : ce fut le séminaire sur « les services infirmiers des Collectivités ».[8] La conférence d'Alma-Ata, tenue en septembre 1978 sous l'égide de l'Organisation Mondiale de la Santé et du Fond des Nations Unies pour l'Enfance, aboutit à la promulgation de vingt-deux recommandations ayant pour objectif le développement de « *la Santé pour tous en l'an 2 000* » en la tenant comme *constitutive du développement social et économique*, et en s'assurant la *pleine participation de la population*.[9]

LA NAISSANCE OU LE RESSURGISSEMENT DE NOUVEAUX MOUVEMENTS SOCIAUX

Dès 1920, le *Mouvement des Résidences Sociales* en quartier ouvrier, et la création de *Maisons de quartier*, témoignent d'un souci de créer des structures de rencontre et d'échange pour la population. La Caisse Nationale d'Allocations Familiales développe avant la deuxième guerre mondiale toute une politique d'action de quartier par les *Centres Sociaux*, tandis que quelques projets coopératifs se cherchent au sein du mouvement ouvrier.[10]

Durant la fin des années cinquante, on assiste à nouveau à la naissance de différents mouvements sociaux traduisant la nécessité de se réinterroger sur certains problèmes fondamentaux engageant les responsabilités sociales, économiques et politiques des hommes et des femmes devant leur avenir. Apparemment sans lien entre eux, et aussi variés que le *mouvement des femmes* affirmant leur volonté de retrouver le sens de leur corps et de déterminer elles-mêmes le choix ou le refus de la maternité, *les projets auto-gestionnaires* ou ceux de coopératives associatives en milieu rural, les *mouvements écologiques* de défense de l'environnement, les *groupes de consommateurs*, tous ces mouvements traduisent une volonté de reconsidérer les modes de relations sociales, les processus de décision, les orientations politiques et économiques des différents systèmes, dont ceux de l'Éducation et de la Santé.

Parmi ces mouvements, le *mouvement social de développement communautaire* commence à s'affirmer en raison de la remise en cause par les travailleurs sociaux d'une politique sociale d'assistance, et du désir de quelques-uns de susciter la participation et la collaboration directe des gens pour traiter les questions concernant leur condition de vie. En 1958, a lieu à Palerme le premier *Séminaire de développement communautaire* pour les régions sous-développées de l'Europe, en 1961, le Séminaire sur la formation au travail social communautaire.

Tout en circulant par des voies diverses, le courant de développement de la santé n'affecte pas à ses débuts la pratique infirmière à l'hôpital, à part quelques exceptions. Il modifie peu le travail des infirmières puéricultrices exerçant en centre de PMI, ou celui des infirmières scolaires, si ce n'est pour les inciter à « faire de la prévention » ou des « campagnes d'éducation sanitaire » s'inspirant le plus souvent de la conception d'une santé normative. Par contre, il va en quelque sorte servir d'aura à de très petits groupes d'infirmières de soins à domicile, mobilisant tout particulièrement les religieuses des dispensaires de quartier qui, ne pouvant plus continuer à assurer le maintien de leur présence au sein de la population ouvrière ou rurale dans certains secteurs géographiques, intéressèrent la population locale au maintien d'un service de soins à domicile. C'est là l'occasion d'un requestionnement avec les usagers sur le sens et la finalité des soins à domicile, requestionnement qui mobilise aussi quelques infirmières libérales. C'est alors que sous l'impulsion de Michèle Barrot[11] et des Centres d'Angers, de St Chamond et de Rodez, prend naissance le mouvement des Centres de Soins dont la finalité est de développer la santé individuelle et collective de la population, en assurant au-delà des soins à domicile une action préventive avec la participation directe des gens, non seulement aux soins, mais aux décisions orientant les actions de santé, ceci dans une approche communautaire où usagers et infirmières sont partenaires de la gestion. *Le mouvement des Centres de Soins* et celui des *Boutiques de Santé* ont obligé de reconsidérer la pratique infirmière des soins à domicile.[12]

Effets sur la pratique infirmière du courant axé sur le développement de la santé

RAISON D'ÊTRE DE LA PRATIQUE INFIRMIÈRE

Elle est d'offrir « des soins de santé essentiels, universellement accessibles à tous les individus et à toutes les familles de la communauté par les moyens qui leur sont acceptables, avec leur pleine participation et à un coût abordable pour la communauté et le pays ».

Ils ont « une dimension sociale et une dimension de développement des personnes et des groupes ».

Les soins infirmiers contribuant aux soins de santé primaires « ont pour vocation de maîtriser les principaux problèmes de santé de la communauté et revêtent diverses formes : action de promotion, de prévention, de soins curatifs, et de réadaptation ».[13]

NATURE DU TRAVAIL ET CARACTÉRISTIQUES DU SERVICE OFFERT

La nature du travail infirmier peut varier très différemment suivant que la conception du courant axé sur la santé est appréhendée de façon normative, entraînant des actions systématiques de contrôle et d'éducation sanitaire, ou s'il développe un intérêt pour la compréhension des problèmes de santé que peuvent rencontrer les personnes à partir de leurs conditions de vie. En ce cas, les soins infirmiers requièrent de discerner les besoins de santé à partir de la découverte des gens et de leur milieu de vie, en faisant un lien entre la manifestation du besoin et du problème de santé et les conditions de vie comme le logement, le travail, le transport.[14]

A partir d'une demande d'intervention sur prescription médicale ou d'une action mandatée comme une visite à domicile faite dans le cadre de la protection maternelle et infantile, la démarche consiste à découvrir les difficultés auxquelles se heurte un malade, une famille, ce qui favorise tel ou tel trouble, malaise, perturbation, et à chercher avec les personnes concernées comment atténuer ou résoudre les difficultés, comment pallier les conséquences de la maladie sur la vie quotidienne.[15]

Les sources premières de l'information servant aux soins sont les utilisateurs, ainsi que les données venant de l'entourage et de l'environnement dans lequel ils se situent.

L'analyse de problèmes individuels ayant des caractéristiques communes ou réclamant une compensation comparable est indicatrice de *facteurs de vulnérabilité* dont la fréquence répétée, la durée prolongée sont révélatrices du genre d'action à entreprendre en lien avec d'autres travailleurs sanitaires et sociaux[16] pour un ensemble de personnes ou de familles connaissant des difficultés de même nature. Les conseils comme l'éducation sanitaire partent de la constatation concrète et analysée des problèmes rencontrés, non d'une application artificielle de connaissances normatives. Ainsi, plusieurs prescriptions médicales de même nature pour un traitement de personnes atteintes de rhumatismes dans un même quartier peuvent être le point de départ d'une analyse de certaines conditions de logement pouvant mener à une action d'assainissement.[17]

Cette démarche d'analyse des problèmes de santé individuelle et de problèmes concernant tel ou tel groupe social n'est pas dissociable de la gestion du service infirmier : la fonction soignante se double obligatoirement d'une fonction gestion des soins, car c'est à partir de l'identification des problèmes rencontrés dans les situations de soins que s'élaborent des projets d'action sanitaire et que se font des choix financiers qui, dans les centres de soins, sont gérés avec les usagers, ce qui requiert l'apprentissage de l'argumentation de projets, de l'expression des conflits, de la négociation, de relation de parité avec reconnaissance des différences et des complémentarités. La prévalence des anciens modèles soignants-soignés, dominants-dominés, rend cet apprentissage difficile. Ainsi, tout en gardant leur caractère individuel, les soins sont étudiés dans leur dimension sociale, économique et politique au sens où ils intéressent et concernent directement « la chose publique », « le bien public ».

CONNAISSANCES INVESTIES DANS LE SERVICE OFFERT

Le courant axé sur le développement de la santé est à l'origine d'un très grand enrichissement de la pratique infirmière, car il exige de recourir à un vaste champ de connaissances pour comprendre les situations et savoir les utiliser dans des projets d'action. L'éclatement du concept normatif de la santé et de son corrolaire la maladie, requiert d'aller puiser les connaissances dans tous les domaines qui parlent des hommes et permettent de comprendre leurs différentes habitudes de vie, leurs croyances, leurs cultures, leurs conditions de logement, de travail. Les sources de ces connaissances se trouvent dans les différents *« milieux de vie »* où se déroule l'infinie variété des activités humaines. Les découvrir suppose de franchir les murs de l'école et de l'hôpital, mais aussi d'apprendre à regarder, à entendre, d'apprendre à oser aller vers ceux qu'on ne connaît pas, à entrer en relation autrement que dans une relation d'aide. Mais savoir utiliser les connaissances puisées au sein des milieux de vie réclame de comprendre leur sens, de pouvoir expliquer des phénomènes culturels, sociaux, économiques, d'où le recours à l'anthropologie culturelle,[18] à la sociologie, à la démographie, à l'économie, à la biologie qui rénove la compréhension des systèmes vivants. Ceci requiert également d'apprendre à ne plus isoler des facteurs, des phénomènes, mais à les situer dans un champ d'interrelation, d'interaction. Grâce à la formation universitaire, les infirmières ont accès à ces sciences dès 1965, tandis que la mise en place d'un programme d'Infirmières cadres de santé publique débute à l'École de Cadres de la Croix-Rouge de Paris dès 1970 et que le décret du 7 août 1973 ratifie cette formation.[19] Différentes sessions offertes par la formation permanente permettent la diffusion de ces nouveaux concepts et connaissances au niveau des écoles et des services, en particulier les sessions « *Santé et Milieu de Vie* » créées dans le but d'apprendre à concilier la découverte du milieu de vie faite sur le terrain avec l'éclairage apporté par les sciences humaines en vue de mieux saisir la signification des problèmes rencontrées dans des situations de soins, qu'elles soient en secteur hospitalier ou extra-hospitalier. L'apport de ces connaissances contribue à les considérer comme *bases* de la première année des études d'infirmière, ce qui se réalisera avec le programme du 12 avril 1979 qui situe « cette année de formation comme un temps privilégié en faveur de la découverte de l'être humain dans son unité et son environnement d'une part, d'autre part d'une initiation à la fonction infirmière ».[20]

Des horizons nouveaux, jusqu'alors inexplorés non seulement par les infirmières mais aussi par les médecins, viennent ouvrir d'autres perspectives à la pratique infirmière en lui permettant d'appréhender la relativité de la santé et de comprendre la maladie comme l'aboutissement d'un ensemble de phénomènes dont l'aspect organique ne représente qu'une des multiples facettes. Les pistes ouvertes par des voies aussi différentes que l'ethno-psychiatrie, les médecines parallèles, la bio-énergie, la bio-sociologie, offrent des sources d'explicitation infinies des phénomènes de vie auxquelles viennent s'alimenter le personnel infirmier cherchant avec plus ou moins de difficultés à intéger ces nouveaux savoirs dans leur pratique soignante.

TECHNOLOGIE

Centré sur le développement des personnes et des groupes, ce courant dénonce l'accroissement inconsidéré des technologies lourdes et réhabilite les *technologies simples* qui peuvent être comprises et utilisées par les gens, ainsi que des *technologies appropriées* qui s'adaptent aux besoins des gens, à leurs ressources, à leurs moyens.

Retrouver la place du *corps comme premier outil des soins*, comme la première de toutes les technologies simples, se découvre par l'apprentissage de pratiques d'expression du corps comme le yoga, la réflexologie, les massages (shiatsu, massages californiens, etc). L'initiation à d'autres techniques douces comme l'utilisation des plantes, l'homéopathie, la naturopathie, commence à être utilisée dans la pratique soignante infirmière, particulièrement dans les soins à domicile. Toutes ces techniques sont sous-tendues par une philosophie existentielle et ne peuvent être dissociées d'une relation engageant ensemble soigné et soignant; elles impliquent également des choix sociaux.

Les techniques douces des médecines parallèles n'éliminent pas les outils de réparation de la médecine allopathique, mais elles les relativisent, en rejettent l'exclusivité, et elles les obligent à un requestionnement de leur utilisation excessive.

Le courant centré sur le développement de la santé amène

également à mobiliser tout ce qui reste de potentiel de vie, d'autonomie, lorsqu'il y a maladie ou handicap, d'où l'initiation aux *technologies de compensation*[21] visant à connaître appareils, outillages permettant de recouvrer une autonomie totale ou partielle.[22] Cet aspect de la pratique infirmière est fondamental et commence à être perçu comme tel, puisqu'il arrive à des centres de soins de se regrouper pour avoir un fond commun de quelques appareils indispensables à l'accroissement de l'autonomie des patients et à l'allègement d'efforts du personnel soignant et de la famille. Soigner redevient : « aider à vivre ».

Ceci suppose d'avoir développé une capacité d'analyser les situations de soins, d'où les outils d'*information* pour recueillir les données, apprendre à identifier la nature d'un problème, mettre en œuvre les soins infirmiers et assurer leur continuité. Outre les outils indispensables à l'ensemble de l'équipe comme planning, tableau pour *visualiser* les données d'une situation, les supports techniques de circulation de l'information servant aux soins et le *dossier de soins* sont à l'étude dans quelques services de soins à domicile. Des infirmières ont même commencé à initier les familles « au cahier de soins », où toutes les personnes soignant un même malade consignent l'information permettant d'assurer la continuité des soins : le médecin, la famille, comme l'infirmière, l'aide-ménagère ou toute autre personne se sentant partie prenante d'une même action de soins.

LA RECHERCHE

« Avancer de question en question, d'hypothèse en hypothèse, sans se fonder sur des définitions figées, c'est aussi laisser à ces soins infirmiers, qui seront sans cesse redéfinis, le dynamisme nécessaire pour s'adapter aux situations de vie, diverses et en continuelle évolution », représente bien là les premiers pas d'une recherche en soins infirmiers faites à partir des nouvelles conceptions du processus santé-maladie, ainsi qu'en témoigne Nicole Exchaquet en préfaçant le cahier de l'AMIEC, *Santé et Milieu de Vie.*[23]

Si les études effectuées sont encore peu nombreuses dans ce domaine, c'est que ce courant mobilise de nouvelles approches qui ont à « se chercher » elles-mêmes avant d'arriver au stade d'une recherche plus élaborée. Pour le moment, toutes les voies restent ouvertes aussi bien à partir des soins à domicile, que des actions faites dans le cadre de la PMI, elles n'engagent d'ailleurs pas seulement le domaine des soins infirmiers, mais également le travail social communautaire, et réclament la participation de divers travailleurs sanitaires et sociaux. De ces voies, certaines pistes commencent à émerger davantage, entre autres les travaux qui s'effectuent dans certains centres de soins autour des *critères de dépendance-autonomie* visant à justifier socialement et financièrement des soins infirmiers en fonction du degré de dépendance des personnes soignées.[24]

LES PUBLICATIONS

L'intérêt auquel donne lieu le courant axé sur le développement de la santé suscite des publications d'articles portant sur la découverte de la notion de santé et sur différents moyens favorisant une meilleure compréhension des facteurs participant au processus santé-maladie. L'enseignement de la première période du Programme de 1972 portant sur la santé amène les infirmières enseignantes des écoles à relater différentes expériences de découverte de milieu de vie dans les Pages Pédagogiques de l'*Infirmière Enseignante*,[25] tandis que paraît en 1971 le numéro spécial du CEEIEC : *A la découverte de la Santé*.[26]

Les revues professionnelles : *Revue de l'Infirmière*, *Soins*, et la nouvelle revue de la santé : *Symbiose*, ouvrent leurs colonnes à des articles de plus en plus nombreux sur l'homme et son environnement, les soins infirmiers de santé publique, les nouvelles orientations de l'OMS, etc. De même, les présentations de livres concernant les questions sociales et économiques de la santé sont de plus en plus importantes.[27] D'autre part, une conception des soins infirmiers basée sur le développement de la santé intéresse d'autres publications que les seules revues professionnelles : les infirmières commencent à être interviewées ou à écrire sur les orientations des soins infirmiers au service de la population dans des journaux ou des revues d'intérêt général.[28]

Incidences sociales et économiques

Ces incidences sont tout à fait différentes suivant la philosophie qui sous-tend la conception de la santé et engage l'action. *Si la santé devient un but en soi*, une entité à défendre ou une norme à imposer, la pratique infirmière s'inspire alors d'une *approche normative* et relève du contrôle sanitaire. Après le missionnariat d'hygiène pratiqué dès le début du siècle, et poursuivi par des dépistages systématiques visant à déceler les porteurs de maladies (tuberculose, maladies vénériennes) sans jamais toucher aux facteurs économiques et sociaux, les campagnes de prévention ou d'éducation sanitaire à tout prix faites en milieu de quartier ou en milieu scolaire demeurent dans la ligne de cette philosophie. Dans cette perspective, la pratique infirmière n'est guère valorisée, perdant l'image de marque de la technicité, elle gagne d'autant moins en reconnaissance sociale qu'elle s'associe au modèle social de l'inspection, voire de la répression. Quant aux campagnes d'éducation sanitaire, elles sont de vains bavardages si elles ne partent pas de constatations de problèmes existant au sein du groupe social, et si elles se font par conseils et discours adressés aux gens, sans partir d'eux, de ce qu'ils éprouvent, de ce qu'ils connaissent, et a fortiori, sans avoir découvert leurs habitudes de vie, leurs connaissances, leurs compétences, leurs ressources socio-économiques.

Par contre, on peut constater une valorisation certaine de la pratique infirmière lorsqu'elle s'inspire d'une conception de la santé basée sur le développement des personnes et des groupes, cherchant à comprendre les facteurs influençant le processus santé-maladie et à intervenir à leur niveau. La conception de la santé visant à permettre aux personnes de gérer le patrimoine de leur santé est valorisante tant pour les soignés que les soignants. Comme on a pu le voir, elle élargit considèrablement le champ de connaissances des infirmières, ne les limitant pas à agir par stimuli-réflexe en fonction d'une symptomatologie, mais leur permettant d'accéder aux connaissances qui situent l'homme dans la vie, comme participant au dynamisme du vivant avec ses modes culturels et ses dimensions sociales, économiques et politiques. Cette ouverture amène l'indispensable questionnement que représente toute action de soins, elle brise la pseudo-neutralité de l'action soignante en rendant patients et infirmières conscients de ce qui oriente le projet de soin, l'action soignante.

« Des médicalisés actifs, des infirmières interrogatives, y aurait-il quelque renversement dans l'ordre des rapports de santé ? »[29] telle est la question que se pose une journaliste après une interview avec une équipe d'infirmières de soins à domicile. Il est vrai qu'en France, comme ailleurs,[30] les effets de l'influence de ce courant sur les soins infirmiers ne sont encore tangibles qu'au niveau de tout petits groupes. *Cette forme d'approche de la santé et de la maladie réinsère les soins dans le tissu social et économique de la vie quotidienne*, cherchant à résoudre au fur et à mesure les difficultés et les préoccupations qui se présentent aux familles, avant qu'elles ne posent des problèmes énormes, difficiles à maîtriser, entraînant des dépenses importantes, à la fois très coûteuses pour les familles et pour la société. C'est partir du quotidien, mais en même temps insérer les soins dans un projet d'action de santé et en assurer la continuité. Dans ce contexte, les soins infirmiers reprennent une *valeur d'échange*, où le personnel infirmier est un agent moteur du développement des soins en laissant aux familles leur initiative, en les stimulant, en les aidant à retrouver la capacité de se soigner, en accompagnant leur désir de se prendre en charge, et en assurant auprès d'elles tout ce qu'elles n'ont pas encore la possibilité de faire, ce qu'elles ne peuvent plus faire ou pas assumer, en relation avec certains moments de leur vie (naissance, maternité), ou leur âge (personnes âgées), ou en raison de leur handicap, ou de telle ou telle atteinte temporaire ou définitive.

Cette approche des soins stimule la créativité, l'inventivité, aussi bien des usagers des soins que du personnel soignant; elle atténue les phénomènes de dépendance et modifie considérablement les rapports interpersonnels au niveau de l'équipe de soins ainsi qu'avec d'autres travailleurs sanitaires et sociaux, chacun se sentant concerné et ayant sa part de responsabilité : il y a abaissement des strates hiérarchiques qui ne fonctionnent plus dans le sens vertical mais horizontalement, c'est-à-dire en concertation. Cette approche intéresse directement les usagers des soins et les familles, qui se sentent concernés et qui découvrent la contribution de la profession infirmière au maintien de la santé. Ce faisant ils accordent au travail infirmier une valeur sociale qu'ils sont prêts à défendre auprès de différentes instances, comme celles des pouvoirs publics, de la Sécurité Sociale. Le service infirmier n'est plus considéré comme un service fantasmé auquel on peut avoir recours lors d'un éventuel événement grave pour soi ou sa famille (maladie, accident, handicap...) mais comme *un service accessible à tous, inséré au sein de la population qui en devient le premier partenaire social.* Ceci ne saurait se passer sans heurts, sans obstacles, dont les plus fréquents sont la prégnance des traditionnelles idéologies caritatives, la nouveauté et le manque de racines des idéologies participatives, la déstabilisation des formes institutionnelles connues, l'emprise des modèles de rapports sociaux soignants → soignés, employeurs → employés, dominants → dominés. La récente recherche de clarification des soins et du service infirmier reste encore fragile au regard de la solide image de précision dont jouit la prestation médicale, et en raison des intérêts d'ordre individuel et corporatif, et des modes de financement inadéquats. C'est un difficile apprentissage à la permissivité et à la nécessaire expression des conflits (habituellement éludés ou étouffés dans les structures bureaucratiques), à l'argumentation des problèmes, à la reconnaissance des différences, à l'utilisation des ressources et des complémentarités, à la négociation.

CONSÉQUENCES ÉCONOMIQUES

Les infirmières de soins à domicile « exercent, dans un cadre particulièrement contrôlé et soumis à toutes les institutions médicales, hospitalières et administratives, sans maîtrise économique de leur statut professionnel »[31], aussi les conséquences économiques sont d'autant plus difficiles à estimer que ce mode d'approche au niveau des soins à domicile remet complétement en cause le financement à l'acte et la capitalisation des actes. En introduisant des soins qui ne sont pas rivés aux seules tâches que requiert la maladie, il y a nécessité de prendre en compte la valeur monétaire du temps passé au domicile pour étudier ce qui reste de la capacité de vie de quelqu'un, et voir quelle est la nature de l'aide à lui apporter, ainsi qu'à la famille. Le financement à l'acte gestuel isolé n'a plus de sens dans ce contexte. Une étude réalisée en 1980 par l'UNACS[32] montre la réduction du coût pour la Sécurité Sociale occasionnée par cette forme de travail, et certains centres de soins ont pu évaluer le nombre de journées d'hospitalisation évitées. Mais ces constatations bouleversent la conception médicalisante des soins et la libre accumulation d'actes le plus souvent dépourvus de toute action soignante, aussi la situation financière des services infirmiers de soins à domicile qui ont opté pour cette forme d'action sanitaire demeure critique.[33] « Les charges résultant des actions préventives et éducatives du travail d'équipe ne sont pas couvertes par les organismes payeurs ».[34] Ces incidences du coût économique du service infirmier commencent à mobiliser les infirmières des services de soins à domicile et à les intéresser directement au coût du service offert, ce qui jusqu'à présent était uniquement le fait des infirmières libérales.

Ainsi, malgré des incidences économiques présumées favorables, les services infirmiers qui optent pour cette orientation jouent le rôle d'analyseur d'un choix de société. Ecartelés entre un système financier de paiement honorant une distribution d'actes médicaux rarement accompagnés d'une action soignante, ils sont acculés à vivre de façon précaire en assurant *bénévolement* des soins qui tiennent compte de tout ce qui est indispensable pour que quelqu'un puisse continuer à vivre. La valeur financière des soins infirmiers ne peut rester rivée à un acte robot ou ne donner un indice monétaire qu'aux soins qui dépendent d'un traitement ou d'une surveillance médicale, tandis que sont considérés comme actes gratuits relevant implicitement du *rôle moral* de l'infirmière, ou de sa conscience professionnelle l'absolue nécessité d'un temps d'écoute, d'un temps de réflexion, d'un temps d'information, d'un temps de concertation auprès des malades et de leurs familles. De la même façon, on ne saurait continuer à considérer comme activité bénévole les réunions de travail en équipe ou avec les usagers, ainsi que les rencontres et démarches auprès d'autres travailleurs sanitaires et sociaux. L'enjeu est un terrible défi car il engage bien au-delà des conceptions de la santé, mais l'ensemble d'une politique socio-économique.

En démontrant que « soigner » ne peut être limité à « traiter », ce courant éclaire d'un jour nouveau les soins infirmiers, il leur donne une dimension sociale et économique élargie à la communauté, il suscite le développement réciproque des utilisateurs des soins comme des soignants, il est mobilisateur et stimulant mais, en même temps, peut être déroutant car il exige une interpellation permanente des faits « banaux » de la vie de tous les jours. En ce sens, il peut désarçonner car il utilise une approche et des moyens qui ne sont pas spectaculaires et qui peuvent donner le sentiment de « faire de bien petites choses », et en cela ne pas forcément satisfaire le besoin de prestige.

Cette approche des soins engendre une autre forme de reconnaissance sociale, et surtout exige d'être en accord avec soi-même. Pour cela, elle ne peut être vécue isolément, elle requiert la collaboration permanente d'une équipe qui se sente solidaire des projets initiés avec les gens, et prête à collaborer avec les autres.

« Terminons par une dernière remarque. Depuis plusieurs années on pouvait observer dans le milieu infirmier un sentiment de *malaise* et de *frustration*. Les infirmiers et infirmières recevaient une formation de plus en plus poussée, mais se voyaient refuser *toute autonomie et toute existence propre* : ils étaient cantonnés dans un rôle d'*auxiliaire* alors que leur type spécifique de présence auprès du malade (du « client ») les mettait à même de découvrir certains besoins de santé et d'y répondre. Contrairement à d'autres professions (sociales notamment), la profession infirmière ne s'est pas contentée de cultiver ce malaise et cette frustration; on a assisté à un mouvement de conscientisation et de réflexion, et à de multiples initiatives. Cela a conduit à la reconnaissance légale d'un nouveau statut de la profession infirmière et à un certain nombre de recherches et de créations qu'illustre l'évolution des Centres de Soins Infirmiers. Cette recherche est encore tâtonnante, mais animée par un dynamisme indéniable et une conception renouvelée de la santé et de l'action sanitaire et sociale ».[35]

Chacun de ces courants relève d'une interrogation différente sur ce que représente le processus santé-maladie, et davantage encore sur tout ce qui permet ou entrave le développement de la vie des hommes. Par ce fait, les modes de réponses apportées aux besoins sanitaires et les moyens qu'ils utilisent sont différents. Ainsi les soins et le service infirmier sont à un carrefour d'influences qui peuvent être antagonistes ou complémentaires.

Sans questionnement professionnel, la pratique infirmière peut suivre aveuglément l'un ou l'autre de ces courants : soit en se laissant aller au plus prédominant, soit en cherchant à se valoriser par d'autres voies.

En fait, comme on a pu le voir, chacun de ces courants peut contribuer à enrichir la conception des soins infirmiers, en lui permettant :

— de prendre en compte la technicité, mais en s'interrogeant sur les technologies plutôt que sur les techniques, en développant les technologies liées aux soins d'entretien de la vie, et en relativisant les technologies de réparation, ainsi qu'en limitant leur utilisation à ce qui est approprié à la nature de l'atteinte de la maladie ou du handicap de la personne soignée;

— de découvrir et comprendre les situations requérant des soins en apprenant à recueillir, décoder et utiliser les informations apprises au cours de la relation soignant-soigné, et développer, à partir de là, des moyens d'assurer une continuité des soins;

— de réinsérer les soins infirmiers dans le milieu de vie des gens, de prendre en compte les conditions de vie sociale et économique, et de solliciter la participation directe de la population en redonnant aux gens le pouvoir de se soigner.

Chacun de ces courants a contribué à modifier la conception du « rôle de l'infirmière » pour s'acheminer progressivement vers un questionnement sur la prestation infirmière en dégageant peu à peu de sa chrysalide la notion de Soins Infirmiers.

NOTES

1. Réflexion d'une équipe de Centre de Soins.

2. Touraine A., cité dans le Nouvel Observateur, 7/13 janvier 1979, présentant son livre *La voix et le Regard*, Seuil, 1979.
3. Selye H., *Le stress de la vie*, Montréal, Ed. de la Presse, 1974.
4. Dubos R., « Le concept de la santé ». *A la découverte de la santé*. CEEIEC. BIP n° spécial, janvier 1971, p. 5.
5. *Ibid.*
6. Voir bibliographie.
7. « Les problèmes que pose une médecine prospère », *Chronique OMS*, janvier 1977, pp. 8-13.
8. « Les services infirmiers des collectivités », Rapport d'un Comité d'experts de l'OMS, n° 558.
9. « La Conférence d'Alma-Ata sur les soins primaires », *Chronique OMS*, vol. 32, n° 11, novembre 1978, pp. 439-462.
10. Desroche H., *Le projet coopératif*, Paris, Ed. ouvrières, 1976.
11. Michèle Barrot, religieuse infirmière, responsable à la REPSA du secteur extra-hospitalier de 1972 à 1979.
12. Guyon M., Les Centres de Soins, *Symbiose*, n° 3, février 1979, pp. 23-33. Verspieren P., « Évolution des Centres de Soins Infirmiers ». *Laënnec*, juin 1980, pp. 1-9. Voir aussi sur ce sujet, les numéros « Francs-Tireurs de la Médecine » et « La santé à Bras le Corps » de la Revue *Autrement*, ainsi que le bulletin polycopié : « Lettre aux Religieuses Infirmières à domicile de 1970 à 1975 » et « REPSA aux Infirmières Religieuses en secteur extra-hospitalier » depuis 1975.
13. La conférence d'Alma-Ata. *Chronique OMS*, *op. cit.*, p. 450.
14. Collière M. F., Réflexion sur une nouvelle approche des soins infirmiers de santé publique, *Soins*, 20 juin 1975, pp. 31-35.
15. Fournier C., Scotto O., « De l'injection médicamenteuse au développement de soins de santé primaires », *Ouvertures*, quatrième trimestre 1980, pp. 10-13.
16. *Ibid.*
17. Exemple vécu par les infirmières du Centre de Soins de St Chamond, et présenté aux entretiens de Bichat, en 1977.
18. Lecker E., « Anthropologie et Soins Infirmiers », *Infirmière Enseignante*, novembre et décembre 1980, pp. 5-6; pp. 6-7. En 1978, le GRIEPS organise des sessions de « Soins Infirmiers et Anthropologie ».
19. Décret du 7 août 1973 (J.O. du 17 août 1973). Création du certificat d'Infirmière Cadre de Santé Publique. A ce jour, deux écoles préparent à ce certificat : l'École des Cadres de la Croix-Rouge à Paris, et l'École Nationale de la Santé Publique (ENSP) du Ministère de la Santé, à Rennes.
20. Programme d'Études Préparatoires au Diplôme d'État Infirmier et Infirmière. Arrêté du 12 Avril 1979, p. 13.
21. Une initiation aux techniques de compensation est donnée dans toutes les sessions de soins à domicile organisées à Lyon depuis 1976.
22. « Handicapé, des idées pour mieux vivre... » *Revue de l'Infirmière, Information*, n° 1, janvier 1980, pp. 9-10.
23. *Santé et Milieu de Vie*, Cahier de l'AMIEC, n° 4, 1978, préface.
24. Le Centre de soins de Mâcon a réalisé plusieurs travaux dans ce domaine qui feront prochainement l'objet d'une publication.
25. Sans pouvoir citer ici tous ces articles, je renvoie le lecteur au Pages Pédagogiques de l'*Infirmière Enseignante*, et particulièrement :
    — Sœur Elisabeth (et autres), "Santé et Urbanisme". *I.E.*, n° 21, octobre 1972.

— PAYCHENG O., "Réflexion sur la période du Nouveau Programme centré sur la famille", *I.E., n° 29, juin 1973.*
— *BOUCOLON N., "L'apport d'une séquence sociale dans la formation des élèves-infirmières"*, *I.E.*, n° 26, mars 1973.
— CHAMONARD M.F., « Réflexions à propos de la séquence "Santé" dans la formation des élèves-infirmières » *I.E.*, janvier et février 1976.
— DIVERNET M.L. et PLANSON M., "A la recherche d'une autre pratique infirmière", *I.E.*, décembre 1977 et janvier 1978.
— MARTIN A., BESNIER E., "Empiler ses jours comme des assiettes grasses", *I.E.*, janvier 1980.
— Équipe enseignante "Projet pédagogique de l'École d'Infirmier(ères) du Centre Hospitalier de Rouen", *I.E.*, février 1981.

26. *Op. cit.*
27. Voir « Votre revue a 25 ans » *Revue de l'Infirmière*, avril 1976, en particulier » analyse du discours des articles de santé publique », pp. 309-311.
28. Exemples : *Monde Diplomatique*, mars 1975, Revue *Autrement*, septembre 1977, septembre 1980.
29. Rodes C., « Des infirmières au rythme d'une ville », *La Santé à Bras le Corps*, *Autrement*, n° 26, septembre 1980, p. 120.
30. *La prise en charge communautaire de la santé*, *Revue Internationale d'action communautaire*, printemps 1979, n° 41.
31. Allocution de J.C. Albarracin au 46ème Congrès de l'ANFIIDE, Rouen, 22-24 octobre 1980.
32. UNACS, « Étude comparative 1977 ». Cette étude est faite sur les bases de paiement des centres de soins en rapport avec le secteur libéral. Document offset.
33. « L'étranglement des centres de soins », *Le Monde*, 5 et 6 janvier 1980, p. 2.
34. Verspieren P., « Évolution des centres de soins infirmiers », *Laënnec*, juin 1980, p. 9.
35. *Ibid.*, p. 9.

Troisième partie

DES INFIRMIÈRES EN QUÊTE D'IDENTITÉ

La réalité professionnelle d'aujourd'hui a entraîné l'infirmière à chercher et exprimer sa nouvelle identité.*

Des infirmières en quête d'identité, ou des soins infirmiers en demeure d'être identifiés, on pourra arguer que l'un ne va pas sans l'autre... Pourtant, il semble que ce soit encore davantage autour de la personne de l'infirmière que se façonne l'identité de sa pratique soignante suivant la force des influences auxquelles elle est soumise dans son milieu de travail et la prégnance des modèles sociaux qui s'y trouvent, ou suivant la prédominance des courants de connaissances qu'elle peut côtoyer et leur mode d'utilisation dans une pratique professionnelle plus ou moins proche ou distante, plus ou moins axée vers les usagers des soins, vers la formation ou vers l'apprentissage d'une démarche scientifique. Toutes ces influences façonnent-elles « une nouvelle infirmière » (chapitre 9) ? Cette identité trouverait-elle à se conforter dans un modèle conceptuel pouvant lui servir de modèle référant (chapitre 10).

* 45e Congrès ANFIIDE. *Infirmière Enseignante*, novembre 1979, p. 4.

9
Une nouvelle infirmière ?

Nouvelle Définition ! Nouvelle Infirmière ?[1]

L'influence des différents courants socio-économiques sur la pratique infirmière modifie son rôle, ainsi que les attendus de ce rôle. L'image de l'infirmière se transforme, se diversifie, devient plus confuse au fur et à mesure que la stabilité du rôle est ébranlée. La diversification de la conception du rôle de l'infirmière due à l'influence des différents courants socio-économiques s'accompagne d'un besoin de recherche d'identité dont l'objet demeure le plus souvent la personne de l'infirmière, ainsi qu'en témoigne plus d'un thème de groupe de travail, de conférence, ou de congrès. « Le devenir de l'infirmière », « Quelle infirmière pour demain ? », « Le nouveau rôle de l'infirmière », « Nouvelle Définition ! « Nouvelle Infirmière », reviennent comme des leitmotive. Ils sont l'expression d'une profonde mutation qui se cherche par des voies différentes et qui se traduit essentiellement par un souci de revalorisation du rôle, pour aboutir avec « la nouvelle définition de l'infirmière » à l'assurance de la reconnaissance d'un rôle propre[2]. Souci de valorisation et recherche d'une identité professionnelle trouvent principalement à s'affirmer en cherchant à :

— se démarquer de l'ascendant médical
— acquérir le sceau d'une formation supérieure
— acquérir l'image de marque de la recherche.

Se démarquer de l'ascendant médical

L'une des raisons majeures d'insatisfaction de l'exercice professionnel créant l'un de ses principaux malaises n'est pas tant le statut d'auxilariat médical dans lequel la plupart des infirmières se reconnaissent volontiers, comme on peut s'en rendre compte dans toutes les instances où elles s'expriment — lieu de travail, organes de presse et autres media — mais bien plutôt le ressenti affectif de la dépréciation de leur rôle en tant que celui d'un acteur social dont le travail ne fait pas autorité. Ce mal vécu du rôle pourrait paraître contredire l'acceptation et même, le plus souvent, l'adhésion au statut de personnel « paramédical », « d'auxiliaire médical » (au lieu de personnel sanitaire) si l'on ne prête pas attention au fait que toute la construction du rôle de l'infirmière s'est élaborée sur l'appartenance à une double filiation : la filiation religieuse matrilinéaire et la filiation médicale patrilinéaire. Chacune de ces filiations intégrées à des réseaux institutionnels (l'institution conventuelle, le corps professionnel médical, l'hôpital) ont conditionné totalement l'apprentissage du rôle. Soumises à ces deux filiations dans l'exercice de leur pratique soignante, ce sera en se rapprochant de la pratique médicale par la voie de la technicité que s'opèrera pour les infirmières une distanciation vis-à-vis de leur filiation religieuse. En libérant la pratique infirmière de sa forme conventuelle, sans y avoir pour autant contribué délibérément, la filiation médicale joue un rôle d'émancipation vis-à-vis des [femmes]-infirmières → auxiliaires du médecin. « Si les femmes viennent de la côte d'Adam, alors je crains que les infirmières ne viennent de la côte des médecins » écrit Kay Partridge dans un pays où la profession infirmière a pris son essor avant la profession médicale.[3] Ceci n'est pas sans conséquences déterminantes sur les possibilités pour les infirmières de se démarquer de l'ascendant médical. Suivant les lieux d'exercice et la nature des services, l'influence de la formation permanente, la préoccupation de retrouver les racines d'une pratique professionnelle et le souci de redonner sens aux soins aux malades, les infirmières utiliseront des voies différentes pour se distancer de l'ascendant médical. Chacune d'entre elles exercera un impact sur l'évolution professionnelle. En fonction des différentes possibilités qui s'offrent à elles au sein du cadre institutionnel les infirmières chercheront à resituer leur lien de filiation médicale, à en changer, ou à le dénouer.

SE DÉMARQUER EN SE RAPPROCHANT DE LA PRATIQUE MÉDICALE

Il peut paraître surprenant au premier abord de considérer qu'en rapprochant leur pratique professionnelle de celle des médecins, les infirmières (mais également les infirmiers depuis qu'ils ont rejoint ce groupe) contribuent à se démarquer de l'ascendant médical. Pourtant, en analysant l'identité au travail telle que l'explicite R. Sainsaulieu, on peut constater que plus la pratique des infirmières à l'hôpital est proche de celle du médecin, comme c'est le cas dans les services spécialisés, et davantage encore dans « les services de pointe orientés vers la recherche »[4], plus il y a possibilité de modifier le *marquage socio-professionnel* identifiant l'infirmière en le rapprochant du « modèle* gratifiant et sécurisant »[5] que représente le médecin. Dans ces services, les infirmières se trouvent dans des situations qui réunissent les trois conditions essentielles d'un désir de reconnaisance d'identité proche de celle du médecin. Ces conditions, telles que les évoque Sainsaulieu, sont :

— « *La condition de similitude* : l'identification est facilitée par la présence d'éléments communs entre le sujet et le modèle »[6], ces éléments étant dans ces services ceux de la technologie de pointe et de son corrollaire l'hypertechnicité;

— « *La condition de puissance* : l'identification est plus importante si le modèle a du prestige »[7], ce qui est plusieurs fois en jeu ici : prestige de l'homme vis-à-vis de la femme, du médecin vis-à-vis de l'infirmière, prestige de la filiation médicale patrilinéaire engendrée par la formation donnée par les médecins et dans laquelle l'infirmière puise son savoir, sans parler du prestige du médecin vis-à-vis des malades;

— Ces deux conditions déjà fort prégnantes sont renforcées par « *une condition affective* : on s'identifie d'autant plus au modèle qu'il est sympathique »[8], or la relation de sympathie de l'infirmière vis-à-vis du médecin est d'autant plus souhaitée qu'il y a vicinité dans le travail et désir d'approbation de la part de celui qui représente un modèle sociologique si considérable, ne serait-ce que par la combinaison multiple des prestiges qu'il détient.

Dans l'impossibilité de valoriser d'autres rôles que le rôle technique, et se voyant confier, puis déléguer, des tâches médicales de plus en plus considérables et complexes, les infirmières cherchent à être reconnues différemment par les médecins en prouvant une compétence qui se rapproche de la leur et peut même la dépasser, réduisant ainsi l'écart des rôles dans l'exercice de leur fonction soignante, à défaut de réduire l'écart de leur statut hiérarchique. Par contre, la distance prise vis-à-vis des tâches dévalorisées concernant les soins d'entretien de la vie s'accroît considérablement avec la création du statut d'aide soignante. « La tendance des individus à se différencier de leurs inférieurs et de s'identifier à leur supérieur »[9] se trouve confortée par ce statut qui permet un déplacement effectif du « marquage socio-professionnel » vis-à-vis du médecin, l'infirmière pouvant avoir comme lui quelqu'un à qui elle délègue ses tâches.

* « Modèle » est pris ici au sens sociologique : « celui auquel on désire s'identifier par imitation ».

Il serait possible de constater que d'une autre façon, en utilisant un autre moyen, l'exercice libéral de la profession, tout en restant étroitement dépendant de la prescription médicale, atteste d'un souci comparable d'un déplacement de « marquage socio-professionnel » en aspirant aux mêmes prérogatives d'exercice libéral que ceux de la médecine libérale.

Ainsi, en assimilant leur pratique professionnelle à la pratique médicale, les infirmières se démarquent de l'image dévalorisée de l'infirmière en se rapprochant de celle valorisée du médecin. En agissant de cette façon, elles réduisent la pesanteur de l'ascendant médical. Pour exercer effectivement la fonction médicale, aussi bien en secteur hospitalier qu'en secteur extra-hospitalier, des infirmières dans certains pays réclament que ce rôle élargi (« expanded rôle ») soit statutairement reconnu. Aux Etats-Unis par exemple, elles revendiquent la création d'un nouveau statut comme celui d'Assistantes Médicales (Physician's Assistants).[10] En France, il a déjà été question de réclamer l'obtention de passerelles entre les études d'infirmières et les études médicales, ou de créer des troncs communs avec cycles courts et cycles longs, comme c'est le cas à l'Université de Santé de Bobigny.

Cette identification à la fonction médicale pour trouver une forme de valorisation en accord avec les valeurs reconnues dans l'institution hospitalière et en rapport avec l'ascendant des médecins sur la politique de santé, ainsi que sur l'orientation de la pratique soignante des personnels sanitaires, témoigne encore, s'il en est besoin, de la difficulté d'identifier les soins infirmiers qui puissent servir de base à la construction d'une identité professionnelle reconnue.

SE DISTANCER DE L'ASCENDANT MÉDICAL, EN CHERCHANT D'AUTRES MODÈLES D'IDENTIFICATION

Avec le courant de la relation soignant-soigné, non seulement les infirmières peuvent s'alimenter à d'autres sources de connaissances que celle de la science médicale, mais d'autres hommes, porteurs de nouveaux savoirs, franchissent le seuil des écoles d'infirmières, sinon des services. Par leur intermédiaire, il y a possibilité d'imaginer de nouveaux modèles sociaux et de chercher auprès d'eux d'autres modes d'affranchissement. Tour à tour le psychologue, le psychosociologue, puis plus récemment le sociologue, exercent un pouvoir d'attraction qui ne s'explique pas seulement par la nouveauté des sciences humaines. La pénétration dans le cadre très fermé de la formation infirmière d'autres modèles sociaux masculins fait subir une mutation à la filiation médicale patrilinéaire, et désirer d'autres formes d'identification qui viendront fréquemment à se traduire par d'autres modes de filiation. Ainsi la filiation psycho-sociale prend le relai de la filiation médicale dans le milieu des écoles où psychologues et psychosociologues, souvent eux-mêmes à la recherche d'une identification de leur propre pratique professionnelle, se voient confier un rôle d'analyseur de la pratique soignante infirmière. A la différence du médecin, acteur social déterminant de la pratique soignante, psychologues comme psychosociologues n'exercent pas dans l'institution hospitalière*. Rares sont ceux qui y pénètrent**, aussi leur analyse de la pratique soignante ne peut se faire que par personnes interposées : élèves-infirmières ou infirmières qui, elles, restent soumises à toutes les pressions du milieu institutionnel sans avoir pu démarquer leur champ de compétence. Par ailleurs, cette analyse demeure centrée sur les comportements soignants-soignés considérés le plus souvent isolément, sans lien avec les facteurs de réalité que sont ceux de l'hypertechnicité, la division du travail par tâches, les spécialisations, l'exercice des pouvoirs médicaux et administratifs, les fréquentes attitudes de soumission des malades.

Tout ceci contribue à expliquer que cette forme de distanciation vis-à-vis de l'ascendant médical ait été essentiellement celle des infirmières enseignantes, l'éloignement du terrain de l'exercice professionnel permettant davantage de se démarquer de la pratique médicale, et la préoccupation de substituer à la morale professionnelle une connaissance plus scientifique des comportements pour construire « le rôle de l'infirmière » n'étant pas étrangère à cet état de fait.

Dans l'institution hospitalière, d'autres modèles d'identification sociale comme celui des administrateurs pour les infirmières-surveillantes, infirmières générales, peuvent procurer un mode de distanciation de l'ascendant médical par l'exercice de la fonction d'encadrement reconnue par le statut de « cadre ». Un rapprochement d'identité sociale s'oriente de ce fait vers ceux qui ont charge « d'encadrer » l'institution. La tendance à s'identifier au modèle administratif sera d'autant plus forte que le champ de compétence professionnelle est peu identifié et affirmé.

En secteur extra-hospitalier, les modes d'exercice professionnel de la pratique infirmière sont si divers et si différenciés qu'on ne

* A l'exception de quelques services d'enfants et de services de psychiatrie.

** A l'heure actuelle, quelques psychologues ou psychosociologues font des études en milieu hospitalier.

peut pas à proprement parler faire état d'une influence précise de tel ou tel modèle d'identification sociale permettant d'opérer de façon privilégiée une distanciation avec l'ascendant médical. Dans ce secteur, c'est la distance spatiale existant entre l'infirmière et tel ou tel partenaire sanitaire et social interférant avec son travail qui sera un facteur déterminant du rapprochement ou de l'éloignement de modèles sociaux influençant le mode d'identification de sa pratique soignante. Ainsi, l'infirmière puéricultrice de centre de PMI prendra peu de recul à l'égard de l'ascendant médical du médecin pédiatre — et ceci, malgré les cours de psychologie de l'enfant qu'elle aura pu avoir au cours de sa formation — par contre, une infirmière travaillant en centre de guidance infantile se rapprochera du modèle social que représente le psychologue.

Comme il est possible de le constater, se distancer de l'ascendant médical en cherchant d'autres modèles d'identification conduit le plus souvent à d'autres filiations plutôt qu'à la maîtrise d'une pratique professionnelle identifiée.

CHERCHER A DÉMÉDICALISER LES SOINS INFIRMIERS

Soucieuses d'avoir un domaine d'exercice qui leur soit propre, une autre façon de se démarquer de l'ascendant médical est pour les infirmières de chercher à démédicaliser les soins infirmiers. Mais que faut-il entendre par là ? Telle est la question que posait un jour un sociologue à un éminent aéropage infirmier lors d'une soutenance de mémoire. « Par rapport à quoi les infirmières pensent-elles souhaitable la démédicalisation des soins infirmiers ? Que cherchent-elles ? Cherchent-elles à se soustraire, à se distancer du pouvoir médical, à ne plus avoir une fonction d'exécution ? Ou est-ce parce qu'elles peuvent gérer un aspect des soins qui leur est propre ? » Cette question ne sut trouver de réponse. Y répondre demeure en effet fort difficile sans avoir élucidé ce qui est dénommé « soins infirmiers » et sans identifier ce qu'ils représentent d'autres que des soins médicaux prescrits.

Lorsqu'elles sont soucieuses de clarifier leur pratique professionnelle, c'est-à-dire la nature des soins infirmiers, les infirmières se heurtent à plusieurs difficultés :

— La plus fréquente de ces difficultés est celle de *l'équivoque qui demeure entre « soigner » et « traiter »*. Soumis à la prescription médicale, est dénommé « soins infirmiers » tout ce qui est exécuté par l'infirmière concourant à l'investigation et au traitement de la maladie. La nature des soins d'entretien de la vie et de soins de réparation n'étant pas identifié, l'objet des soins, (le focus) reste centré sur la maladie et sur toute la mise en place de la surveillance et du traitement médical, aux dépens de tout ce qui est à même de donner sens à ce traitement. Ce n'est d'ailleurs pas pour autant que les connaissances acquises dans le domaine de la pathologie sont mobilisées : elles servent rarement d'indicateur pour identifier les problèmes de fonctionnement vital qui se posent au malade ou à son entourage.

— une autre difficulté vient de *l'estimation arbitraire* de ce qu'une personne requérant des soins est capable d'assurer par elle-même ou avec l'aide de quelqu'un; et, dans les meilleurs cas où cette estimation est faite, l'appréciation de la nature de l'aide à apporter et de sa durée demeure le plus souvent fortuite. L'estimation arbitraire passe par toutes sortes de formes :

• du côté *infirmier*, cela dépend des possibilités en temps, en personnel suivant les jours (semaine, dimanche), de la fatigue, de la sympathie ou l'antipathie, de la pitié, du besoin d'utilité, de l'invocation de l'autonomie du malade. Cela se traduit par « il peut bien se laver seul », « s'il ne veut pas manger, tant pis »; ou bien, au contraire, par des toilettes faites coûte que coûte, des enfants qu'on fait manger alors qu'ils pourraient le faire eux-mêmes, etc.

• du côté *malade*, cela dépend de sa personnalité, de sa classe sociale, de ses exigences, de sa famille, de la nature plus ou moins honteuse ou culpabilisante de ce qu'il a — alcoolisme, tentative de suicide, etc.

L'estimation arbitraire de ce qui relève ou non des soins infirmiers est due à l'absence de repères significatifs pour étayer la pratique professionnelle infirmière, qui de ce fait oscille dans toutes les directions : de l'hyper-protectionnisme au laissez-faire, de la décision autoritaire à l'imprécision la plus totale.

Une difficulté d'apparition plus récente surgit avec *l'estimation systématique* de tous les besoins, de toutes les fonctions. Cette estimation se fait à l'aide d'outils fort complexes élaborés à partir de diverses théories. Ces outils ont pour but de « passer au peigne fin » tous les domaines susceptibles d'interférer avec la maladie ou le handicap dont souffre quelqu'un. Pour être sûr de ne rien oublier, on passe en revue de façon systématique tous les besoins ou fonctions. Par exemple, l'outil bâti à partir d'une théorie des besoins incite à une déclinaison de tous les besoins, qu'ils aient un lien ou non avec ce dont souffre la personne.

En fait, cette méthode d'investigation est fort vieille*, il n'y a

* Les interrogations systématiques des consultations de PMI se sont

que les théories à partir desquelles sont construites listes ou questionnaires qui varient. C'est une investigation systématique, une anamnèse, qui prend une forme différente selon les concepts servant de support à l'élaboration de grilles-clés. Ces grilles orientent une lecture, privilégient un mode d'interprétation d'un ensemble de situations de malades, plutôt que de servir d'outils de référence, dans telle ou telle situation, en fonction de la nature des problèmes rencontrés.

L'estimation systématique de l'ensemble des besoins ou des fonctions aboutit à un recueil extrêmement important d'informations qui restent fréquemment inorganisées, sans liens entre elles, pas forcément révélatrices des principales préoccupations des usagers des soins. Une fois recueillies, ces informations sont souvent peu ou mal utilisées, ne serait-ce que parce que l'outil de recueil est trop complexe et que l'investigation systématique passe le plus souvent à côté des problèmes réels, car elle impose aux personnes interrogées une structure de dépistage qui ne leur est pas familière, et à laquelle elles vont essayer davantage de se conformer, au risque de ne rien laisser paraître de ce qui est essentiel pour elles.

Dans la plupart des cas, ces investigations très élaborées sont statiques car, une fois établies au départ, elles sont peu réajustées et encourent ainsi le risque de figer quelqu'un dans un cadre formel solidement étayé, mais trop lourd à mobiliser au fur et à mesure que le temps passe et que la situation se modifie.

L'investigation systématique, lorsqu'elle est adoptée, est supposée conforter la sécurité des soignants qui se disent « n'avoir rien oublié ». Mais que signifie « n'avoir rien oublié » ? Ne vaut-il pas mieux être capable de comprendre et de remarquer ce qu'on a pu oublier, ou ce que soigné comme soignant peut désirer oublier.

Chercher à démédicaliser les soins infirmiers, c'est pouvoir identifier leur nature et les différencier des soins médicaux, tout en déterminant leur complémentarité. Aux difficultés évoquées pour parvenir à cette identification dans la pratique quotidienne, il faut ajouter toutes celles venant des conditions de travail, de la pénibilité des soins, mais surtout celle qui a fait de l'infirmière le réceptacle d'un rôle dicté par les différents pouvoirs confessionnels, médicaux et institutionnels, sans qu'elle-même ait appris à développer un pouvoir de compétence interférant dans le champ

pratiquées depuis fort longtemps de cette façon pour n'en donner qu'un exemple.

des rapports sociaux et se situant dans le réseau interrelationnel des forces en présence.

Acquérir le sceau d'une formation supérieure

Tributaires du lourd passé durant lequel les femmes soignantes furent exclues pendant plusieurs siècles de la culture savante tout en ayant vu confisqué l'immense patrimoine de leur savoir, les [femmes]-infirmières → auxiliaires du médecin sont non seulement demeurées éloignées des hauts lieux de la connaissance, mais bien souvent elles en ont réprouvé l'intérêt et l'utilité pour leur pratique soignante. Davantage encore pour elles que pour les femmes de leur époque, des connaissances élargies ne peuvent que conduire à l'orgueil, la fatuité, et surtout développer une faculté de pensée considérée comme malsaine puisqu'elles risquent de les détourner du travail tel qu'il leur est prescrit. La connaissance n'était conçue comme désirable pour les infirmières que si elle permettait de comprendre ce qui est demandé et de prendre de bons conseils pour l'exécuter. Pour cela, il suffit qu'elle soit réduite à ce qui est indispensable à l'accomplissement de tâches déterminées, et ceci sans autre forme de questionnement que ce qui est nécesaire à l'application d'un savoir-faire devant concilier principes techniques et principes moraux. Tout ceci contribue non seulement à méconnaître pendant des années et des années la démarche intellectuelle, mais le plus souvent à la condamner comme non concrète, non réaliste, non pratique, inadaptée à l'action quotidienne. Comment aurait-il pu en être autrement pour toutes celles qui furent astreintes à forger une « pensée infirmière » dans cette unité de lieu et de temps que représente le complexe hôpital - école où penser librement, c'est-à-dire à des questions auxquelles on n'a pas demandé de penser, est se distancer du rôle assigné et par là-même devenir menaçante pour le groupe et l'institution. Aussi, dans la plupart des pays, le besoin de se référer à des connaissances élargies et différenciées pour enrichir la pratique soignante infirmière n'a pas été un mobile majeur pour accéder à l'université. Ce qui apparaît sans aucun doute beaucoup plus déterminant est l'aspiration à une reconnaissance sociale accréditée. De fait, une des grandes préoccupations des professions qui sont restées à l'écart de l'ascension sociale est de gagner en crédibilité, en valorisation sociale, tout particulièrment par la voie de la formation universitaire, voie noble s'il en est pour accéder à des titres reconnus.

Le climat religieux, social et politique rendant plus ou moins difficile la reconnaissance de droits socio-économiques pour les femmes ne saurait être étranger au temps qu'il aura fallu aux [femmes]-infirmières pour tenter de se faire admettre à l'université, d'abord à titre individuel, puis en tant que groupe professionnel. Plus la filiation religieuse matrilinéaire et la filiation médicale patrilinéaire demeurent prédominantes, plus il existe un écart important de temps entre les premiers diplômes universitaires pour les femmes et une formation universitaire pour les infirmières. Aux Etats-Unis, cet écart est de vingt-cinq ans tandis qu'en France, il est d'un siècle,[11] puisque le premier programme de formation universitaire ne se réalise qu'en 1965, avec la création de l'Ecole Internationale d'Enseignement Infirmier Supérieur à l'instigation de l'Organisation Mondiale de la Santé.

LA FORMATION UNIVERSITAIRE, UNE BRÈCHE DANS LA FORMATION TRADITIONNELLE

Accéder à l'université donne lieu à des changements profonds dans le milieu infirmier, si toutefois l'enseignement universitaire n'est pas dispensé ségrégativement aux infirmières par des universitaires offrant des cours spéciaux et de façon isolée à ce public.

Pénétrer à l'université permet aux infirmières de sortir de l'espace unidimensionnel de l'hôpital-école et de s'affranchir de l'uniformisation des modèles sociaux qu'il produit, pour découvrir la plurivalence de courants de pensée, leur diversité, leur contradiction, leur opposition, ainsi que les différentes options sociales, économiques et politiques qui les sous-tendent. Outre l'accès à des domaines de connaissances extrêmement divers et variés, la formation universitaire étend la perception du champ social en permettant des rencontres avec des personnes de culture, d'âge, d'expérience différents, tant étudiants qu'enseignants. Elle permet aux infirmières d'établir des relations de nature différente que la relation soignant-soigné, médecin-infirmière. Elles les amène à se faire connaître dans d'autres lieux qu'au chevet des malades et à se situer dans d'autres rôles sociaux. Tout en bénéficiant de l'apport de la pensée des autres, les infirmières découvrent la possibilité de contribuer elles aussi à l'enrichissement de la réflexion des groupes de travail. Une telle constatation ne saurait avoir un caractère de banalité lorsqu'on mesure l'affranchissement que cela représente vis-à-vis de la pauvreté d'estime véhiculée depuis tant d'années par le modèle social infirmier, affranchissement qui n'arrive réellement à maturation que s'il trouve ensuite à s'affirmer sur les lieux de l'exercice professionnel.

La formation universitaire initie à la démarche interrogative, oblige au questionnement, accule à l'argumentation. Même si cette argumentation s'appuie parfois davantage sur des idées que sur des faits, elle développe l'aptitude à prouver ce que l'on avance. De plus, elle permet d'acquérir la maîtrise de la pensée écrite en s'y essayant soi-même par la rédaction de travaux, prélude à des publications. C'est véritablement grâce à la formation universitaire que les infirmières ont commencé à constituer un patrimoine d'écrits professionnels autre que des articles de morale professionnelle ou des manuels de techniques. Enfin c'est par la formation universitaire que la profession infirmière s'exerce à la recherche et se rôde à la démarche scientifique.

LA FORMATION UNIVERSITAIRE : DES INFIRMIÈRES REVALORISÉES... OU UNE PLUS-VALUE DE LA PRATIQUE SOIGNANTE INFIRMIÈRE ?

Comme pour tout groupe professionnel ayant connu pendant longtemps un sevrage et une sous-alimentation intellectuelle délibérément entretenue, l'université représente un lieu d'attraction particulièrement convoité. Toutefois, la formation universitaire en contribuant à l'enrichissement des infirmières, et de ce fait à leur valorisation, ne saurait pour cela permettre en soi l'amélioration et la valorisation de la pratique soignante infirmière que sont *les soins infirmiers*. Sans être vigilant, elle peut même faire illusion et accroître le fossé existant entre l'apparente banalité des besoins sanitaires quotidiens, l'interprétation didactique qui peut en être faite, et le pragmatisme technique.

Plusieurs raisons font que les effets de la formation universitaire n'ont pas forcément le retentissement professionnel qu'on serait en droit d'en attendre au niveau de la pratique soignante. Parmi ces raisons, les plus fréquentes semblent être les suivantes :

— Le lourd tribut d'un passé doctrinal n'a sans doute pas été étranger au fait qu'il a semblé plus important à la profession infirmière de chercher à bénéficier des apports de l'université en venant d'abord puiser aux sources de la pédagogie. Cette dernière a sans nul doute jouer un rôle de remplacement par rapport à la morale professionnelle dans le milieu des écoles d'infirmières, les méthodes d'enseignement prenant progressivement le relai des exhortations. C'est ainsi qu'on peut constater que, dans tous les pays où les infirmières ont accédé à l'enseignement universitaire, une place prioritaire est donnée — encore à l'heure actuelle — à la pédagogie, comme si la pratique professionnelle demeure davantage fondée sur une stratégie d'enseignement dont il faut constamment affiner les méthodes que sur le développement d'un champ de compétence dont la nature reste à clarifier sur le terrain même de l'exercice professionnel. Les premiers doctorats acquis par les infirmières sont des doctorats en pédagogie.

A cela s'ajoutent des raisons pratiques du milieu de travail qui ont mis les infirmières enseignantes les premières en contact avec des universitaires autres que les médecins, ce qui les a motivées pour chercher à compléter leur formation. Davantage sensibilisées à l'intérêt d'acquérir une formation supérieure et pouvant plus facilement ajuster leurs horaires de travail, ce sont les infirmières enseignantes qui sont souvent les seules au début, puis de beaucoup les plus nombreuses à bénéficier de cette formation, sans toujours s'être replacées pour autant dans une situation d'exercice professionnel pour confronter les apports de cette formation à la pratique quotidienne.

— La pratique infirmière, en dehors de ses aspects techniques, est considérée pendant de nombreuses années comme relevant de la bonne conscience, du dévouement et du devoir moral, aussi il y a peu de possibilité pour les infirmières d'envisager, ou même d'imaginer, que de nouvelles connaissances puissent contribuer au développement clinique de leur pratique soignante, comme ce fut par contre le cas pour la pratique médicale. C'est pourquoi, outre la pédagogie, les différents programmes de formation universitaire offerts aux infirmières privilégient à leur début l'enseignement de disciplines touchant l'organisation du travail, l'administration, sans avoir préalablement questionné le contenu même et l'approche des soins infirmiers, sinon en les invoquant comme finalité de la gestion ou de l'administration du service.

Tout ceci explique que la formation universitaire ait plus servi pendant longtemps à former des infirmières à des fonctions d'enseignement, d'organisation et de direction, confortant ainsi les assises de la carrière professionnelle aux dépens du développement du champ de compétence professionnel et de sa valorisation sociale et économique*.

* Il importe de constater que, même à l'heure actuelle, tout programme infirmier universitaire créé pour la première fois dans un pays connaît encore ce handicap tant est prégnante la prédominance du passé ou des modèles sociaux de pays ayant mis en place une formation supérieure.

— Avec l'avènement des sciences sociales a commencé à s'opérer un requestionnement de la nature, du contenu et de l'approche des soins infirmiers. Mais là encore ce questionnement ne peut être porteur d'effets que si les infirmières peuvent mobiliser l'apport de nouvelles connaissances au niveau de situations de soins, non comme observateur, ou en théoricienne, mais en étant elles-mêmes les acteurs pour pouvoir ensuite étudier comment agir sur la gestion, les conditions de travail, soutenir d'autres formes de relations sociales. A partir de l'analyse de leur propre pratique soignante, elles deviennent à même de permettre à d'autres de le faire pour en avoir mesurer les difficultés, discerner les impasses, affronter les découragements, chercher par tâtonnements. Ceci suppose qu'il y ait des groupes de travail permettant l'analyse de la pratique professionnelle à l'aide de ces connaissances, en partant des données de l'exercice professionnel quotidien.

— Il arrive aussi que des infirmières , et elles sont de plus en plus nombreuses, cherchent une valorisation sociale en préparant des diplômes qui leur confèrent un titre universitaire en psychologie, sociologie... mais, n'ayant pas pu suffisamment clarifier leur pratique infirmière et se sentant démunies pour utiliser ces nouvelles connaissances dans des situations professionnelles ou n'ayant pas de groupe d'analyse professionnelle pour les mobiliser, elles éprouvent le malaise de voir s'ouvrir devant elles de nouveaux champs d'exercice professionnel, sans savoir pour cela quelle profession exercer. Les unes quittent la profession infirmière sans forcément trouver satisfaction dans une autre profession, où elles n'arrivent pas davantage à construire leur identité. D'autres font des enseignements de psychologie, de sociologie, dans des écoles d'infirmières sans avoir pu roder les apports de ces sciences à la pratique soignante. Quelques-unes demeurent dans les services mais trouvent difficilement des points d'ancrage à leur nouveau savoir en raison d'un ensemble de conditions de travail, dont le manque de groupe de réflexion pour analyser la pratique soignante ainsi que ses incidences sur la gestion des soins et le système institutionnel.

Ces différentes raisons contribuent à limiter les effets des acquis de la formation universitaire. Si les apports de cette formation concourent indubitablement à transformer les orientations de la formation donnée en école d'infirmières et à en élever le niveau, à préparer des infirmières à la recherche, à faire reconnaître la fonction gestion des soins et du service infirmier dans les institutions de soins, à réhausser l'image sociale de la profession, ses effets sur la pratique quotidienne des soins sont encore très réduits.

Le recul qu'il est possible d'avoir aux Etats-Unis après quatre-vingts ans de formation universitaire fait ressortir l'existence d'une divergence croissante entre les aspirations idéologiques développées par une strate professionnelle élitique et les intérêts pratiques des infirmières de base[12], en raison du manque de convergence au sein de la pratique des idéaux des unes et des facteurs de réalité que connaissent les autres : « L'idéologie du professionnalisme a inspiré des efforts considérables pour élever le niveau de la formation infirmière. Il a eu moins d'effets pour élever le niveau de la pratique infirmière parce que celles qui influencent l'idéologie ne sont pas pour la plupart engagées dans le champ de l'exercice professionnel ».[13] Le fossé qui s'établit devient tel que la profession infirmière aux USA est menacée d'une scission entre « *les infirmières professionnelles* » universitaires, à qui revient la responsabilité de développer leurs aptitudes à penser en vue d'être aptes à élucider les problèmes liés aux situations de soins ainsi que de prendre les décisions, et « *les infirmières techniciennes* », formées à une action limitée, partielle, plus répétitive. Aux premières, le droit de s'enrichir et de se développer par une formation humaniste et scientifique stimulant continuellement la croissance de leur personnalité, il leur revient donc d'avoir cette approche globale de la personne. C'est d'ailleurs « cette vue holistique et cette préoccupation constante pour que l'individu retrouve un état de bien-être, et même le dépasse, qui est un garant de l'infirmière professionnelle ».[14] Aux secondes, « la satisfaction d'acquérir par un processus répétitif une immense habileté et compétence dans un domaine unique ».[15] A titre de consolation, on les considère « experts » dans cette fonction unique.

L'éventualité d'une telle scission, à laquelle s'ajoute également le courant visant à développer les Infirmières-Assistantes Médicales, oblige à réfléchir à l'utilisation de la formation universitaire.

Après avoir été un lourd handicap pour la profession infirmière en France, de s'être tenue si longtemps en retrait de l'influence universitaire, c'est sans doute une chance à saisir de faire que l'accès à la formation supérieure contribue en tout premier lieu à enrichir et développer la pratique soignante infirmière en concourant directement à clarifier la nature et le contenu des soins infirmiers sur les lieux de l'exercice professionnel. Or toute formation universitaire peut flatter un corporatisme professionnel ou devenir voie sans issue si ceux et celles qui la suivent ne s'insèrent pas en même temps dans des lieux d'exercice professionnel afin de pouvoir modifier *in situ* leur propre pratique soignante, apprendre à l'analyser et à agir sur la variété des interférences relationnelles, organisationnelles, institutionnelles que cela entraîne; autrement le risque est grand que les soins infirmiers soient l'objet d'un discours intellectuel désenraciné, désincarné, ou qu'ils fassent l'objet de recherches dont les résultats ne sont pas transposables et utilisables dans la pratique soignante courante.

Les apports de la formation universitaire n'ont de sens que s'ils deviennent de plus en plus accessibles et utilisables par toute infirmière praticienne, et cela peut être rendu possible par les voies de la formation permanente si les formateurs ont eux-mêmes accompli une analyse de leur propre pratique des soins, et s'ils travaillent avec les infirmières des services à partir des situations de soins et de leurs incidences relationnelles et institutionnelles. Les apports de la formation universitaire trouveront également plus vite leur utilisation quand le nombre des infirmières praticiennes accédant à cette formation dépassera celui des infirmières enseignantes, surtout si ces dernières n'ont pas appris à analyser leur propre pratique soignante et à travailler *in situ* avec les équipes de soins.

La formation universitaire si elle contribue à revaloriser l'image de l'infirmière ne saurait être un label de qualité de la pratique soignante, ni présenter en soi la garantie d'une valorisation des soins infirmiers et encore moins assurer que le bénéfice en revienne aux usagers des soins. En fait, c'est à la pratique professionnelle qu'il revient de donner sens à toute formation supérieure en la mobilisant à travers des situations telles qu'elles se vivent dans leur réalité quotidienne et en rendant accessibles la compréhension et la maîtrise des phénomènes engagés dans le processus santé-maladie, aussi bien pour les soignants que pour les usagers des soins.

La formation universitaire ne prend sens que si elle n'accroît pas l'écart entre les usagers des soins et les soignants, si elle ne démultiplie pas les strates hiérarchiques, mais permet de réduire le fossé entre lieux de pratique professionnelle et lieux de réflexion rendant les lieux d'exercice professionnel des lieux d'action ↔ réflexion. Elle offre une grande chance à la profession dans la mesure où elle prépare des personnes capables d'utiliser et de diffuser, au sein de leur pratique soignante, la variété de connaissances indispensables à des soins infirmiers répondant aux besoins des gens, en sachant appréhender et tenir compte des dimensions sociales, économiques et institutionnelles.

Acquérir l'image de marque de la recherche « scientifique »

C'est semble-t-il le signe d'une étape importante dans le développement d'une profession que celui d'accéder à la recherche. Si nous nous référons à la profession infirmière en France, le mot « recherche » était complètement insolite jusqu'à ces quinze dernières années, et ce, malgré le chemin tracé par les infirmières américaines dans ce domaine. C'est la diffusion du cinquième Rapport OMS du Comité d'Experts des Soins Infirmiers qui commença à frayer la voie à l'idée que la recherche était non seulement quelque chose de possible et de souhaitable, mais qu'elle était recommandée pour le développement des soins infirmiers et de la profession infirmière : « Une profession consciente de ses devoirs doit poser des questions qui méritent de susciter des recherches, être disposée à permettre des recherches portant sur son activité, et à faire passer dans la pratique l'objet de ses recherches ».[16]

Cette incitation à la recherche a pu trouver des échos dans le public infirmier français en raison de l'influence exercée par la formation universitaire depuis 1965, et du malaise vécu dans les écoles d'infirmières avant la mise en place du « nouveau programme » de 1972, lorsque commençait à naître l'interrogation : « Quelles infirmières former ? Pour qui ? Pour quoi ? Comment ? ».

En mars 1971, la région Aquitaine du Comité d'Entente des Ecoles d'Infirmières et des Ecoles de Cadres organise les journées sur la Recherche Infirmière[17] et, par là, contribue à répandre l'idée souvent encore vécue comme un fantasme que la recherche infirmière peut devenir réalité. En préfaçant neuf ans plus tard le premier numéro des cahiers de l'AMIEC sur les *Soins Infirmiers et la Recherche,* Marie-Louise Badouaille montre que « la recherche pointe solidement à l'horizon du ciel infirmier ».[18]

LA RECHERCHE INFIRMIÈRE COMMENCE À DEVENIR RÉALITÉ

S'il est certain que le terme « recherche infirmière », « recherche en soins infirmiers », est entré dans le vocabulaire courant utilisé par la profession, tout au moins au niveau de centres de formation comme les écoles de cadres et certaines écoles de base, il commence à pénétrer au niveau des services, porteur d'une connotation différente que celle de la recherche médicale à laquelle plus d'une infirmière de services hospitaliers ont contribué par leur travail. Mais davantage qu'une simple terminologie, c'est un courant qui est en train de se répandre et ira en se développant. Partie de l'analyse de problèmes, cette orientation vers la recherche peut être la manifestation d'une mode en optant pour de nouvelles formes de technicité ou la traduction d'un désir de questionnement et d'élucidation des phénomènes afin d'apprendre à mieux les comprendre et savoir les utiliser au niveau de la pratique soignante. Ceci pose l'interrogation sur *le sens, le pourquoi et l'utilisation de la recherche infirmière*, tout particulièrement de la recherche en soins infirmiers. Quels en seront les bénéficiaires réels : usagers des soins et praticiennes de l'exercice professionnel quotidien à partir de leurs facteurs de réalité ? Ou quelques infirmières initiées imposant le rituel de telle ou telle démarche scientifique à des soignantes qui ne se sentent pas concernées, qui n'en sont pas partie prenante, et à des soignés qui se la voient imposer ? Aussi apparaît-il indispensable au moment où s'affirme en France cette orientation vers la recherche de nous poser quelques questions fondamentales, nous* qui prenons le risque d'engager la profession vers une voie complexe et difficile, tant par l'attitude qu'elle réclame, la démarche qu'elle requiert, et les conséquences qu'elle entraîne, au niveau peut-être de l'organisation des soins, mais surtout *de leur conception ainsi que des options et choix fondamentaux pour la personne et la société qui en découleront, tant pour les usagers des soins que pour les soignants.*

LA RECHERCHE INFIRMIÈRE : UN LEURRE OU UNE RÉALITÉ EXIGEANTE

Pour les raisons qui ont été évoquées précédemment par rapport au souci des infirmières enseignantes de se perfectionner en pédagogie, la recherche infirmière porte presque toujours au départ sur la formation : son orientation, ses méthodes, ses modes d'évaluation, ainsi que sur l'organisation des soins, plutôt que sur la pratique des soins infirmiers à partir de l'exercice professionnel. Encore aujourd'hui, la pratique soigante demeure le domaine le moins exploré de la recherche infirmière, y compris aux États-Unis, bien que depuis la rétrospective qu'en avait faite Faye

* Quand je dis « nous », je veux dire toutes les infirmières qui de près ou de loin contribuent à développer le goût, le désir et les aptitudes à la recherche, ou y participent elles-mêmes directement ou indirectement.

Abdellah en 1970,[19] la recherche dans le domaine clinique se soit développée davantage tout en demeurant très souvent éloignée des infirmières praticiennes.

A l'heure actuelle s'opère en France une clarification sur la notion de « recherche infirmière » englobant tout domaine de recherche faite par des infirmières, souvent confondue jusque là avec « recherche en soins infirmiers » qui n'en représente qu'un domaine spécifique. C'est ce domaine que l'on a le plus besoin d'approfondir, étant la pierre angulaire de tout l'édifice professionnel. C'est ce domaine cherché avec et par les infirmières soignantes qui, comme le montre Marie-Rose Sonntag, exige d'être identifié. La démarche, explique-t-elle, se propose « de partir du fait que dans cette pratique, ce qui est consigné, ce qui est dit, c'est l'intégration de la prescription médicale. *Le reste, tout ce qui fait l'identité professionnelle, n'est pas révélé.* C'est en identifiant tout ce qui compose cette trame professionnelle que pourra s'établir corpus de connaissances et cadres conceptuels », contribuant à clarifier le champ de compétence infirmière.[20]

C'est un grand espoir d'évolution pour la profession infirmière de voir s'accroître l'intérêt de la recherche en soins infirmiers. A l'orée de cette démarche audacieuse, il semble important d'être lucide sur les risques qui pourraient détourner cette recherche de son but initial, à l'instar des aspirations et des efforts entrepris.

La prédominance de la méthodologie peut se faire au détriment d'une interrogation sur la conception, la philosophie, le contenu biologique, culturel et social des soins infirmiers. Dans de nombreux milieux professionnels, on assiste à un grand déploiement de techniques d'investigation qui peuvent contribuer à faire illusion sur la recherche. Il y a bien souvent confusion, quand ce n'est pas réduction de l'initiation à la recherche à l'initiation à la méthodologie. L'utilisation des batteries d'outils d'investigation du genre : observations, questionnaires, entretiens..., devient souvent le tout de la recherche, en laissant dans l'ombre, ou même en évacuant, les questions fondamentales concernant le pourquoi de la recherche, sa signification et son implication pour le chercheur par rapport à l'objet de la recherche, sa signification et son implication pour ceux qui font ou sont l'objet de la recherche et pour ceux qui y contribuent, ses répercussions possibles tant au niveau des personnes qu'au niveau institutionnel. Réduire la recherche à l'acquisition et l'utilisation de méthodologie(s) est un risque d'autant plus grand pour la profession infirmière que le contenu des soins infirmiers est imprécis et le champ de compétence de la pratique infirmière non clarifié.

Une certaine rigueur apparente peut masquer la peur réelle et normale d'aborder les problèmes de vie et de mort, tels que les infirmières ont à les vivre, et auxquels elles se voient affronter tous les jours, souvent dans un très grand isolement. A défaut de rigueur sur le décodage des symboles et des signes pouvant servir de base à l'action infirmière, on peut développer *l'illusion d'une rigueur formelle.* « Cette rigueur puise à deux sources. L'une est l'exploitation des données techniques : chiffres, pourcentages, statistiques, qui fondent une présomption de compétence et fournissent un témoignage sérieux ». L'autre est l'ordonnance méthodologique de l'étude,[21] et plus particulièrement de la démarche méthodologique qui constitue en soi l'essentiel du travail. *Cette rigueur masque l'insignificiance de la recherche*[22] quant à l'appréhension, l'élucidation et l'explicitation des phénomènes, et n'en permet qu'une utilisation systématique et normative. A la technicité héritée de la science médicale peut se substituer la technicité des sciences sociales.

La prédominance de l'interrogation sur l'objet « soins » et le sujet « soigné » peut se faire au détriment d'une interrogation sur le vécu des soins, tant pour le soigné que pour le soignant. C'est là le risque d'*une recherche aseptique en soins infirmiers*, c'est-à-dire une recherche dont l'intérêt et l'étude ne portent, outre la méthodologie, que sur les soins infirmiers en soi et sur ceux qui les reçoivent en continuant à les penser neutres, en niant l'interaction permanente qui existe entre ceux qui donnent les soins et ceux qui les reçoivent.

Il semble que la recherche en soins infirmiers peut connaître le risque de contribuer aussi bien à renforcer des technologies déshumanisantes qu'à entretenir le mirage idéologique des soins centrés sur la personne, des soins valorisant les relations humaines, si elle ne fait pas porter son interrogation et son analyse à la fois sur le contenu et le vécu des soins, si elle ne prend pas en compte leurs dimensions sociales et institutionnelles tant par rapport à ceux qui les reçoivent qu'à ceux qui les donnent. « Si les individus malades (ou non) ont besoin de soins particuliers, ou d'attention spéciale, comment les infirmières réagissent-elles devant l'expression de ces besoins manifestés par la colère, les plaintes, les pleurs, le refus de collaborer, le sentiment de désespoir et d'impuissance ? »[23] Qu'ont-elles comme possibilité de réagir ? Se le demandent-elles ?

Ce risque s'accroît à chaque fois que la recherche s'éloigne des praticiennes, se fait sans elles, ou se fait sur elles. Tant que nous examinerons et questionnerons nos finalités professionnelles sans nous situer par rapport à ces finalités, la recherche en soins infirmiers n'aura pas atteint son but, qui est de cerner à la fois la nature et ce que l'on appelle très imprécisément la qualité des soins en relation avec les problèmes de vie et de mort qui se posent non seulement aux usagers des soins mais à ceux qui les prodiguent.

La recherche en soins infirmiers devrait pouvoir nous aider à discerner leurs limites, leurs seuils de saturation, tant pour ceux qui les reçoivent que pour ceux qui les donnent, et ceci lié à la nature, à la complexité, au nombre, à l'impact émotionnel, à la dépense d'énergie vitale qu'exigent les soins en relation avec les situations. « La profession ne s'est jamais demandée s'il est possible pour une infirmière d'être chaleureuse ou même touchée par les centaines de malades dont elle est responsable au cours d'une ou deux semaines ».[24]

Si l'on arrivait à mieux identifier les seuils de saturation des soins, le personnel infirmier serait plus à même de discerner la nature, le type, le nombre, la complexité des soins supportables par les malades, mais aussi par lui-même. Par là, il deviendrait plus à même de discerner les conditions opérationnelles de son travail en relation avec des critères de sécurité, d'efficacité, de confort, de sociabilité qui, pour le moment, sont exigés de lui comme allant de soi, presque comme un dû.

La recherche en soins infirmiers peut être menacée de scientisme. Ce risque est lié aux deux précédents. Plus la recherche en soins infirmiers encourt le risque d'être « aseptisée » et de devenir le fait de chercheurs isolés, plus elle se targue de rigueur scientifique en éliminant des sources d'hypothèses diversifiées, plus elle est menacée de scientisme. Ce scientisme dénoncé par Roger Garaudy est cet « ensemble de superstitions qui prétendent exploiter le légitime prestige des méthodologies, pour expliquer par elles, ou nier en leur nom, toutes les autres dimensions de la vie, telles par exemple que l'art, l'amour, le sacrifice, la foi, ou simplement l'autre homme dans sa spécificité »[25], ou encore cette « croyance que tout ce qui n'est pas réductible, sans résidu, au concept, à la mesure et à la logique (...) n'a pas de réalité. »[26]

Il y a menace de scientisme à chaque fois qu'il y a :

— réduction des problèmes rencontrés par une personne ou un groupe, à une explication entraînant une seule forme de réponse, un seul mode d'action; que cette explication et la réponse qui lui est associée soit une technique, une théorie ou une idéologie;

— utilisation de méthodes, d'outils, de batteries techniques sans être au clair avec ce qui est recherché, et sans en avoir questionné le sens et l'utilité par rapport aux usagers des soins, et avec eux;
— réduction des phénomènes vivants à des applications de normes, à des catégorisations qui enferment, à des modèles conceptuels organisés en systèmes préétablis qui, au nom d'une « science toute faite » tue l'imagination, la créativité, l'adaptabilité des soignés comme des soignants;
— appropriation du savoir glané auprès de ceux qui en sont les détenteurs et grâce à qui peuvent s'élaborer des connaissances. Gérard Briche dans son livre *Furriculum Vitæ* montre comment la science médicale s'est construite à partir de la science des malades sans pour autant donner libre accès à ce savoir, mais au contraire en le leur confisquant.[27]

La recherche en soins infirmiers en soi et pour soi. « La recherche est fréquemment perçue comme étant une activité désirable en soi, sans tenir compte de son but et de sa nature. Il résulte de cet état d'esprit que la recherche infirmière ne s'évalue pas forcément en terme de sa contribution à la pratique des soins infirmiers. De la même façon, il existe de nombreux problèmes en pratique courante qui sont effectivement ignorés par les chercheurs infirmières en raison de leur distance avec les réalités et les complexités de la pratique soignante. Il en résulte qu'il existe un large fossé entre le chercheur infirmière et l'infirmière praticienne, et que celle-ci ne voit pas qu'il lui soit apporté quelque contribution répondant à ses intérêts et ses préoccupations ».[28] Cultiver la recherche en soi et pour soi en fait un domaine élitique, une assise pour l'exercice du pouvoir. Elle devient alors un privilège exorbitant au service d'un ascendant personnel, ou d'un corporatisme professionnel. Elle perd sa signification fondamentale qui est de contribuer à améliorer le service offert par les professionnels, ainsi que les conditions leur permettant de l'offrir.

Toute profession qui a été longtemps opprimée peut tomber dans l'illusion de ce genre de pouvoir : un pouvoir centré sur le groupe professionnel et non pas sur ce qu'il peut offrir socialement. C'est ce pouvoir spécialisé et de spécialistes que dénonce Henri Laborit dans la *Nouvelle Grille*, ce pouvoir qui élève au sein d'une hiérarchie mais qui interdit de participer au pouvoir « politique ».[29] C'est aussi ce pouvoir qui peut se mettre au service de n'importe quel système technocratique et « peut se trouver dans la position de soutenir des objectifs politiques qui lui sont étrangers, tout en pensant qu'ils sont congruents avec les besoins des usagers des soins, et les valeurs de la profession ».[30]

« La recherche infirmière n'entraînera les soins infirmiers vers un mieux et ne prendra sens et vie que si elle ne se contente pas de ne faire appel qu'à un savoir et à des techniques ».[31] Sa raison d'être ne saurait être de façonner une nouvelle infirmière scientiste. Elle n'a de signification que si les usagers des soins en sont les partenaires, s'ils en guident le sens, si elle reste proche d'eux pour leur servir à éviter ou résoudre les difficultés quotidiennes engendrées par la maladie ou le handicap, et que si les soignants peuvent mieux comprendre la nature des soins et agir sur les conditions de travail indispensables pour les réaliser et mieux les vivre. La recherche professionnelle est une attitude d'ouverture et de questionnement sur ce que l'on découvre et sur ce que l'on peut en faire au sein de sa pratique. Tout soignant est apte à développer cette attitude et à apprendre à s'en servir.[32]

NOTES

1. Titre du 45ᵉ congrès de l'A.N.F.I.I.D.E., tenu à Toulouse les 17-18-19 octobre 1979.
2. Décret du 31 mai 1978.
3. Partridge, K., « Nursing Values in a Changing Society », *Nursing Outlook*, juin 1978, p. 356.
   Le Flexner Report qui organise la profession médicale aux États-Unis est publié en 1910.
4. Voir Chauvenet A., « Professions hospitalières et division du travail », *op. cit.*, pp. 152-158.
5. Sainsaulieu R., *L'identité au travail*, Paris, Presse de la Fondation Nationale des Sciences Politiques, 1977, p. 306.
6. *Ibid.*
7. *Ibid.*
8. *Ibid.*
9. *Ibid.*, p. 307.
10. Il faut mentionner particulièrement sur ce sujet le numéro « Nursing at the crossroads » « Les soins infirmiers à un carrefour », *Nursing Outlook*, janvier 1972. Également :
    Sheahan D., « The game of the name : Nurse Professional and Nurse Technician », *Nursing Outlook*, juillet 1972, pp. 440-444.
    Rothberg J., « Nurse and Physician's Assistant : Issues and Relationships », *N.O.*, mars 1973, pp. 154-158.
    Keller N., « The Nurse's Role : is it expanding or shrinking », *N.O.*, avril 1973, pp. 236-240.
    Thomstad B. et autres, « Changing the rule of the Doctor-Nurse Game », *N.O.*, juillet 1975, pp. 422-426.
    Gamer M., « The ideology of professionalism », *N.O.*, février 1979.

11. États-Unis : 1850, création de la première formation universitaire pour les femmes, Université de l'Iowa et Women's Medical College de Pennsylvanie.
1899 : première formation universitaire pour les infirmières du Teachers College, Columbia University.
France : 1868-1871. Premières femmes licenciées ès lettres, ès Sciences à la Sorbonne (Emma Chenu, Julie Dautré).
1965 : première formation universitaire pour les infirmières. Convention avec l'Université de Lyon pour la création du Diplôme Universitaire d'Enseignement Infirmier Supérieur.
12. Sheahan D., « The Game of the Name : Nurse Professional and Nurse Technician », *Nursing Outlook*, juillet 1972, p. 441.
13. Gamer M., « The Ideology of Professionalism », *Nursing Outlook*, février 1979, p. 111.
14. Kramer M., « Philosophical Foundation of Baccalaureate Nursing Education », *Nursing Outlook*, avril 1981, pp. 225-226.
15. *Op. cit.*, p. 226.
Également sur ce sujet :
Rogers M., « Nursing to be or not to be », *Nursing Outlook*, janvier 1972, pp. 42-46.
Hassenplug L.W., « Nursing can move from here to there », *Nursing Outlook*, juillet 1977, pp. 432-438.
16. OMS : *Comité d'Experts des Soins Infirmiers*, Cinquième Rapport, Genève 1966, p. 30.
17. CEEIEC : Région Aquitaine, « La Recherche Infirmière », Journées Pédagogiques, Bordeaux, 1er mars 1971.
18. Badouaille M.L., *Les Soins Infirmiers et la Recherche*, AMIEC, Cahiers n° 6, 1980, p. 9.
19. Abdellelah F., « Overview of Nursing Research 1955-1956 »,
Part I *Nursing Research*, janvier-février 1970, pp. 6-17.
Part II *Nursing Research*, mars-avril 1970, pp. 51-62.
Part III *Nursing Research*, mai-juin 1970, pp. 239-252.
20. Propos rapportés par O. Radenac sur une réunion de travail faite à Strasbourg avec M.R. Sonntag entre infirmières soignantes et infirmières enseignantes, « Ça bouge », *Infirmière Enseignante*, mars 1980, p. 11.
21. Bredin J.D., *Les Français au pouvoir*, Paris, Grasset, 1977, pp. 146-147.
22. *Ibid.*
23. Norris C.M., « Prises au jeu de nos illusions, nous restons à l'écart de l'avancement et du pouvoir », *Infirmière Canadienne*, septembre 1973, p. 39.
24. *Ibid*, p. 37.
25. Garaudy R., *Appel aux Vivants*, Paris, Seuil, 1979, p. 44.
26. *Ibid.*
27. *Briche G., Furriculum Vitae*, Paris, Imprimerie Souchet, 1979.
28. Conant L., « A search for resolution of existing problems in nursing », *Nursing Research*, printemps 1967, p. 114.
29. Laborit H., *La Nouvelle Grille*, Paris, Ed. Laffont, 1974, pp. 180-181. Le mot « politique » est en italique et entre guillemets dans le texte.
30. Bittensky R. « Théorie du Service Social et pouvoir politique aux États-Unis », *Techniques d'Action Sociale*, juin 1977, p. 26.
31. Badouaille M.L., *op. cit.*, p. 10.
32. L'article de Judy Ozbolt-Goodwin, « La recherche infirmière en soins

infirmiers, base scientifique de la pratique », Cahiers n° 6 de l'AMIEC, pp. 121-126, montre très bien comment toute infirmière peut utiliser la démarche de recherche en service. L'intérêt d'avoir quelques chercheurs plus avisés est qu'ils puissent aider les infirmières praticiennes à maîtriser elles-mêmes cette démarche de façon simple, dans leur exercice quotidien.

10
De l'infirmière modèle, au modèle pour infirmières

Si j'avais à entrer en Ecole de Cadres aujourd'hui je demanderais :
Quelle théorie allez-vous utiliser pour que je sois capable de maîtriser mon nouveau rôle.[1]

Des idées influentes venant de "l'extérieur" ont tendance à être totalement adoptées par la profession infirmière, souvent sans beaucoup de réflexion ou même de connaissance de leurs sources.[1 bis]

Tandis que l'on assiste après les années 1968 à l'éveil d'une nécessaire interrogation sur la pratique soignante infirmière en raison du courant de revalorisation de la relation soignant-soigné et que se développent des méthodes et des outils de planification et d'organisation des soins, commence à se faire sentir le malaise d'une déstabilisation des certitudes techniques sans que celles-ci soient pour autant alimentées par d'autres connaissances, mais plus encore sans savoir autour de quoi réorganiser le processus de soins. Les essais faits autour de l'investigation des besoins fondamentaux servant essentiellement comme outil pédagogique pour élaborer les plans de soins font progressivement apparaître insatisfaction et lassitude. Toutefois, les premières tentatives de découverte des personnes dans leurs milieux de vie laissaient présumer que les fondements des soins infirmiers devaient sans doute appartenir à différents domaines visant à éclairer le processus santé-maladie, ainsi que les divers facteurs pouvant l'influencer, mais ce n'était là qu'une frêle hypothèse de travail, qui n'avait pas encore de racine. C'est dans cette période d'insécurité, d'hésitation, d'interrogation sur ce qui pouvait caractériser les soins infirmiers, sur ce qui pouvait les rendre plus saisissables et leur donner assise, que s'introduit en 1978 ce qui est apparu comme une nouvelle notion : celle des théories de soins infirmiers.[2] La notion de « théories » était-elle véritablement une nouvelle venue, une révélation[3] comme cela a pu être dit, ou était-elle révélatrice d'une prise de conscience de l'influence déterminante des connaissances sur la pratique infirmière, ainsi que sur ce qui préside à leur mode d'organisation et d'utilisation. Il importe sans doute de resituer brièvement ce qui a prévalu à l'introduction puis l'organisation et l'intégration des connaissances dans ce qui est devenu la pratique des soins infirmiers.

Plus d'infirmières charitables mais des soins infirmiers*

Dès les années 1852, Florence Nightingale qui travaillait avec les docteurs William Farr et John Sutherland, statisticiens épidémiologues[4], s'était rendue compte que la santé était influencée par des facteurs comme la qualité du logement, de l'éclairage, des moyens de chauffage, d'aération. Elle en déduit qu'il est possible de réduire la maladie en mettant en œuvre des moyens d'assainissement, ces moyens requérant eux-mêmes d'être investigués, étudiés en fonction des constatations faites dans différents quartiers, à partir des conditions de vie des gens. Faisant le lien avec les soins infirmiers, elle pense, pour la première fois depuis l'influence chrétienne exercée sur la pratique soignante des femmes, que les soins ne peuvent relever de la simple charité et que « cet instinct de charité doit céder la place à une approche des problèmes sociaux basée sur la réflexion ».[5]

Florence Nightingale était convaincue que la plupart du temps de mauvais soins infirmiers étaient bien davantage le résultat d'un manque de réflexion que d'un manque d'attention aux autres, aussi son but était d'aider les infirmières à acquérir *elles-mêmes* une capacité de penser avec leur intelligence.[6] En indiquant les principes de base sur lesquels peuvent se fonder les soins infirmiers à son époque,[7] elle précise qu'*elle ne veut en aucun cas établir une règle de pensée qui pourrait enseigner aux infirmières comment soigner*, mais simplement leur donner des suggestions (hints), des repères pour soigner. Elle se défend donc d'établir un corps de connaissances préorganisé, mais désire expliciter des principes pouvant servir de fondement aux soins infirmiers, et mettre en évidence des domaines de connaissances pouvant être utilisées pour les soins infirmiers. Il revient aux infirmières d'apprendre à les reconnaître et à les utiliser dans les différentes situations.

Il semble qu'on n'ait pas suffisamment mesuré à quel point cette conception bouleverse tout le fondement de la pratique soignante infirmière. Pour la première fois, *c'est la pratique soignante elle-même qui devient l'objet d'un questionnement* non la

* *Notes on Nursing.*

personne de l'infirmière pouvant être jugée à tout moment dans l'accomplissement d'un rôle, émanation de règles de bonne conduite. Chaque chapitre de *Notes on Nursing* porte sur une variable pouvant interférer avec le processus santé-maladie, non sur l'infirmière en tant que telle. Pourtant, Florence Nightingale n'a pas été suivie dans ses recommandations de cerner les soins infirmiers à partir des indications venant des conditions de l'environnement pouvant servir au maintien de la santé. La connotation des soins restait trop dépendante de tout ce que recouvre le service des pauvres, des affligés et des malades. Précurseuse à son époque, Florence Nightingale ne peut délier les femmes soignantes de l'imprégnation morale qui régnait, aussi en vient-elle elle-même à définir un code de conduite auquel l'infirmière doit non seulement adhérer mais se reconnaître : « What a Nurse is to be »[8] — ce que doit être une infirmière.

A partir de *Notes on Nursing*, la maturation professionnelle sera étroitement dépendante d'un mouvement oscillant pendant de nombreuses années entre la prédominance d'un rôle structurant la personne de l'infirmière et la recherche d'une base de réflexion portant sur les fondements des soins infirmiers et pouvant leur servir d'assise. Il est en effet d'autant plus difficile de dégager les bases de cette réflexion que le champ de compétence infirmière demeure peu identifié, restant soumis à la double influence religieuse (y compris en pays protestants), ainsi qu'à celle de la pratique médicale, tout en subissant de plus en plus les normes de fonctionnement de l'institution hospitalière basées sur la division du travail.

De la notion de fondement à la notion de théorie(s) des soins infirmiers

Dans les pays anglo-saxons, mais plus particulièrement aux U.S.A., la notion de soins infirmiers introduite par Florence Nightingale commence à faire son chemin au point que les premières écoles de formation professionnelle se dénomment Schools of Nursing — Écoles en Soins Infirmiers — non Schools of Nurses. Toutefois les Diploma Schools — Écoles de Diplôme — attachées aux hôpitaux, demeurent fidèles à la double filiation religieuse et médicale, et le rôle de l'infirmière continue à prévaloir le plus souvent sur les fondements des soins infirmiers. Même l'enseignement universitaire, pourtant débuté dès 1899 à Teachers College, Columbia University, donne peu de base aux soins infirmiers en tant que tels, étant pendant longtemps davantage centré sur la pédagogie et l'administration.[9]

Le Goldmark Report en 1923 (premier rapport national sur la formation des infirmières) marque l'amorce d'un changement[10] : ce sont les aspects physiques et le caractère médical des soins donnés au malade hospitalisé qui servent de *fondements aux soins infirmiers* — « fundamentals of Nursing. »[11] Chaque fonction organique du corps est étudiée (fonction respiratoire, d'élimination...) à partir de ses caractéristiques physiologiques qui servent de fondement aux soins infirmiers. L'étude de chaque fonction demeure isolée, mais les travaux de Walter Cannon[12], puis ceux de Hans Selye,[13] développeront un intérêt pour l'étude des grands processus physiologiques comme le processus infectieux, le processus de l'homéostasie, puis du stress. Ce sera là l'origine du *Clinical Nursing* — soins infirmiers cliniques,[14] qui s'enrichiront par la suite de l'apport considérable des sciences sociales.

Avec le développement des sciences humaines et l'introduction progressive de la formation en soins infirmiers de santé publique dans les programmes universitaires, on assiste à une autre étape qui se confirme par la publication en 1948 du Brown Report : *Nursing for the Future*[15]. C'est alors que se développe la notion de « *comprehensive nursing care* », c'est-à-dire des soins intégrés considérant le malade dans sa totalité, respectant son individualité, intégrant les aspects individuels et sociaux, et élargissant la notion de soins aux bien-portants comme aux malades.

C'est au début des années 1960 que commence à se préciser la notion de « bases scientifiques », pour les soins infirmiers.[16] La clarification de *principes scientifiques*, ainsi que la démarche de résolution de problèmes, conduit quelques infirmières universitaires à proposer une approche des soins infirmiers à partir du regroupement de certains problèmes, telle la liste des vingt-et-un problèmes de soins infirmiers de Faye Abdellah,[17] ou du regroupement de certains principes fondamentaux autour d'une même notion, comme la notion de *besoins* pour Virginia Henderson.[18] En 1961, Faye Abdellah estime que cette approche scientifique des soins infirmiers concerne à peine 10 % des écoles de formation en soins infirmiers (soit pas même tous les programmes universitaires). Cette approche se développe durant la décade des années 1960-1970, tandis que la notion de *théorie des systèmes* pénètre la sphère de la pensée scientifique, bouleversant les conceptions statiques et isolationnistes de la science classique. La publication en 1968 de l'ouvrage de Ludwig von Bertalanfly : *Théorie générale des systèmes*[19] est l'expression d'une profonde mutation de la démarche scientifique, qui n'est pas sans influencer les différents champs d'utilisation de domaines de connaissances, dont celui des soins infirmiers.

A partir des années 1970, on voit donc se dessiner au sein de la profession infirmière une tendance à regrouper un ensemble de principes fondamentaux en systèmes utilisables pour les soins infirmiers. Toutefois la façon d'appréhender les conceptions développées par la théorie des systèmes aboutira à des modes d'utilisation fort différents.

Interrogation sur les théories de soins infirmiers

En 1980, aucune infirmière sensée ne saurait minimiser le support indispensable de connaissances pour alimenter et enrichir les soins infirmiers. Les problèmes que peuvent soulever les théories de soins infirmiers ne sauraient en aucun cas se réduire à des options antagonistes de type : « théories » ou « pas de théories ». Les questions qui se posent portent sur ce qu'il faut entendre par « théories » et sur la façon de les utiliser.

ÉQUIVOQUE DU TERME « THÉORIE »

Quel sens revêt le mot « théorie » est la première question à laquelle peut se heurter toute démarche en soins infirmiers se référant à ce qui est globalement regroupé sous l'expression « théories de soins infirmiers ». A examiner ce qui est qualifié par « théories de soins infirmiers », on s'aperçoit que, ou bien cette expression a été introduite postérieurement aux écrits de certains auteurs, ce qui exige de retrouver de façon précise l'orientation de leur conception, si l'on ne veut pas déformer par le mot « théorie » ce qu'ils avaient conçu; ou bien elle n'est pas utilisée à dessein par les auteurs eux-mêmes; oü bien elle revêt un sens très variable, y compris dans les écrits d'un même auteur.

Pour comprendre l'équivoque qui peut exister autour du terme « théorie », il ne suffit pas de s'arrêter à la connotation du mot, mais il importe de resituer sa compréhension par rapport à la notion de systèmes que sous-tend actuellement ce terme, et de se demander par rapport aux différents auteurs s'ils proposent un ensemble d'éléments organisés en systèmes préétablis que l'on applique aux soins infirmiers dans des groupes de situations, ou s'ils font référence à des éléments pouvant s'organiser en une variété de systèmes en fonction des interrelations et des interactions qui peuvent exister entre eux et qui sont à découvrir dans chaque situation. Autrement dit, les théories proposées pour les soins infirmiers mettent-elles en évidence une variété de faits, d'aspects, de caractéristiques, de phénomènes, qu'il est possible de reconnaître mais dont la dynamique est à chercher à partir de la façon dont elle s'organise dans la réalité de vie des gens, ou est-ce une façon de décrypter systématiquement les situations ?

C'est avec cette préoccupation qu'il faut s'interroger sur la notion de « théorie » quand on y fait référence au sujet des écrits de différents auteurs, surtout quand eux-mêmes n'ont pas utilisé ce terme parce qu'il n'était pas d'actualité ou qu'ils ne l'ont pas souhaité, ou encore lorsqu'ils l'ont utilisé mais en lui donnant une pluralité de significations. Quelques exemples peuvent illustrer la diversité de connotation du mot « théorie » lorsqu'on l'évoque à propos de :

— *Notes on Nursing :* Florence Nightingale utilise à dessein le mot « notes ». Bien qu'elle soit statisticienne, elle se défend d'employer les mots « normes », « catégories », « règles »... Elle se garde justement d'ériger en modèle un système de pensée et l'exprime clairement : « The following notes are by no means intended as *a rule of thought*, c'est-à-dire : « Les notes qui suivent ne sauraient en aucun cas constituer une règle de pensée ». Par contre, elle propose de donner des repères de compréhension des phénomènes qui peuvent expliquer la maladie : « The process of repairing the body which Nature has instituted and which we call disease »,[20] c'est-à-dire : « La manière de repérer ce fait que la nature a institué et que nous appelons maladie ». A partir de ces repères, il est possible de penser à des suggestions (hints) pour éviter la maladie.

— *Elements of Nursing :* Nancy Roper implicitement fidèle à l'orientation prise par Florence Nightingale se défend d'élaborer une théorie de soins infirmiers, pensant que c'est à chaque infirmière de construire le processus de soins infirmiers à partir des situations de soins.[21] Elle utilise le mot « modèle » : « a model for nursing based on a model of living »,[22] mais à aucun moment, elle ne définit le mot modèle. Il semble qu'en ce qui concerne le « model of living », elle fait allusion à un éventail d'activités de vie que l'on peut retrouver pour toute personne et dans toute société, pouvant être indicateur d'une trame (de « model ») pour les soins infirmiers. Pour chaque activité de vie, elle met en évidence des éléments qui participent à rendre possible leur réalisation. En fonction des situations, c'est à chaque infirmière à discerner les éléments interférant, à voir les liens qu'ils ont entre eux et à apprendre à les mobiliser dans le sens évoqué par la situation.

— *The Nature of Nursing :* Virginia Henderson, s'inspirant du *Phénomène Humain* de Pierre Teilhard de Chardin, se réfère aux éléments universels qui constituent la vie des êtres vivants, mais ceci avec un degré de complexité croissante.[23] Elle s'interroge sur les activités indispensables à la vie quotidienne,[24] auxquelles les soins doivent suppléer lorsqu'une personne ne peut plus les assurer pour elle-même. C'est à partir de la constatation que les soins infirmiers sont donnés dans différents milieux de vie qu'elle introduit « le principe de leur origine dans les besoins de l'être humain »[25]. Le mot « principe », ici, a le sens du mot latin « principes » → « origine, fondement », tandis que le mot « besoin » repose sur une notion plurivalente, avec des dimensions biophysiologique, psycho-sociologique, anthropologique, économique. Virginia Henderson suggère des repères-clés autour de la diversité de la notion de besoins, qui peuvent servir à découvrir la nature de l'aide à apporter. A aucun moment, elle ne réduit ces repères à un système de fonctionnement, mais elle pense qu'ils peuvent contribuer à une élucidation de la compensation à apporter dans les situations où les personnes ne peuvent plus assurer de répondre elles-mêmes à leurs besoins.

— *Nursing : Concepts of Practice :* Dorothea Orem ne s'attarde pas au mot « concept », mais elle introduit les mots « nature » : nature of self-care, et les mots dimensions : « dimensions of self-care », « dimensions of nursing ».[26] Ce que l'on présente chez elle comme une théorie apparaît davantage comme une finalité : celle de pouvoir recouvrer l'autonomie, elle en montre la nature et les dimensions.

Le mot « théorie » lui-même n'est pas porteur du même sens sous la plume d'un même auteur, ainsi Myra Levine l'utilise avec des connotations différentes dans son premier chapitre d'« *Introduction to Clinical Nursing* » où elle évoque les théories de la maladie comme base des soins infirmiers.[27] Sous le mot théorie, elle explicite alternativement des croyances, un ensemble de principes, comme ceux qui constituent la théorie des germes, ainsi que des facteurs, des concepts. Par contre, Martha Rogers utilise sciemment la notion de théorie au sens le plus habituel de ce terme, c'est-à-dire comme une ensemble de connaissances visant à expliciter les phénomènes permettant une compréhension plus approfondie de la réalité des faits, et pouvant servir à poser des hypothèses.[28] Se référant à la théorie des systèmes, elle présente le modèle conceptuel comme une abstraction, comme « une *représentation* de l'univers ou de l'une de ses parties ». Ce modèle proposé représente « une matrice d'idées qui, dans sa totalité, symbolise l'homme »,[29] puisque c'est le processus de vie de l'homme qu'elle adopte comme modèle référant.

Pour Callista Roy, une théorie peut être définie comme « un principe général scientifiquement acceptable qui *dirige la pratique* ou que l'on propose pour expliquer des faits observés ».[30] Pour elle, « le modèle représente la structure, tandis que la théorie a trait à la fonction, et « se situe à un niveau plus approfondi de la représentation de la réalité que le modèle ».[31] Prenant pour base théorique de son modèle le processus d'adaptation, elle franchit rapidement l'étape de théories explicatives pour concevoir une utilisation prédictive et même prescriptive de ces théories, et construire un modèle pouvant servir de base à l'identification du rôle de l'infirmière praticienne et de référence au comportement du malade.[32]

Ainsi, pour n'avoir pris que quelques exemples, le terme « théories » peut être porteur de connotations aussi diverses que : conception, philosophie, finalité, valeur, croyance, notion, concept, dimension, nature, base, éléments, principe... tandis que le mot « modèle » diffusé par la théorie des systèmes est nouvellement introduit dans la littérature professionnelle. Ceci montre la complexité de tout ce qui sous-tend l'utilisation de théories pour élucider le processus des soins infirmiers. Aussi, au risque de radicaliser la démarche de réflexion introduite par toute infirmière et d'en biaiser le sens en faisant de « la théorie » ou du « modèle » un système rigide, un cadre conceptuel systématisé, ne vaut-il pas mieux essayer de comprendre les bases de connaissances auxquelles ils se réfèrent, et comment ces connaissances, en pouvant se recombiner indéfiniment dans différentes situations, apportent quelque chose d'irremplaçable au contenu et à l'approche des soins infirmiers, tout en ouvrant de nouvelles pistes d'interrogation et de réflexion.[33]

RISQUE DE RÉDUIRE LES THÉORIES À DES THÉORÈMES

Depuis que s'accroît l'intérêt de développer des supports théoriques pour les soins infirmiers, l'utilisation de ces bases théoriques rencontre des options différentes. Parmi ces options, deux tendances semblent s'affirmer davantage : celle développée par Madeleine Leininger à la conférence de l'Université de Colorado, aux États-Unis, en 1969, qui stipule qu'« il n'y a sans doute aucune théorie, aucun modèle, aucun cadre conceptuel, qui pourrait prétendre légitimer l'exercice professionnel des soins infirmiers. En effet, la recherche d'une telle réponse apparaîtrait comme l'exercice d'une pensée magique, et semblerait des plus irréelle puisque n'importe quelle discipline scientifique relève de multiples concepts, théories, structures, modèles et cadres conceptuels ».[34] Cette tendance se refuse à enfermer les soins infirmiers dans des systèmes de référence préétablis aux situations de soins, et pense souhaitable d'apprendre à organiser, structurer et utiliser différentes connaissances en fonction de ces situations.

L'autre tendance est celle qui vise à ériger en système, en cadre conceptuel, un domaine d'exploration scientifique, et à l'appliquer dans une démarche systématique aux soins infirmiers. S'inspirant de la théorie des systèmes, plusieurs auteurs proposent alors de concevoir la formation infirmière à partir de divers systèmes pouvant structurer le processus des soins infirmiers, comme par exemple : la personne, la connaissance et l'environnement.[35] L'élaboration d'un système constitué de différents sous-systèmes articulés entre eux de façon déterminée a pour but d'acquérir « une manière spécifique de voir les phénomènes ainsi qu'une méthode d'enquête, des procédures de recherche et de disposer de modèles de pensée systématique. »[36] A la notion de « système » s'adjoint donc celle de « modèle conceptuel », le modèle étant une structuration d'idées, de théories.

Partis d'une variété de théories contribuant à faciliter la description et l'explicitation de phénomènes pouvant être rencontrés au niveau des soins infirmiers, certains auteurs vont jusqu'à préconiser l'utilisation « d'une théorie des théories »[37] visant même à dépasser le stade de l'explication des phénomènes pour être prédictive, voire prescriptive, c'est-à-dire qu'il devient possible « d'identifier l'effet désiré ».[38]

Issus de formes d'organisation de théories diverses, des modèles conçus au départ au sens d'idées structurantes rendant plus accessibles la compréhension et l'utilisation du processus de soins infirmiers peuvent se voir réduits à un mode de pensée systématique, leur faisant courir le risque de s'ériger en norme de fonctionnement. De l'application d'une demande systématique préorganisée, régissant l'ensemble de la formation donnée dans une école ou de la pratique soignante d'un service, on arrive rapidement « au modèle » référant et garant de types de conduites, à ce modèle comportemental qui revient encore une fois à modeler la personne de l'infirmière en fonction d'un ensemble de directives.

Plus on s'avance dans cette voie, moins le modèle est objet d'enseignement, plus il s'impose comme ligne unique de comportement : « le modèle conceptuel n'est pas une matière académique parmi d'autres; il n'est pas un contenu à placer dans un programme (...) Au contraire, *le modèle conceptuel, parce qu'il offre des directives pour la formation, la pratique et la recherche, est à la base du programme*; il en est le fondement même. Le modèle précède alors l'élaboration du programme et l'admission des étudiantes; il indique les buts et les objectifs et il guide le choix de toutes les matières académiques ».[39] Le modèle devient véritablement la règle de conduite « scientifique » appelée à façonner la personne de l'infirmière : « le modèle conceptuel clarifie ce qu'est une infirmière ».[40]

Ainsi peut-il en être aussi bien pour des écoles que pour des services, que ce soit à l'étranger comme en France. *N'étant plus soumise à la règle de l'ordre religieux, ayant dépassé la règle de la morale professionnelle, les [femmes]-infirmières adopteraient la règle de l'une ou l'autre théorie de soins infirmiers transformée en théorème pouvant servir comme postulat de comportement aux soignants comme aux usagers des soins. Formera-t-on alors des infirmières de X ou de Y théorie, comme on adoptait la règle de tel ou tel ordre ?* Serait-ce encore là la nostalgie d'avoir un rôle déterminé à défaut d'un champ de compétence identifié ? La question reste entière.

VERS UNE UTILISATION PLURIVALENTE DE THÉORIES POUVANT ENRICHIR LES SOINS INFIRMIERS

« De fait, il y a moins d'intelligence et d'initiative là où prédominent les programmes de comportement ».[41] Or, à l'instar de ce que l'on pourrait penser, ce ne serait pas la première fois qu'un système théorique unique servirait de support à la pratique infirmière. Les théories comme celles de la contagion microbienne, prônant des conduites exclusives d'une asepsie rigoureuse pour éviter toute contamination, ont par exemple fait leur preuve auprès des enfants et nourrissons hospitalisés. Leur radicalisme aboutit aux conséquences graves de l'hospitalisme, de retards de développement psychomoteur, de la non-acquisition du langage, de débilités acquises. De même, des théories psychiatriques rejetant les réactions organiques du corps ont pu avoir des conséquences désastreuses.

A cette époque, l'utilisation de ces théories était subie par les infirmières. Ces théories guidaient leur travail de façon implicite, en raison de leur soumission au savoir et aux prescriptions médicales. A présent, ce sont les infirmières elles-mêmes qui accèdent au savoir et peuvent en maîtriser l'utilisation, mais cette utilisation sera-t-elle statique ou dynamique ? Même les sciences dites exactes ne peuvent plus progresser en utilisant une démarche systématique. Les théories de la relativité et des quanta ont bousculé les théories mécanistes issues de la conception newtonnienne d'un temps immobile, d'un espace immuable, d'une matière inerte et passive, d'une énergie statique, de causes et d'effets linéaires. Quel physicien pourrait se targuer d'utiliser une théorie unique? Au déterminisme rigoureux de la science classique s'est substituée *une approche scientifique par approximation, intégrant le paradoxe.* « Chaque fois que les physiciens questionnèrent la nature dans une expérimentation atomique, celle-ci répondit par un paradoxe, et plus ils essaient de clarifier la situation, plus aigus devenaient les paradoxes. Il leur fallut un long moment pour accepter le fait que ces paradoxes appartiennent à la structure intrinsèque de la physique atomique ».[42] Si la démarche scientifique des sciences dites rigoureuses requiert le développement d'une pensée dialectique capable d'appréhender des paradoxes, alors combien le développement d'une telle pensée paraît indispensable pour appréhender ce paradoxe fondamental inscrit au sein de tout être vivant qu'est celui de la vie et de la mort, paradoxe inhérent à toute situation de soins.

« L'histoire de la science fournit de nombreux exemples où un système théorique, une fois développé, se heurte à la qualité des observations. Des données qui s'accordent au système peuvent être surévaluées alors que d'autres, tout aussi solides, mais en contradiction avec la théorie, sont ignorées. Il en résulte une véritable déformation des observations qu'on veut rendre conformes au système établi. Le système se stérilise de plus en plus au point de bloquer notre compréhension au lieu de la faciliter ».[43] Faire d'une théorie un corps rigide de connaissances que l'on applique à des objets, et encore plus à des sujets, la transforme en outil réducteur. « Toute connaissance simplifiante, donc mutilée et mutilante, se traduit par une manipulation, répression, dévastation du réel dès qu'elle est transformée en action et singulièrement en action politique ».[44] Toute infirmière qui éclaire les situations de soins infirmiers par l'apport de différentes connaissances les enrichit, mais c'est à chaque membre professionnel de veiller à ne pas en faire des systèmes préétablis à appliquer de façon systématisée. *Une théorie ne prend sens que si elle met en évidence des repères identifiables et permet de découvrir leur interraction sous toutes sortes de combinaisons, et de manifestations possibles*. Elle devient dangereuse à chaque fois qu'elle érige en système un modèle-type de comportement.

Toute connaissance pouvant permettre la compréhension des phénomènes de vie participe directement à l'enrichissement des soins infirmiers affrontés chaque jour aux situations où se joue la dialectique vie ↔ mort, dialectique qui concerne autant, mais dans un rapport différent, les soignés que les soignants. Aussi aucune des connaissances éclairant le processus vie ↔ mort, c'est-à-dire santé ↔ maladie, ne saurait avoir une exclusive. Plutôt que de privilégier l'une ou l'autre théorie, n'apparaît-il pas souhaitable de rendre accessible aux soignants comme aux soignés des connaissances de différente nature, connaissances dont ils accèderaient eux-mêmes à la maîtrise en découvrant leur pertinence et comment les mobiliser en fonction des diverses situations de soins. En ce cas, *il ne peut s'agir pour l'infirmière de jouer un rôle identifié par une théorie, mais avec l'éclairage de différentes connaissances d'apprendre à reconnaître, à partir des données vécues dans les situations, ce qui identifie la nature des soins infirmiers engendrant une mobilisation diversifiée des rôles de chaque partenaire : soignant comme soigné.*

NOTES

1. « A propos de... prospective », *Infirmière enseignante*, juin 1979, p. 3.

1 bis. Welch M., « Dysfunctional Parenting of a Profession », *Nursing Outlook*, décembre 1980, p. 726. « Influential ideas from the "outside" tend to be adopted whole in nursing, often without much thought or even recognition of their sources ».

2. Poletti R., *Les soins infirmiers, théories et concepts*, Paris, Ed. Le Centurion, 1978, paru d'abord en Suisse : Acta Nursologica 1, 1977.
3. « Soins infirmiers : la "révélation" des théories américaines », *Quotidien du médecin*, 21 février 1980, p. 2.
4. Woodham-Smith C., *Florence Nightingale*, New York, Avon Book Division, 1951, p. 191.
5. Nightingale F., *Notes on Nursing*, Londres, The Camelot Press, Éd. 1952 (Première édition 1859), p. 6.
6. *Ibid.*, p. 5.
7. Florence Nightingale dégage les principes de base du processus *santé — maladie* et dénonce l'inepsie de ne soigner que les malades. Elle montre que soigner est d'abord se préoccuper de maintenir la santé, donc de connaître les conditions qui favorisent son maintien et son développement.
8. Nightingale F., « What a Nurse is to be », In *Selected Writings of Florence*

Nightingale, rassemblés par L.R. Seymer, New York, Mac Millan Co, 1954, pp. 351-352.

9. Le premier cours donné au Teachers College est un cours en économie hospitalière. Les programmes infirmiers au Teachers College garderont une dominante pédagogique jusqu'au-delà des années 1960.
10. Rawnsley M.M., « The Goldmark Report : Midpoint in Nursing History », *Nursing Outlook*, juin 1973, pp. 380-383.
11. Abdellah F., *Patient-Centered approaches to Nursing*, New York, The Mac Millan Company, 1961, pp. 5-6. Consulter également Longway M., « Curriculum Concepts — An Historical Analysis », *Nursing Outlook*, février 1972, pp. 116-120.
12. Cannon W.B., *The wisdoms of the body*, W.W. Norton et Co Inc. New York, 1939.
13. Selye H., *Stress Acta* Inc. Montreal, 1950.
14. Il faut attendre les années 60 pour voir publier des travaux importants sur le Clinical Nursing, mais ils ont leurs racines dans les travaux de Cannon, Selye, Dubos... Parmi les plus connus, il importe de citer ceux de :
    Beland I., *Clinical Nursing*, Pathophysiological and Psychosocial Implication Macmillan Co. New York, 1965.
    Levine M., *Introduction to clinical nursing*, Philadelphie, F.A. Davis Company, 1969.
15. Brown E.L., *Nursing for the Future*, N.Y. Russel Sage Foundation, 1948.
16. Abdellah F., *op. cit.*, p. 5.
17. *Ibid*, page de garde
18. Henderson V., *Principes fondamentaux des soins infirmiers*, C.I.I., 1958.
19. Bertalanfly L., *Théorie Générale des Systèmes*, Traduction Française Dunod, 1972.
20. Nightingale F., *op. cit.*, p. 15 et *op. cit.*, p. 5.
21. « Rencontre avec N. Roper », *Infirmière Enseignante*, juin 1980, p. 9.
22. Roper N., *Elements of Nursing*, Churchill Livingstone, 1980, pp. 15, 17 et 61.
23. Henderson V., *The Nature of Nursing*, New York, Mac Millan Co., 1967, p. 11.
24. C'est d'ailleurs ce mot « activités » qui frappe Nancy Roper, non le mot principe, ni le mot besoin. C'est à partir de ce mot « activités » qu'elle-même construira d'autres pistes de réflexion.
25. Henderson V., *Principes Fondamentaux des Soins Infirmiers*, p. 1.
26. Orem D., *Nursing : Concepts of Practice*, Mac Graw Hill Company, 1971, pp. 13-36, pp. 41-66.
27. Levine M., *op.cit.*, pp. 1-11.
28. Rogers M.E., *An introduction to the Theoretical Basis of Nursing*, Philadelphie, F.A. Davis Co., 1970, pp. 83-84 et p. 89.
29. *Ibid.*, p. 89.
30. Riehl J.P. et Roy C., *Conceptual Models for Nursing Practice*, N.Y. Appleton-Century Crofts, 1974, p. 3.
31. *Ibid.*
32. Roy C., « The Roy Adaptation Model. Comment », *Nursing Outlook*, novembre 1976, pp. 690 et 691.
33. Le très significatif article de N. Bureau apporte sur ce sujet un éclairage fort intéressant. Après avoir dégagé la philosophie et les valeurs sous-jacentes à chaque « théorie », elle met en évidence les concepts utilisés par les différents auteurs mentionnés dans le livre de R. Poletti, et

montre le champ et la variété des connaissances utilisées par ces auteurs. Il est entre autre frappant de constater que le temps et l'espace qui sont deux paramètres fondamentaux de tout système vivant n'apparaissent chez aucun auteur. On peut se demander comment soigner sans un minimum de compréhension du fonctionnement de ces deux dimensions. (Toutefois c'est là une omission par rapport à Martha Rogers qui se réfère aux systèmes vivants.)
Bureau N., « Réflexions sur les théories de soins infirmiers », *Infirmière Enseignante*, n° 1, janvier 1980, pp. 5-9, et février 1980, pp. 5-9.

34. Leininger M., « The nature of science in nursing », *Nursing Research*, Tome 18, 1969, pp. 388-389.
35. Quiring J., « A model for curriculum development in Nursing », *Nursing Outlook*. novembre 1973, pp. 714-716.
36. Daubenmire M.J., King I.M., « Nursing Process Models : A Systems Approach », *Nursing Outlook*, août 1973, p. 517.
37. Newman M.A., « Nursing's Theoretical Evolution », *Nursing Outlook*, juillet 1972, p. 452. Consulter également :
Crawford G., Dufault K., Rudy B., « Evolving Issues in Theory Development », *Nursing Outlook*, mai 1979, pp. 346-350. Cet article explicite ce qui a présidé aux différentes options concernant une théorie de soins infirmiers ou des théories servant à la pratique des soins infirmiers.
38. Newman M.A., *op.cit.*, p. 452. Les niveaux III et IV de théorie prédictive et prescriptive sont décrits par Dickoff J. et James P. in *Theory development in nursing* in Verhonick P.J. editors Nursing Research, Boston, Little, Brown and Co, 1975, p. 324. R. Poletti y fait mention dans *Les Soins Infirmiers, théories et concepts*, *op.cit.*, pp. 14-15.
39. Adam E., « L'application d'un modèle conceptuel au programme d'études collégiales », Extrait du rapport *Ressourcement et Envol*, Document non publié, Colloque des Techniques Infirmières, 2-5 juin 1980, pp. 49-50.
40. *Ibid.*, p. 50.
41. de Smedt M., « Edgar Morin, Sociologue et Philosophe », *Psychologie*, décembre 1980, p. 11.
42. Capra F., *Le Tao de la physique*, 1975, Traduit de l'anglais, Paris, Ed. Tchou, 1979, p. 68.
43. Bettelheim B., *Les blessures symboliques*, 1954, Traduit en français. Paris, Gallimard, 1971, pp. 71-72.
44. de Smedt M., *op.cit.*, p. 9.

Quatrième partie

VERS UNE IDENTIFICATION DES SOINS INFIRMIERS

Soigner, c'est AIDER À VIVRE.[1]

L'homme occidental apprend peu à peu ce que c'est que d'être une espèce vivante dans un monde vivant, d'avoir un corps, des conditions d'existence, des probabilités de vie, une santé individuelle et collective, des forces qu'on peut modifier et un espace où on peut les répartir de façon optimale. Pour la première fois sans doute dans l'histoire, le biologique se réfléchit dans le politique.[2]

« Notes on Nursing, What it is and What it is not ».* Les soins infirmiers, *ce qu'ils sont et ce qu'ils ne sont pas.* N'est-ce pas là une indication de ce qui constitue leur identité ? Car c'est bien ce qui peut identifier les soins infirmiers que Florence Nightingale s'est aventurée à présenter afin « non pas d'apprendre aux femmes à soigner — cela elles peuvent bien l'apprendre d'elles-mêmes — mais juste leur donner quelques suggestions sur les éléments des soins infirmiers qui demeurent tout à fait inconnus ».

Il ne s'agit pas de rôle, il n'est pas question de définition, ni « en aucun cas d'une règle de pensée qui enseigne aux infirmières comment soigner, et encore moins d'un manuel qui apprenne aux infirmières à soigner », mais de l'attestation que les soins infirmiers « se fondent sur les lois qui président à la santé avec lesquelles ils se confondent car ils sont en réalité de même nature, qu'ils s'adressent aux bien-portants ou aux malades. »

Tout est là, enserré dans ce petit livre. Toute la sagesse et l'esprit (the spirit) présidant au fondement et à l'identification des soins infirmiers s'y trouve. Toutefois la prévalence de rôles édictés ou prescrits par des règles religieuses, morales, techniques, scientifiques a masqué et continue le plus souvent à laisser dans l'ombre ce qui préside à l'identification des soins infirmiers dont

* C'est à la préface et au prologue de *Notes on Nursing* que j'emprunte l'inspiration de la présentation de cette quatrième partie, textes dans la lignée desquels je situe toute l'approche des soins infirmiers que j'ai essayé d'approfondir.

les racines lointaines reposent sur tous ces soins qui mobilisent la vie. Que représentent ces soins qui pendant des millénaires s'apparentaient essentiellement aux activités des femmes, et qui cédant aux discrédits successifs ont laissé envahir le champ de la pratique soignante par les traitements médicaux. Comme autrefois, chacun connaissait ce qu'il pouvait attendre des services de « la vieille femme » sans qu'à aucun moment elle ne fasse elle-même l'objet de quelque définition, — par contre on la connaissait bien par ce qui la caractérisait elle-même, en tant que femme —, il semble qu'il importe aujourd'hui de s'attacher à identifier le service infirmier. Plutôt qu'une « définition de l'infirmière ». C'est l'identité de l'activité infirmière qu'il apparaît souhaitable de cerner (chapitre 11), ce qui demande de préciser la nature des soins infirmiers (chapitre 12), ainsi que les éléments participants à leur élaboration (chapitre 13) pour clarifier ce qui procède à leur construction, évaluer leur pouvoir, discerner leurs limites, valoriser leur dimension sociale et économique (chapitre 14). Ceci ne saurait se faire sans en interroger le prix (chapitre 15).

« Les notes qui suivent ne prétendent en aucun cas être une règle de pensée... Elles se proposent seulement d'apporter quelques suggestions »[3] à la réflexion de ceux qui sont appelés à soigner.

NOTES

1. Oraison M., *La Mort... et puis après ?* Paris, Fayard, 1967, p. 75.
2. Foucault M., *La volonté de savoir,* Paris, Gallimard, 1976, p. 187.
3. *Notes on Nursing, op. cit.*, Préface p. 13.

11
D'une définition de l'infirmière à une identification des soins infirmiers

Le concept d'identité recouvre ce champ des rapports humains où le sujet s'efforce d'opérer une synthèse entre les forces internes et les forces externes de son action, entre ce qu'il est pour lui et ce qu'il est pour les autres.[1]

Comme on a pu le constater jusqu'ici, à chaque fois qu'on s'est efforcé de cerner la pratique infirmière, on a abouti à la *définition d'un rôle.* Ce rôle apparaît être la résultante d'un modèle culturel déterminé par l'élaboration d'un système comportemental ayant engendré ses propres règles de conduites.

Depuis les [femmes] consacrées, le rôle n'est plus le reflet d'un ensemble d'activités auxquelles il renvoie, mais il représente *une ligne conduite, un ensemble d'attitudes requises pour soigner.* Or, il n'est pas de métier ou de profession qui puisse réclamer d'être reconnu par des usagers, des institutions, d'autres groupes professionnels, à partir de la seule assurance d'une garantie morale. Il leur faut justifier d'activités, de services, qui sont eux-mêmes garantis par un savoir que confirme une dénomination professionnelle ou un titre.

Tout le dilemme de la profession infirmière repose donc sur l'exigence de passer d'une profession de foi fondée sur un « credo » ayant pour finalité de *servir, d'être au service de* (de malades dans les temps plus anciens, des médecins par la suite) à une nécessaire clarification du *service offert.* Même au niveau du langage, la différence est d'importance puisqu'elle ne se traduit plus en verbes indicateurs de conduites et de comportements, mais en substantifs désignant un travail, une production, une offre.

Processus d'institutionnalisation du rôle de l'infirmière en statut professionnel

Le tout premier stade du processus d'institutionnalisation

professionnelle fut celui de l'organisation d'un enseignement particulier, donné dans différents cours ou écoles, élaboré essentiellement autour du *rôle moral*. Il aboutit à une reconnaissance d'une certaine qualification sans conséquences juridiques (diplômes d'écoles).

C'est à partir du *discernement d'actes techniques* que prend véritablement racine le mouvement de professionnalisation. Les tâches techniques impliquant l'acquisition de zones de savoir précis obligent à une reconnaissance juridique pouvant certifier cette acquisition, d'où la création en 1922 des brevets de capacités professionnelles, puis du Diplôme d'Etat en 1938, confirmé en 1946 par l'exigence de son obtention pour exercer.

A ce stade, le *rôle moral*, trame indifférenciée de toutes les activités de l'infirmière laissées à sa générosité, à sa disponibilité, à sa conscience professionnelle, se double d'un *rôle technique* pour lequel il y a réellement exigence d'un diplôme reconnu garantissant un savoir technique, le rôle moral ne pouvant suffire (bien qu'il ait été reconnu suffisant pendant très longtemps pour les religieuses-infirmières).

C'est le rôle technique qui donne droit à l'infirmière d'avoir un titre reconnu et ce faisant lui confère un *statut*. Jusqu'au 31 mai 1978, ce statut est l'institutionnalisation du rôle (moral) incarné en la personne de l'infirmière, avec habilitation à pouvoir exécuter un ensemble de soins (techniques) prescrits par le médecin. De cette façon, la pratique infirmière, dont le champ de compétence n'est aucunement reconnu autrement que par une nomenclature « d'actes médicaux » délégués, est tributaire de décisions médicales pour tous les « soins assimilés » à des tâches techniques et continue à relever implicitement du rôle moral et de la conscience professionnelle pour tout ce qui échappe à ces tâches.

Le statut représente donc une institutionnalisation du rôle de l'infirmière, catalyseur des prescriptions médicales et des attentes du malade, sans clarification de la prestation infirmière. Ainsi, le processus de professionnalisation de la profession infirmière s'élabore autour d'un rôle, expression des attitudes et du comportement de la personne de l'infirmière, auquel la précison des tâches médicales déléguées donne le sceau d'un statut juridique. A aucun moment, comme c'est habituellement le cas pour un métier ou une profession, les fondements de ce statut ne reposent sur le champ de compétence infirmière d'où se dégagerait la fonction infirmière que confirmerait le statut infirmier. Les nombreuses dérogations au droit d'exercer ne font que confirmer cet état de fait, de même que « c'est dans le vide juridique qui caractérise l'existence de la profession d'infirmière comme domaine spécifique de qualification que d'autres professions ont vu le jour. C'est sur l'ambiguité même de son existence, c'est-à-dire sur l'affirmation d'un champ d'activité abandonné par le corps médical mais sans *attributions juriquement définies*, que d'autres professions sont nées qui l'ont grignotée dans les deux grands axes qui sont les siens un "rôle technique" et un "rôle de travailleur" social »[2].

La loi du 31 mai 1978 en libellant une nouvelle « définition de l'infirmière » introduit la notion de « rôle propre » dont l'infirmière demeure encore le catalyseur devant concilier ce qui est prescrit par le médecin avec ce qui est susceptible de relever de sa propre initiative. Tout en représentant une étape sur le chemin de la professionnalisation, on peut se demander s'il est possible de concilier définiton et rôle.

Incompatibilité entre définition et rôle

Si l'on admet que l'aspect le plus courant du rôle est la façon dont se joue un événement, une activité, une fonction, un statut, il est constitué d'une infinie variété d'éléments qui rentrent en jeu, de « variables » qui interfèrent, sont en interaction, et vont créer des différences dans la façon de faire, la façon de procéder.

Le rôle est la manière d'agir, la façon de vivre, de ressentir ce que l'on fait dans l'exercice d'une fonction. *Il n'est pas la fonction, il est l'expression de la fonction.* Ainsi, aucune mère de famille n'accomplit ses fonctions de mère de famille de la même façon, chacune va les réaliser à travers une façon d'être et de faire qui lui est propre, par rapport à des fonctions et un statut identiques.

Pourquoi en serait-il autrement pour le rôle professionnel ? A moins de rendre les personnes exerçant un métier ou une profession conformes à une définition, à moins de les réduire à avoir des comportements d'automates édictés par ce qu'on a déterminé qu'elles devaient être ou par ce qu'on a décidé que devait être leur image, une définition de rôle professionnel est antinomique. Elle ne peut conduire qu'à assujettir et à stériliser la capacité de réflexion, de créativité, d'initiative. Ne faut-il pas plutôt s'orienter vers une clarification des *soins infirmiers et de la fonction infirmière ?*

Ces tentatives de clarification font l'objet d'une mobilisation active de la profession comme en a fait preuve la Commission de travail du Conseil Supérieur des Professions Paramédicales, dont la tâche était de préciser « le rôle propre » de l'infirmière et qui, pour ce faire, a essayé de cerner « une définition du soin infirmier ».[3] Mais l'ambiguité qui demeure entre « définition de l'infirmière » et la notion de « rôle » (non de fonction), entre nomenclature d'actes-tâches et un champ d'initiative professionnel. rend mal aisée une telle entreprise.

Limites d'une définition des soins infirmiers

L'expérience montre que toute définition enferme, pose un cadre formel, revêt un caractère statique se heurtant à la mouvance et à la dynamique de la vie. Au lieu de servir d'indication, une définition fait presque toujours l'objet d'une application normative. Souvent, elle est tellement rigide et formelle qu'elle devient rapidement dogmatique, véhiculant une idéologie-refuge derrière laquelle on s'abrite, ou que l'on essaie de circonvenir. Mais il est vrai qu'il peut être plus facile d'ériger des définitions porteuses de belle idéologies (exemple : définition de la santé) ou de normes de sécurité (définition du normal et du pathologique) que de chercher à discerner des orientations, des caractéristiques, des repères pouvant servir d'indicateurs en tenant compte de la diversité des situations.

Si l'on prête bien attention, on s'aperçoit que le service offert par un métier est rarement soumis à une définition. Il est davantage l'objet d'une description, d'une énumération des principales caractéristiques, propriétés et attributs qui permettent de le reconnaître.* Il apparaît en être de même pour les soins infirmiers, qui ne sauraient avoir de signification que s'ils prennent en compte la diversité des besoins de santé en fonction de ce qui a sens pour la vie des gens, aussi ne peuvent-ils être enfermés dans une définition. Par contre, il est indispensable *d'identifier les caractéristiques des soins et du service infirmier, d'expliquer le processus des soins infirmiers*, de déterminer leur champ de compétence, afin que leur contribution sanitaire et sociale soit reconnaissable et reconnue, que les usagers des soins sachent ce qu'ils peuvent en attendre, et que les soignants puissent faire état des moyens et des conditions nécessaires à leur prestation. C'est à partir de ces caractéristiques que peuvent se dégager des fonctions professionnelles, base de la définition juridique de la profession, non une définition de l'infirmière qui ne saurait être le fondement d'une définition professionnelle.[4]

* Si l'on prend pour exemple le pain, un des plus vieux produits du monde, un des plus anciens services offerts, il est décrit, non défini comme un « aliment fait de farine pétrie, fermentée et cuite au four ». Dictionnaire Larousse.

D'une définition à un processus d'identification des soins infirmiers

Identifier les soins infirmiers, c'est s'interroger sur ce qui les caractérise, sur ce qui fonde leur identité. Mais attardons-nous un peu sur le *principe d'identité.* L'identité est un processus complexe caractérisé par plusieurs aspects :

L'identité est une forme d'individualisation insérée dans un réseau d'appartenance. Ainsi, une chaise fait partie du réseau d'appartenance meuble : elle a des caractéristiques qui font qu'elle est identifiable en tant que meuble, mais en même temps elle est discernable par des formes, propriétés et attributs qui lui sont propres. De même, l'individu homme, femme ou enfant est identifiable par rapport à ses différents réseaux d'appartenance : famille, clan, ethnie, race, espèce. *Les soins infirmiers ont à trouver leur individualité par rapport au réseau d'appartenance SOINS.*

L'identité ne peut se concevoir que par rapport à l'altérité. C'est ce qui distingue l'aspect original, particulier, singulier d'un objet, d'un individu ou d'un groupe en référence à d'autres. L'identité n'existe donc que par rapport aux autres. Pour les soins infirmiers, c'est dégager leur finalité originale et mettre en évidence les aspects singuliers ou les circonstances spécifiques de ce type de soins par rapport à ceux que peuvent prodiguer d'autres personnes (soins maternels), d'autres groupes ou professions, particulièrement par rapport à la profession médicale.

L'identité est composite, c'est une unité complexe constituée par l'interconnection unique et singulière de plusieurs variables (matière, forme, couleur, volume... ou encore sexe, âge, parenté, profession pour une personne...). Ces variables, tout en étant communes à un grand nombre d'objets ou d'individus, s'imbriquent et s'organisent d'une façon unique et singulière à l'intérieur d'un réseau d'appartenance par rapport à chaque unité (par exemple telle chaise de style Directoire par rapport à d'autres chaises elles-mêmes distinctes d'autres sièges). Ainsi, il importe de discerner le réseau de variables qui s'imbriquent et s'organisent de façon unique pour constituer le corpus « soins infirmiers » et, au sein de ce corpus, discerner le faisceau de variables qui caractérisent tel ou tel soin.

L'identité se fonde sur deux pôles, deux composantes antagonistes, mais complémentaires. Elle a une *composante de permanence, de continuité,* mais cette composante n'exclut pas le *changement continu, la modification permanente. L'identité se construit à travers le changement.* Elle est à la fois la cohésion, la jonction de ce qui existe et de ce qui est en train de mourir. Les gènes porteurs d'un patrimoine invariant se perpétuent par des cellules qui meurent et qui naissent au sein de l'organisme. Le continuum de vie de tout être vivant se prolonge dans un renouvellement permanent : ainsi l'embryon qu'était chacun d'entre nous devient œuf, fœtus, enfant, adolescent, adulte, vieillard; toutefois, demeure ce continuum qui s'alimente d'une régénérescence ininterrompue. Tout être vivant est entraîné dans un mouvement génésique constant tout en demeurant lui-même.

Il ne saurait en être autrement pour les soins infirmiers qui ne peuvent être dissociés des situations de vie des gens. S'efforcer de trouver une identité aux soins infirmiers pour les rendre *identifiables*, non pas identiques, c'est accepter de *leur reconnaître des caractéristiques permanentes qui auront à s'ajuster dans des situations changeantes*. Ce serait gravement se faire illusion que de fonder l'identité des soins sur des caractéristiques uniformes, des constantes ou des théories à appliquer de façon stéréotypée.

Identifier les soins infirmiers, c'est rendre reconnaissable la nature des soins infirmiers, les éléments qui participent à leur élaboration : les connaissances et outils qu'ils utilisent, ainsi que les croyances et valeurs sur lesquelles ils se fondent. C'est aussi clarifier le champ de compétence infirmière, le processus des soins infirmiers, ainsi qu'identifier la nature de leur pouvoir, leurs limites, leurs dimensions sociale et économique.

NOTES

1. Sainsaulieu R., *L'identité au tavail,* Paris, Presses de la Fondation Nationale des Sciences Politiques, 1977, p. 319.
2. Chauvenet A., « L'infirmière technicienne ou travailleur social », *op. cit.*, p. 1142. Il est à noter que le rôle est tellement la texture des caractéristiques de la profession que là encore, A. Chauvenet évoque des rôles, non des fonctions.
3. Bonsart M.T., « Vers une nouvelle image de l'infirmière ? », *Infirmière Enseignante*, N° 2, février 1981, p. 9-11.
4. Voir sur ce sujet les propositions du groupe de travail du Comité Central de l'Association Suisse des Infirmières : « Le groupe de travail "définition de la profession" s'adresse aux membres de L'A.S.I. », *Soins Infirmiers* (Revue Suisse des Infirmières), 8/80, pp. 417-419.

12
Interrogation sur la nature des soins pour comprendre la nature des soins infirmiers

Faudra-t-il ne jamais considérer la vie autrement qu'à travers le regard de haine jeté sur la mort ?
Comme si quelque chose pouvait valoir hors de la vie; et permettre hors de la vie d'apprécier la vie...
Comme si la pensée, que la vie seule rend possible, pouvait avoir d'autres tâches que de servir la vie.[1].

On ne peut discerner la nature des soins infirmiers que si l'on essaie d'identifier ce qui fonde les soins et, parmi eux, les soins infirmiers. Car les soins infirmiers font partie d'un ensemble d'activités de soins, les soins étant une activité quotidienne et permanente de la vie.

Pour comprendre la nature des soins infirmiers, cela demande donc de les resituer dans le seul contexte qui leur donne tout leur sens, leur réelle signification : *le contexte de la VIE*, ou plus exactement *le contexte du processus de VIE et de MORT* auquel l'homme, les groupes humains sont affrontés chaque jour, dans tout le déroulement de leur existence.

SOIGNER

Soigner est d'abord, et avant tout, un *acte de VIE*, dans le sens que soigner représente une variété infinie d'activités qui visent à maintenir, entretenir la VIE et à lui permettre de se continuer et de se reproduire. En soignant, on ne peut donc pas échapper à la question : mais *quelle vie* entretient-on ? Et à *quel prix ? Pour quelle raison d'exister ?*

Soigner est un acte individuel que l'on se donne à soi-même lorsqu'il y a eu acquisition de l'autonomie, mais c'est également un *acte de réciprocité* qu'on est amené à donner à toute personne qui, temporairement ou définitivement, a besoin d'aide pour assumer ses besoins vitaux :

— ceci arrive dans toutes les circonstances où l'insuffisance, la diminution, la perte de l'autonomie est liée à l'âge. La courbe des soins nécessairement prodigués par d'autres que soi-même est inversement proportionnelle à la courbe des âges de la vie, les besoins en soins allant décroissant de la naissance à la petite enfance, puis à l'enfance, et l'adolescence.

A l'âge adulte la personne pourra être amenée à recevoir des soins dans certaines circonstances, mais elle devient elle-même pourvoyeuse de soins, elle apporte sa contribution aux soins par les voies de la famille et les voies de l'exercice professionnel, et ceci pas uniquement dans des professions dites sanitaires. Cette courbe est variable suivant les personnes et les milieux :

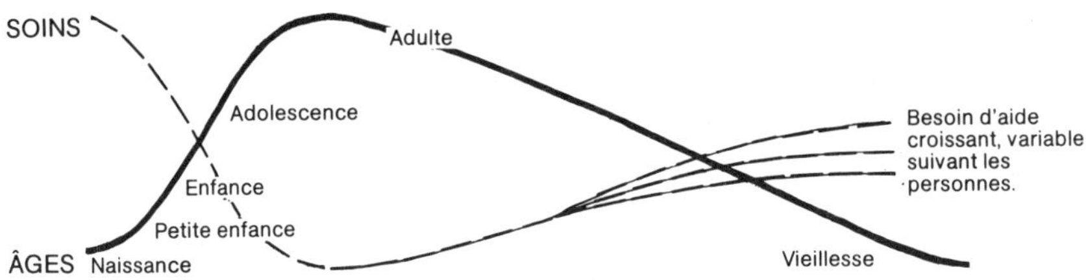

Courbe d'évolution du recours aux soins en fonction de l'âge

— ceci arrive encore lors de certains événements de la vie comme la maternité, la naissance, qui réclament une aide très précise; — ou encore lorsqu'une personne ou un groupe rencontre des crises et des obstacles à sa vie, dont certains iront jusqu'à la maladie et l'accident. Ces événements auront eux-mêmes des conséquences et un retentissement différents suivant la période d'âge à laquelle ils surviennent, et suivant tout ce qui aura influencé le développement et la maîtrise du processus dépendance-autonomie.

Dans l'une ou l'autre de ces éventualités, il y a absolue nécessité d'avoir recours à l'aide pour assurer le maintien de sa propre vie, aide qui, selon les circonstances, peut être donné par la famille, les voisins, l'entourage, ou qui réclame la suppléance d'un personnel prêt à l'assurer. Cette aide n'est pas forcément complexe pour cela, mais elle exige d'être donnée lorsqu'un seuil d'entrave à la vie quotidienne est atteint, afin que ce ne soit pas la situation qui devienne complexe. Ainsi, lorsque quelqu'un a une atteinte de la vue et habite un logement où l'escalier devient dangereux, sa déficience visuelle peut mettre sa vie en état d'alerte si, pour cette raison, cette personne ne peut plus sortir et assurer les courses indispensables à sa vie quotidienne. Si personne ne peut étudier avec elle, en relation avec ses conditions de vie, la difficulté qu'elle rencontre pour continuer à assurer la nécessité du quotidien, et ne voit comment y suppléer, la situation de cette personne va s'aggraver très rapidement, non pas à cause de l'atteinte de la vue elle-même, mais à cause des conséquences de cette atteinte sur sa vie de tous les jours. Ceci amène à constater qu'il existe une différence de nature entre les soins qui ont pour but d'assurer la vie quotidienne, et ceux qui se centrent sur la maladie, souvent prodigués en excluant celui qui la vit.

Discernement de la nature des soins liés aux fonctions de la vie

Le vocabulaire anglais, plus riche que la langue française par rapport à la notion de soins, a retenu deux types de soins de nature différente :

— *les soins coutumiers et habituels* : care* liés aux fonctions d'entretien , de continuité de la vie;

— *les soins de réparation* : cure** liés au besoin de réparer ce qui fait obstacle à la vie.

Les soins coutumiers et habituels ou soins d'entretien et de maintien de la vie : care représentent tous ces soins permanents et quotidiens qui n'ont d'autre fonction que celle d'entretenir la vie en la réapprovisionnant en énergie, qu'elle soit de nature alimentaire, le besoin d'eau (hydratation, toilette), de chaleur, de lumière, quelle soit de nature affective, psycho-sociale, etc, et que chacun de ces aspects interfèrent entre eux.

Les soins coutumiers et habituels sont fondés sur toutes sortes d'habitudes de vie, de coutumes, de croyances. Au fur et à mesure que se construit la vie d'un groupe, naît tout un rituel, toute une

* To care : prendre soin de, avoir soin de.

** To cure : curer, réséquer, traiter en ôtant le mal, d'où curage, curetage.

culture qui programme et détermine ce qui est pensé bon ou mauvais pour entretenir la vie.

Ces soins représentent le tissu, la texture de la vie et en assure sa permanence, sa durée.

Ce sont tous les soins que la mère donne à son enfant, que nous sommes amenés à nous donner chaque jour au fur et à mesure que nous avons acquis notre autonomie, que d'autres doivent compenser lorsque nous voyons cette autonomie se rétrécir, diminuer ou lorsque nous l'avons perdue.

Ils représentent *tout cet ensemble d'activités qui assurent la continuité de la vie comme :* boire, manger, évacuer, se laver, se lever, bouger, se déplacer, ainsi que tout ce qui contribue au développement de la vie de notre être, en construisant, en entretenant l'image du corps, le réseau relationnel, en stimulant les échanges avec tout ce qui est fondamental à la vie, car *sources d'énergie vitale :* la lumière, la chaleur, la relation avec les personnes connues, les objets familiers, etc.

Les soins de réparation ou traitement de la maladie : cure. Assurer la continuité de la *VIE rencontre des obstacles,* des entraves dont les principaux sont :

— la famine, c'est-à-dire l'insuffisance de ressources en énergie alimentaire pour entretenir les fonctions vitales. Ce fut le principal obstacle à la vie pendant des milliers d'années, et encore maintenant pour une large partie de la population mondiale. Elle se traduit davantage aujourd'hui en phénomène de malnutrition avec prédominance des insuffisances nutritionnelles y compris pour certains groupes sociaux dans les sociétés nanties, ou par surnutrition pour les groupes profitant de l'abondance;
— la maladie;
— l'accident;
— la guerre.

Dans certaines circonstances, il y a nécessité d'utiliser, outre les soins coutumiers et habituels d'entretien de la vie, des soins de réparation, c'est-à-dire tout ce qui relève du traitement de la maladie. Ces soins vont se surajouter aux soins courants. En fait, ils ne peuvent prendre un sens que s'il y a maintien de tout ce qui contribue à la continuité et au développement de la vie, même si temporairement, dans certaines circonstances — plus exceptionnelles qu'on veut bien le reconnaître — ils peuvent être transitoirement le premier « geste qui sauve », c'est-à-dire prioritairement les plus indispensables. Mais cela ne peut se prolonger dans la durée, y compris dans des cas très graves tel le coma.

Sans l'accompagnement concomittant des soins courants (alimentaires, d'hygiène, avec leur support relationnel), on assite à la stabilisation ou à l'aggravation du processus de dégénérescence : *la vie se retire à chaque fois que l'on se préoccupe davantage de ce qui meurt que de ce qui vit.*

Les soins de réparation ont pour but de limiter la maladie, de lutter contre elle, et de s'attaquer aux causes. Les soins centrés d'abord sur l'homme en relation avec son environnement se sont, dans les sociétés occidentales, de plus en plus centrés sur les maladies, en engageant un processus d'analyse qui a isolé les causes organiques, des causes psychiques et qui a écarté les causes socio-économiques.

La rupture entre le corps et l'esprit, entre l'homme et son environnement, opérée dans les sociétés occidentales, la multiplication des techniques d'investigation et de réparation centrées sur la maladie ont peu à peu évacué toute interrogation sur les causes liées au mode de vie, aux conditions de vie, au désir d'exister.

Le discernement des soins de réparation s'est fait en isolant de plus en plus chaque individu de son environnement, de sa niche écologique, de son groupe d'insertion, et même de lui-même en tant que personne, puisque l'objet de réparation est devenu peu à peu la fonction organique ou mentale, l'organe, le tissu, la cellule isolée de son tout, donc de tout ce qui peut donner signification au processus santé-maladie.

C'est ainsi que progressivement les soins de réparation vont prédominer au point d'oblitérer, et même d'exclure, les soins d'entretion de la vie qui, eux, deviennent minimisés et subalternes, alors que ceux-ci demeurent les plus fondamentaux, car sans eux aucune vie ne peut se continuer.

Lorsqu'il y a prévalence du *cure* sur le *care*, c'est-à-dire des *soins de réparation* en négligeant les *soins habituels et coutumiers*, il y a annihilation progressive de toutes les forces vives de la personne, de tout ce qui la fait être et désirer réagir, car il y a épuisement des sources d'énergie vitale de quelque nature qu'elles soient (physique, affective, sociale, etc). Cette annihilation peut aller jusqu'à la détérioration irréversible.

Tout ce qui reste de capacités de vie demande et exige d'être mobilisé constamment — et ceci jusqu'au seuil de la mort — afin que les énergies vitales prévalent sur les obstacles à la vie, même au seuil de la mort. J'en prendrai pour exemple le film Rak[2] de Charles Belmont qui montre comment le personnel sanitaire

« condamne les gens à mort bien avant leur mort », et ceci en annihilant ou tuant tout ce qui reste de vie en eux et en se fixant sur tout ce qui est en train de mourir. Ainsi cette femme atteinte d'un cancer qui, parce qu'elle est malade, voit s'immobiliser tout ce qui constituait la trame de sa vie : en étant confinée au lit et n'ayant plus qu'une vie quasi léthargique, alors que tout ce qui avait un sens pour elle, les souvenirs, l'appartement chaleureux avec ses fleurs, sa lumière, ses objets, les relations avec ses amies, son manteau chez la couturière, tout aurait disparu si son fils n'avait pas compris que c'était cela qui restait fondamental. Ainsi a-t-elle pu vivre sa mort au lieu de connaître la mort de ce qui lui restait de vie.

Discerner la nature de ces deux *types de soins* nous fait parvenir au *carrefour d'orientations et d'options fondamentales qui guident les choix* faits par rapport non seulement à la fonction soignante du personnel sanitaire, mais encore par rapport à *l'ensemble de l'action sanitaire et sociale.*

Ces choix liés aux soins d'entretien, de développement de la vie, et ceux liés aux soins de réparation ne s'excluent pas mutuellement, mais devraient constamment faire l'objet d'un discernement par rapport aux situations qui réclament un apport de soins, un apport d'aide pour répondre à des besoins vitaux.

Que ce soit au niveau de la fonction soignante dans des situations plus individualisées, ou que ce soit par rapport à des familles, des groupes, au sein d'une vaste action sanitaire et sociale, les questions demeurent les mêmes :

— qu'est-ce qui contribue à permetre d'entretenir et de développer la vie (de mères de famille, de travailleurs, d'enfants scolarisés...) ? Quelle forme de vie ? La vie de qui ? Par rapport à quoi ? Pour quelle raison exister ?

— qu'est-ce qui colmate les obstacles à la vie ? Qu'est-ce qui risque d'endormir la vie des hommes bien-portants et malades ? Qu'est-ce qui risque de les enfoncer dans un état de vie neuro-végétative ? De vie léthargique ? Quels sont les soins de réparation indispensables au maintien de la vie ? Quels sont ceux qui sont superflus, voire nuisibles ?

Les soins infirmiers ne peuvent échapper à ces choix, ils en sont partie intégrante.

En quoi les soins infirmiers sont-ils concernés par les deux types de soins évoqués : les soins habituels et coutumiers d'entretien de la vie, les soins de réparation

On peut se demander si l'on retrouve au niveau des soins infirmiers cette différence de nature liée à deux types de soins. En quoi peuvent-ils se reconnaître dans ce qui a été le fondement des soins liés aux fonctions de continuité et de réparation de la vie ?

Comme on a pu le voir, les soins d'entretien de la vie ont été pendant des milliers d'années les soins les plus courants, les plus nombreux, les plus importants, sûrement parce qu'on était très démuni devant la réparation de la maladie et de l'accident. Mais cette seule explication ne saurait être suffisante. A quoi peut-il servir de réparer, de traiter, si tout ce qui mobilise la vie n'est pas pris en compte. Avec l'extension massive de la possibilité de traiter — sans pour autant soigner — c'est-à-dire d'aider à vivre, les soins de réparation ont progressivement envahi le champ de toutes les pratiques soignantes, celles des mères, des parents, des voisins, des amis, et a fortiori celles du personnel infirmier devenu auxiliaire, non plus du malade, mais du médecin.

Avec la méconnaissance de l'importance des soins liés à l'entretien de la vie, on a gravement négligé tout ce qui importe pour qu'un enfant, un adulte, une personne âgée puisse continuer à assurer de répondre à ses besoins de vie quotidienne : acquérir un développement psychomoteur, ou ne pas le perdre, se développer, entretenir son corps, son image corporelle, se déplacer, avoir une vie relationnelle, etc. Plus d'un enfant hospitalisé ou placé pour « raison sanitaire » s'est trouvé plus handicapé par l'arrêt de son développement psychomoteur pendant la période d'hospitalistion que par l'atteinte de la maladie.

Moins manifestement, mais non moins réellement, il en est de même pour les adultes.

En se médicalisant, les soins infirmiers ont perdu de vue et délaissé *tout ce qui prend sens pour assurer la continuité de la vie des hommes et leur raison d'exister*. En abandonnant tout le très vaste domaine des soins d'entretien de la vie, ou en le relégant comme secondaire, mineur et d'aucune importance, il se crée une immense béance au niveau des soins infirmiers.

Si l'interrogation et le savoir-faire par rapport à la maladie l'emportent sur tout ce qui compte pour se demander comment chacun peut continuer à réaliser sa vie, et à se réaliser dans l'expression de sa vie, il n'y a plus à proprement parler de soins, mais plus que des traitements.

C'est donc là que se situe le Paradigme perdu évoqué par Edgar Morin,[3] c'est-à-dire ce manque d'interrogation et de recherche sur tout ce qui constitue à la fois les éléments fondamentaux de la vie : l'énergie, l'espace, le temps, l'information, la relation, mais aussi la façon dont l'homme les appréhende dans sa culture, dans sa relation au monde, dans sa façon d'exister.*

L'amputation de tout ce qui concerne le tissu de continuité de la vie oblitère les soins et particulièrement les soins infirmiers dont toute *la finalité est de permettre aux usagers des soins de développer leur capacité de vivre ou de s'efforcer de compenser l'atteinte des fonctions handicapées par la maladie, en cherchant comment suppléer au dysfonctionnemement physique, affectif et social entraînée par cette dernière.*

Si soigner ne peut se limiter à traiter la maladie, si grave ou si bénigne soit-elle, il importe de se demander alors quels sont les éléments, les repères, qui peuvent contribuer à construire le processus de soins infirmiers à partir des situations vécues par les personnes requérant des soins, en tenant compte de la nature des soins d'entretien de la vie et des soins de réparation.

NOTES

1. Leclerc A., *Paroles de femme*, Paris, Grasset, 1974, p. 34 et 36.
2. *Rak :* film montrant les grandes orientations de la santé en France, et la conception des soins du personnel sanitaire, médical et infirmier, 1972.
3. Morin E., *Le Paradigme perdu :* La nature humaine, Paris, Ed. Seuil, 1973.

* Il est à remarquer que l'anglais emploie l'expression *nursing care* et non pas *nursing cure* pour désigner les soins infirmiers. Le langage traduit ici trouve une conception des soins qui était basée prioritairement sur les soins d'entretien de la vie, ce n'est plus forcément le cas à l'heure actuelle dans les pays anglo-saxons.

13 Eléments participant à la construction du processus de soins infirmiers

Je pense que les véritables éléments des soins infirmiers demeurent tout à fait inconnus.[1]

L'inclusion du vivant dans l'humain et de l'humain dans le vivant nous permet de concevoir la notion de vie dans sa plénitude : la vie cesse d'occuper une place intermédiaire entre le physique et l'anthropologique : elle acquiert un sens ample qui prend racine dans l'organisation physique et déferle sur tout ce qui est anthroposocial.[2]

Ainsi toute création apparaît à ce point d'équilibre, à la fine pointe de ce dialogue où chacune des parties, homme et matière, tend à révéler les valeurs de l'autre.[3]

Si le propre d'un métier ou d'une profession est d'offrir à des demandeurs ou à des intéressés l'objet d'une production, d'une prestation ou d'un service, il représente l'aboutissement d'un *travail* pour lequel il existe nécessairement des éléments constitutifs de ce travail. Il y a de toute évidence un matériau (matière inerte ou matière vivante, information) qui va subir une *transformation. Tout travail accompli par un métier ou une profession est une opération, un processus qui consiste à transformer différents éléments à l'aide d'outils en vue d'un but à atteindre.* Un travail est identifiable lorsqu'on peut projeter ce que l'on se propose d'atteindre, que l'on connaît la gamme des éléments participant à son accomplissement, les outils nécessaires à sa réalisation, et que l'on peut présumer de la façon dont éléments et outils vont interréagir. Toutefois, la connaissance que l'on a du travail ne peut être totale. Il demeure toujours une part d'imprévisible dont il est possible d'apprécier la marge,de mesurer la frange. Ainsi le potier pour faire un bol, un plat ou une écuelle, est à même de connaître les éléments terre, eau, air et feu avec leurs variances (différence des argiles, des combustibles, etc) et de prévoir comment ils vont réagir à l'aide d'outils (les mains, le four, etc) dans une durée donnée (car tout s'inscrit dans le temps), tout en ne pouvant circonvenir la part d'inconnu du résultat final.

Tout travail est une rencontre avec l'inconnu : cette rencontre peut s'opérer grâce à la maîtrise d'éléments et de données connues, et à la compréhension de leur mode d'interférence.

On pourrait penser qu'il en est tout autrement du processus des soins, et ceci d'autant plus que l'attachement à une conception professionnelle, au sens d'un credo idéologique, a toujours induit à mépriser la notion de métier. Or, le rapprochement du travail infirmier avec celui qu'offre un métier permettrait d'assainir l'ambiguité, le flou permanent entretenu par la seule mobilisation des valeurs idéologiques, même si ces dernières peuvent changer d'orientation et fluctuer entre les valeurs attachées à la technicité, à la relation, ou à certaines conceptions de la santé. Du métier, la profession infirmière n'a retenu que « la technique », c'est-à-dire l'apprentissage d'un geste, d'un maniement d'outils et d'appareils, sans pour cela maîtriser les liens à établir entre ce savoir-faire et sa pertinence avec l'ensemble de la situation.

Comme dans tout métier, le processus de soins infirmiers relève d'un travail qui se construit à partir de la mobilisation constante d'éléments entrant en interaction en vue de discerner les besoins vitaux d'une personne, d'une famille ou d'un groupe, auxquels il est nécessaire de suppléer afin de mettre en œuvre l'action pouvant les satisfaire ou les compenser.

Tandis que la plupart des métiers procèdent d'une rencontre de l'homme et de la matière, et de l'apprivoisement réciproque de l'un par l'autre, *le processus de soins infirmiers procède d'une rencontre entre deux (ou plusieurs) êtres vivants détenant chacun des éléments du processus de soins.* Ce processus se situe au carrefour d'un système d'échange provenant de sources différentes en vue d'aboutir à déterminer la nature des soins à pourvoir et les moyens de les mettre en œuvre. C'est un processus élucidation ↔ action entre des partenaires sociaux ayant une compétence différente et complémentaire visant à trouver sa forme de réalisation à partir des capacités et ressources de chacun dans un environnement donné (domicile, lieu de travail, institution sanitaire hospitalière ou extra-hospitalière).

Identifier le travail infirmier requiert d'identifier les éléments participant à la construction du processus de soins infirmiers, c'est-à-dire de préciser à quelles connaissances il a recours, quelle technologie il utilise et quelles sont les croyances et les valeurs sur lesquelles se fonde la prestation soins infirmiers.

Les connaissances

Les compétences qui caractérisent une profession découlent d'un ensemble de connaissances organisées. L'acquisition de la compétence professionnelle requiert donc la maîtrise préalable ou parallèle des fondements théoriques de cette compétence.[4]

Un adage dit : « Dis-moi ce que tu lis et je te dirai qui tu es. » On pourrait dire de même : « Dis-moi de quelles connaissances tu te sers pour donner des soins, et comment tu t'en sers, et je te dirai quels soins tu donnes. »

Deux aspects sont à envisager par rapport aux connaissances :

— les sources de connaissances utilisées;

— leur mode d'organisation et d'utilisation.

LES SOURCES DE CONNAISSANCES

Si le processus de soins commence par un acte de discernement des besoins vitaux et la recherche d'un mode de réponse à y apporter, il y a nécessité de faire appel à des connaissances diverses et de différente nature pour percevoir les *signes* du processus santé-maladie, et en comprendre leur signification, c'est-à-dire les décoder en cherchant leur sens par rapport à la personne qui les vit, en lien avec son contexte de vie et ses activités de vie.

Des exemples donnés par Claudine Herzlich dans son livre *Santé et Maladie* nous montrent combien il faut prendre en compte ce qu'est le vécu de la maladie en relation avec le contexte de vie, ainsi cette personne interrogée sur ce que représente pour elle être malade et qui répond : « La maladie, c'est tout ce qui met l'individu en incapacité d'accomplir sa vie normalement... celui qui a un rhume, en général, il continue sa vie... mais si c'est un chanteur, il ne pourra plus travailler, alors là, il est malade. »[5]

Les hommes ont la santé et la maladie de la vie qu'ils ont. Si le processus de soins, dont les soins infirmiers, n'en tient pas compte, il passe complètement à côté.

L'acte de discernement comprend donc deux temps :

— *découvrir* la personne à partir de ce qu'elle exprime — et ceci autrement que par des interrogatoires stéréotypés et systématiques, qui essaient davantage de caser les gens dans une catégorie, une classification, plutôt que de chercher à comprendre ce qu'ils disent d'eux-mêmes en relation avec leur contexte de vie;

— *décrypter ce que les personnes, les groupes, cherchent à dire* en le confrontant avec des sources de savoir qui mettent sur des pistes de signification.

PREMIÈRE SOURCE DE CONNAISSANCE : LA PERSONNE OU LE GROUPE CONCERNÉ

C'est dire que *la première source de connaissance est la personne* ou *le groupe* qui s'exprime sur un problème.

Ceci paraît banal, mais c'est un mode de fonctionnement inverse de ce qui a été véhiculé par la formation où l'on a appris à dire, à expliquer aux gens, avant d'avoir découvert et compris ce qu'ils veulent nous expliquer. Ou bien, on utilise ce qu'ils disent pour les mettre dans une catégorie maladie, ou une catégorie « cas. »

Mais pour découvrir, entendre et comprendre ce que nous disent les personnes en quête de soins, il nous est nécessaire *de réapprendre à voir,* et *de réapprendre les langues* : les langues parlées par les gens de tous les jours, dans la vie de tous les jours.

Réapprendre à voir

C'est réapprendre la communication non verbale, c'est cette capacité de découvrir toute la multitude de petits signes qu'envoie une personne par son regard, son visage, sa coiffure, ses vêtements, sa posture, ainsi que les signes qui viennent de son environnement social, de l'espace où elle se situe. Tous ces signes nous communiquent une multitude d'informations à travers lesquelles la personne, une famille nous parle d'elle-même. En effet, ces informations se traduisent par des signes de détresse, de solitude, de joie, de tristesse, de malaise économique, social, de satisfaction, de plaisir, de désir. Ces signes demandent à être reliés à ce qu'exprime une personne, à ce qu'elle a envie de laisser percer ou de cacher. Ces signes sont des explicitations du dire *si on ne les interprète pas isolément* — ce qui est immanquablement source d'erreur — si on retrouve les liens qu'ils ont entre eux et que l'on cherche l'éclairage qu'ils apportent à la compréhension de la situation. Savoir voir et se laisser guider par le sens du voir, en apprenant à lire le langage non verbal, le langage silencieux comme dit Edward Hall.

Réapprendre les langues usuelles

Une langue professionnelle est une langue étrangère aux langues usuelles, or les gens nous parlent de ce qu'ils peuvent faire ou de ce qu'ils ne peuvent plus assurer pour eux-mêmes essentiellement en termes de *préoccupations*, ou de *difficultés*. Ils nous donnent de différentes façons les clés de leurs soucis, de ce qui les gêne, mais le langage professionnel ne peut pas entendre parce qu'il ne comprend plus rien ou presque plus rien au langage de tous les jours. Témoins ces infirmières-puéricultrices qui font un groupe d'éducation sanitaire sur la santé, avec les femmes d'une consultation de PMI. A la question : « D'après vous, qu'est-ce que la santé ? », l'une des femmes dit : « Pour moi, c'est pouvoir donner de la viande tous les jours à mes enfants », et une autre : « Moi, c'est l'espoir de gagner la mise du loto pour assurer la fin du mois. » Et les infirmières d'être si déçues, voire choquées, de ne pas obtenir une définition sur « l'état de complet bien-être... »

Le langage professionnel a perdu les repères symboliques qui donnent sens à ce que les gens expriment, il ne comprend et transpose que ce qui a trait aux normes du normal et du pathologique.

La méprise due à l'incompréhension du contenu et du sens de l'information existante engendre la crainte que les gens ne communiquent pas l'information qu'ils ont sur eux-mêmes ou sur ce qui les concerne, aussi la tendance actuelle est de créer des *outils détecteurs d'information*. On peut seulement se demander comment ces questionnaires et grilles de tous genres, s'ajoutant à l'anamnèse médicale, permettront aux usagers des soins d'exprimer eux-mêmes ce qu'ils ont à dire, comme ils veulent le dire, en utilisant leur savoir, leur façon de communiquer ce qui importe pour eux. On peut également se demander si le recueil systématique d'informations est plus utilisable que toutes les informations circulantes que nous donnent les personnes sur elles-mêmes, telles qu'elles apparaissent rattachées à leur trame de vie, et que tout soignant est à même de recueillir s'il y prête attention, et s'il apprend à créer des liens entre ces informations à partir des faits qu'elles mettent en évidence. Quand on voit à quel point sont déjà peu utilisées pour orienter le sens et la nature des soins médicaux et infirmiers les informations consignées sur un dossier, telles que l'âge des personnes soignées, leur nombre d'enfants, et l'âge de ces derniers, leur profession, les indices mêmes indirects de leurs ressources économiques, on peut se demander si les questionnaires dits exhaustifs et les interrogatoires investiguant la vie des gens sont de quelque utilité ou s'ils ne contribuent pas plutôt à donner aux soignants un sentiment sécurisant d'avoir « fait le tour » de toute l'information à collecter.

N'est-ce pas là une illusion quand on sait par ailleurs que les gens ne livrent que très peu ce qui les concerne et les préoccupe par voie d'interrogatoire et de questionnaire. En admettant même que cette voie d'investigation systématique soit favorable pour recueillir des informations exhaustives, elle ne part pas du *fil conducteur* donné par les gens eux-mêmes, tandis qu'elle balaie leur vie dans des domaines où il n'y a pas nécessité de livrer aux soignants des informations souvent sans lien, sans connection avec la difficulté qu'ils rencontrent, l'atteinte fonctionnelle ou le handicap dont ils souffrent.

Ce sont les personnes soignées et leur famille qui détiennent les repères indicateurs du sens, de l'orientation et de la limite des informations à partager avec les soignants. Là encore, ce sont les usagers des soins qui sont la première source de connaissance indispensable au discernement et à la mise en œuvre des soins. Ce sont eux qui en détiennent le *fil conducteur*, c'est-à-dire le *sens : signification* et *direction.* Faut-il encore que le personnel infirmier (comme tout autre personnel de santé) soit à même de le saisir, c'est-à-dire de le comprendre en créant des liens entre les diverses informations reçues au cours des échanges et entretiens, en discernant celles qui sont indispensables à compléter par rapport à *la nature des problèmes posés*, et *par rapport à la nature de l'aide à apporter.* Ceci requiert pour le personnel soignant de faire appel à d'autres sources de connaissances différenciées, en vue de *développer une capacité de discernement du sens de l'information émise par les usagers des soins, et d'être à même de l'utiliser.*

NÉCESSITÉ D'UN RENOUVELLEMENT DES CONNAISSANCES ET D'UNE PLURALITÉ DES CONNAISSANCES

« Il y a un monde entre l'ignorance inconsciente d'elle-même, c'est-à-dire l'assurance dogmatique, et la prise de conscience de l'ignorance. Plus encore, la connaissance peut et doit désormais travailler et commercer sans trêve avec l'ignorance. »[6]

Pour comprendre ce qu'on a pu voir et ce qui est dit, il faut le confronter à des connaissances qui peuvent expliquer, expliciter ce qui se passe. Mais à quelles sources d'explication est-il possible de puiser ?

Les soins infirmiers empruntent-ils leurs connaissances à des sources vieillies, dépassées, inadaptées à l'évolution économique et sociale, ou encore à des blocs solidement construits de vérités toutes faites ou de routines bien établies ?

Les soins infirmiers se servent-ils d'une seule et unique source d'explication de la maladie et de ses manifestations, en l'occurence la médecine, ou bien sont-ils fondés sur tout un ensemble de connaissances leur apportant de l'information sur la vie des hommes, leurs croyances, leurs habitudes de vie : en famille, à l'école, au travail, dans des groupes, dans des institutions ?

Il est bien évident que le processus santé-maladie, c'est-à-dire le processus *vie-mort*, ne pourra pas du tout être appréhendé de la même façon si l'on continue à ne faire intervenir qu'une seule source d'explication des phénomènes, qu'elle soit médicale, psychologique, sociologique ou économique, si l'on attribue la maladie à un seul facteur, à une seule cause, si l'on éloigne, élimine, rejette différents facteurs d'ordre culturel, social, économique, agissant en réseau d'interférence.

Exemple

J'en prendrai pour exemple le nombre croissant d'enfants qui ne parlent pas ou qui n'ont pas acquis les principaux fondements du langage à l'âge de trois ans et au-delà. On estime jusqu'à 15 % d'enfants de cette strate d'âge, atteint de cette déficience, dans certaines zones urbaines défavorisées, certaines ZUP; on peut aussi les rencontrer en milieu rural.

Or, lorsque ces enfants sont vus à des consultations de PMI ou à des bilans de santé, il est fait état de cette déficience qui est « dépistée » en utilisant des sources de connaissances médicales. Le personnel sanitaire et social fait une recherche d'investigation dans ce domaine. Ces enfants font le va-et-vient entre les services de consultations d'oto-rhino-laryngologie et les services de PMI. Lorsqu'on a décelé qu'il n'y a aucune cause liée à l'audition, ni à l'appareil phonétique, on inscrit au dossier : RAS, rien à signaler. Les parents sont rassurés : « ça s'arrangera », « ne vous inquiétez pas. » Si cela persiste, on envisage quelques leçons d'orthophonie. Le temps passe... Certains entrent à l'école avec ce trouble qui s'accroît, d'autres restent à la maison aussi tard que possible à cause de ce handicap qui fait honte aux parents.

Il y a arrêt de l'investigation et d'une recherche d'hypothèse pour comprendre le phénomène car l'interprétation médicale est jugée « satisfaisante », le personnel sanitaire ne se sent plus concerné. Or, n'est-ce pas là un très grave problème de vie, donc de santé ? Un problème qui va porter une atteinte durable, souvent définitive, à toute la vie de quelqu'un.

Il est donc indispensable de chercher sans perdre de temps, et simultanément à l'investigation médicale, d'autres hypothèses. Des hypothèses liées au processus d'apprentissage du langage, ce qui peut le favoriser ou le défavoriser. Entre autre, tout ce qui concerne le mode d'expression de la mère avec son ou ses enfants, compte tenu de l'isolement des mères, de leur non-possibilité d'échange, de rencontre, de leur non-possibilité de s'exprimer, ce qui entraîne chez elles un appauvrissement très considérable du langage, une rareté de son utilisation, une désaffection de la parole, support de la relation. Certaines mères, privées de l'entourage qu'elles avaient autrefois par leur mère, leur belle-mère, le voisinage, croient même que l'enfant se mettra à parler tout seul un jour. Elles ignorent tout du processus d'imitation et de renforcement de l'expérience.

On est là devant un *processus de désocialisation.* L'isolement, la pauvreté de l'environnement, le manque d'échange et de relations sociales, l'appauvrissement des gestes de la vie quotidienne de plus en plus uniformisés, séparés des rencontres, des fêtes, du rythme des saisons, fait que les mères elles-mêmes ne parlent plus, ou bien utilisent un langage bébéifiant si bien analysé et décrit par Françoise Dolto dans plusieurs de ses communications ou de ses écrits.[7]

Quand on se trouve devant ce genre de problème, si l'on ne pose pas des hypothèses qui dépassent largement le cadre médical, on aboutit à une grave impasse, à une aggravation des situations individuelles qui deviennent des handicaps à vie.*

De plus, lorsque les racines du mal culturel et social sont trouvées, la réponse ne peut pas être uniquement individuelle. Elle demande de reconsidérer ce qui peut permettre de recréer des réseaux de socialisation dans certains immeubles, dans certains quartiers. On est véritablement là devant la nécessité d'entreprendre une action communautaire, c'est-à-dire une action qui puisse modifier des conditions de vie de familles concernées par un tel type de problème. Cet exemple est plus fréquent qu'on ne l'imagine, on peut aussi le trouver en milieu rural, lié également à une destructuration du processus de socialisation, mais sous des formes et pour des raisons différentes, lié entre autre au dépeuplement des zones rurales.

Cet exemple est l'illustration de la nécessité de puiser à des connaissances très différenciées pour comprendre les facteurs en présence dans des situations et savoir mobiliser les ressources existantes.

* On estime que l'acquisition du langage est irréversible après sept ans.

QUELLES CONNAISSANCES ?

« Je suis de plus en plus convaincu que nos principes de connaissances occultent ce qu'il est désormais vital de connaître. »[8]

Il n'est plus possible d'envisager les soins infirmiers sans puiser à des sources d'informations très variées, aussi le besoin d'élargir le champ de connaissances n'est-il plus mis en doute. Evoquer des disciplines aussi diverses que la biologie (non la pathologie), la démographie, la psychologie sociale, l'anthropologie culturelle, la sociologie, l'économie, peut paraître banal, bien que leur accès dans les lieux de formation et a fortiori leur utilisation dans l'exercice professionnel soient encore très restreints pour certaines et inexistants pour d'autres.

Mais l'introduction de toutes ces connaissances dans les programmes de formation n'est pas en soi significative et peut conduire rapidement à satiété si elles sont désarticulées, désincarnées, c'est-à-dire si elles ne conduisent pas à découvrir et comprendre toujours davantage *l'homme vivant**, situé dans sa niche écologique (son environnement immédiat), inséré dans l'univers cosmogonique, fondement et unique raison d'être des soins infirmiers. C'est autour de l'être bio → culturel affronté au combat Vie → Mort[9] que prend sens l'ensemble des connaissances pouvant contribuer aux soins infirmiers. Si « la vie est l'ensemble des fonctions qui résistent à la mort »,[10] alors il importe d'explorer ce qui nous fait vivre la mort et mourir de vie »,[11] et de connaître les caractéristiques fondamentales du jeu existentiel Vie → Mort. Comprendre le vivant, c'est découvrir dans leur complexité, c'est-à-dire dans leur réseau d'interférence, les notions et caractéristiques fondamentales de :

L'énergie :

Il n'y a pas de *vie* sans énergie, sans perte d'énergie (entropie), sans ressourcement en énergie (néguentropie). Les formes d'énergies sont variées : énergie physique, énergie psychique, énergie affective.

L'espace :

Il n'y a pas de *vie* sans insertion dans l'espace :

— la notion de territoire, de territorialité;

* « L'homme vivant » est pris au sens générique du mot.

— l'espace dimensionnel;
— l'espace relationnel aux personnes, aux objets;
— l'appréhension de l'espace en fonction des cultures : la symbolique de l'espace et toutes sortes d'aspects qui en découlent : le schéma corporel, l'image du corps, le franchissement des coquilles, des distances, etc.

Le temps :

— l'irréversibilité du temps,
— le temps instant;
— le temps durée;
— le temps fréquence;
— le temps rythme;
— l'appréhension du temps à différents âges, à différentes étapes de la vie. Sont également liées au temps par certains aspects, les notions de permanence et d'identité, de changement et de transformation avec les processus d'adaptation et d'inadaptation.

La notion de seuil :

— le maintien de la vie s'opère entre un seuil minimum et un seuil maximum dépendant eux-mêmes d'un ensemble de stimulations et d'activités;
— variabilité des seuils en fonction des cultures, des personnes, des nombres (densité).

Aux notions de *seuil et de temps* (durée, fréquence, rythme) se rattachent les phénomènes de *stress*, de crises, de *deuil*, de perte, les mécanismes de défense.

La notion d'information, de programmation :

— information biologique : l'héritage génétique;
— information culturelle : le patrimoine culturel qui inscrit ses schémas, ses modèles au fur et à mesure de l'intériorisation des différentes expériences;
— information et institutions.

Les notions et phénomènes antagonistes *d'ordre*, de *désordre* et *d'organisation* en interaction dans une permanente complémentarité.[12]

désordre → interaction → ordre → organisation

Les notions et caractéristiques des systèmes clos, des systèmes ouverts → des systèmes vivants.

Mais les seules notions fondamentales concernant la physis ou science de la nature ne sauraient suffire à comprendre le jeu existentiel de l'homme vivant : « L'inclusion du vivant dans l'humain et de l'humain dans le vivant nous permet de concevoir la notion de vie dans sa plénitude : la vie cesse d'occuper une place intermédiaire entre le physique et l'anthropologique : elle acquiert un sens ample qui prend racine dans l'organisation physique et déferle sur tout ce qui est anthroposocial. »[13]

Il importe donc de découvrir les notions fondamentales de la réalité anthroposociale, celles de la socio-culture qui sont :

— la notion de *culture*, de croyances, d'habitudes de vie, et les phénomènes d'acculturation, d'enculturation, de transculturation;

— la notion de *rites de passage*, de rituels, de la fête;

— la notion de *mythe*, de symbole, de signifiant et de signifié;

— la notion d'*image corporelle*, du paraître des modes d'expression du corps, du vêtement;

— la notion d'*institution*, de processus d'institutionnalisation, la variété et la complexité des formes institutionnelles : mariage, famille, institutions religieuses, éducatives, sanitaires;

— les notions de *statuts*, *fonction*, *rôle*, d'image sociale et de leurs interférences mutuelles;

— les phénomènes d'*autorité* et de *pouvoir;*

— la notion de *milieu*, de *conditions de vie*, de facteurs influençant les conditions de vie.

Mais comprendre ces notions et les processus dynamiques qui les mobilisent et qu'elles engendrent, c'est apprendre à les reconnaître, à les resituer dans leur interrelation permanente. Aucune de ces caractéristiques de la vie ne saurait être isolée d'un ensemble de systèmes en interaction, que la vie déborde de toute part. Enfermées dans un cadre conceptuel, c'est les structurer dans une organisation artificielle, les figer dans un système préétabli alors qu'il importe de trouver dans chaque situation leur mode d'organisation, leurs éléments antagonistes, leur forme, et ce qui les agit.

Les soins infirmiers ne peuvent prendre sens et ne peuvent évoluer que s'ils puisent aux sources de toute l'interrogation sur les forces contradictoires et indissociables de la vie et de la mort.

COMMENT TROUVER CES CONNAISSANCES ?

Ces connaissances doivent être offertes par la formation et dans le champ de l'exercice professionnel. Elles ne sauraient seulement faire l'objet de cours ou d'enseignements didactiques fragmentés, ponctuels, parcellisés.

Elles demandent, pour pouvoir être utilisables et significatives, de repenser des *pédagogies vivantes* qui vont puiser aux sources mêmes de la vie qui nous entoure sous ses différents aspects et manifestations. C'est notre ouverture au monde et la capacité de puiser dans des sources d'information de toute nature qui peuvent rendre vivante l'utilisation de l'information.

Ces sources se situent dans :

— les *différents milieux* de vie où s'insère l'histoire des hommes : logement, quartier, villages, lieux de travail, milieu scolaire, milieu de loisirs, commerces, transports;

— les *livres*, non seulement les livres regroupant des connaissances didactiques, mais tous ceux qui parlent de la vie : romans, biographies, etc;

— les *revues*, *quotidiens*, *périodiques*, qui communiquent l'information socio-économique et politique, mais aussi les revues qui renvoient des images de l'homme, de la femme, des jeunes (presse féminine, presse des sports, etc);

— les *films* de *grand public*, qui relatent et renvoient en effet de miroir, toutes sortes d'événements de la vie imprégnée des modèles culturels et sociaux qu'elle véhicule;

— des *activités d'expression*, vécues en groupe : expression corporelle, bioénergie, dynamique de groupes, etc;

— des *activités artistiques* et *culturelles* : art dramatique;

— des *activités sportives;*

— enfin toute l'expérience de vie de chacun, de nous-mêmes. Quand laisserons-nous une libre circulation de nos connaissances entre le champ de notre vie personnelle et celui de notre vie professionnelle ?

Pourquoi cette dernière doit-elle continuellement oblitérer l'autre au point d'y perdre le simple bon sens que toute mère de famille aurait pour son enfant, ou toute personne pour un ami ?

Pourquoi continuer à séparer tout ce qui vient de la réflexion sur des expériences personnelles en prenant conscience que même en les refoulant, en les niant, elles agissent sur notre manière d'être, sur notre manière de faire, elles envahissent aveuglément — non lucidement — notre façon de réagir ?

Tous ces moyens peuvent contribuer à élargir considérablement notre façon d'appréhender la vie, de mieux nous y situer et de mieux comprendre les problèmes de vie qui se posent aux hommes, qui engendrent des besoins de santé autant que des processus de détérioration, de destruction, de désadaptation, de rupture, tels qu'ils apparaissent lors de la maladie, de l'accident.

Ceci suppose que ces sources de vie puissent être prises en compte dans les institutions, écoles et services, sous différentes formes : tiers-temps pédagogique, groupes de réflexion, d'échange à partir de situations, à partir de thèmes. Ceci suppose aussi d'apprendre à les utiliser pour enrichir la prestation soins infirmiers.

ORGANISATION ET UTILISATION DES CONNAISSANCES

Toute connaissance ne saurait échapper à ce qui caractérise les systèmes vivants, c'est-à-dire de passer par différents stades de transformation et de structuration. « Le problème crucial est celui du principe organisateur de la connaissance, et ce qui est vital aujourd'hui, ce n'est pas seulement d'apprendre, pas seulement de réapprendre, pas seulement de désapprendre, mais de réorganiser notre système mental pour réapprendre à apprendre. »[14]

LA MÉTHODE

Ce qui oriente l'organisation des connaissances, leur utilisation, c'est la *Méthode.* Méthode n'est pas compris ici dans le sens d'une technique, ni d'un cadre conceptuel préétabli, ni d'une batterie de principes directeurs imposant une rationalité scientifique aboutissant à la réduction, la disfonction ou l'unidimensionalisation « des situations de vie. »[15]

« Par "la Méthode" il faut comprendre : les principes opérationnels qui aident à penser par soi-même », explicite Edgar Morin en reprécisant la racine du mot « méthode » qui « au sens originel signifie *la voie, le chemin.* »[16] La méthode est le chemin emprunté par toute connaissance pour nous faire connaître, c'est-à-dire nous permettre de « *naître avec.* »

Comme l'aliment dont elle est une forme, toute connaissance ne peut être opérationnelle que si elle passe par un processus d'

absorption→désintégration→réorganisation
↓ connaissance
assimilation→re-connaissance
↓ ↓
utilisation → donner naissance

Penser par soi-même suppose donc le développement de tout ce processus dans ses différentes phases : celle où je nais, je continue à naître avec ce qui m'alimente, puis je me re-connais dans ce qui m'alimente, la connaissance participant à construire mon identité, l'identité de mon être pensant qui, à son tour, se modifie en action, me permettant de donner naissance. Ainsi, l'organisation des connaissances, pour rester vivante, demande à *être intériorisée*, c'est-à-dire qu'elle ne reste pas étrangère à nous-mêmes, qu'elle fasse peu à peu partie de nous, qu'elle nous transforme et nous mobilise.

La Méthode est un chemin vers l'inconnu où l'on apprend à reconnaître des éléments connus, à rencontrer des phénomènes qui deviennent familiers au fur et à mesure que le parcours se poursuit, servant ainsi à franchir d'autres dimensions d'inconnu.

Or toute situation de soins infirmiers oblige à une rencontre avec l'inconnu d'êtres vivants. Pour apprendre à les comprendre et à chercher avec eux ce qui peut leur permettre de poursuivre leur parcours de vie, « nous avons besoin de la méthode qui nous aide à penser la complexité du réel au lieu de dissoudre cette complexité et du coup de mutiler le réel. »[17] L'organisation des connaissances alimentant les soins infirmiers ne peut se satisfaire de méthodologies aveugles et stéréotypées, ni s'enfermer dans des systèmes rigidifiés, des cadres théoriques préfabriqués, elle requiert une méthode qui prenne en compte les méandres, les fluctuations du processus de *vie* et de *mort*, qui se cherche par tâtonnement, essai et erreur en remettant en question certains rigorismes dits scientifiques, en se cherchant dans un devenir permanent, en respectant des zones d'irrationnel. Cette méthode est celle présentée par Edgar Morin comme « *la méthode de la complexité* »[18], par opposition à toute méthode de simplification ou de réduction, ainsi que le propose tout corps théorique appliqué systématiquement. « Complexité » ne signifie pas « complication », de même que Bachelard a clairement distingué le simple du simplifié. *La méthode de la complexité permet d'aller vers l'inconnu des êtres vivants en s'éclairant avec eux d'éléments connus pour comprendre les situations et les agir.* C'est une méthode qui resitue un problème dans ses dimensions bioanthropo-sociologiques, en relation avec l'environnement socio-économique dans lequel il s'insère. La méthode de la complexité passe de l'inconnu au connu pour retourner vers l'inconnu, de l'incertitude à des zones de certitude pour rejoindre l'incertitude. « Il nous faut partir de l'incertain des fausses clartés, non pas du clair et du distinct, mais de l'obscur et de l'incertain; non plus de la connaissance assurée, mais de la critique de l'assurance. »[19] Or, dans les situations de soins, qu'est-ce qui saurait être totalement ou définitivement assuré, aussi bien du côté des soignés que des soignants. Combien il faut apprendre à découvrir l'alternance et le jeu du désir et du contre désir des soignés comme des soignants.

« La *méthode de la complexité* n'a pas pour mission de retrouver la certitude perdue et le principe *un* de la vérité. Elle doit au contraire constituer une pensée qui se nourrit d'incertitudes au lieu d'en mourir. »[20] Les soins infirmiers devant faire face à des situations ou s'affrontent les forces de vie et de mort ne peuvent méconnaître le réseau complexe du principe de plaisir et de réalité, ils se trouvent donc eux-mêmes tributaires de phénomènes antagonistes et complémentaires que la méthode de la complexité, c'est-à-dire de non simplification des phénomènes de vie et de mort, peut contribuer à faire découvrir, à élucider et à mobiliser, sans prétendre saisir « la vérité » mais oser appréhender le réseau de vérités multiples à travers lequel se glisse la vie.

ÉLUCIDATION↔ ACTION

De ce qui précède, il ressort que *les connaissances ne peuvent être utilisables et sources de développement que si elles sont la rencontre* de l'expérience vécue et de toût ce qui peut alimenter, nourrir, enrichir cette expérience pour lui donner sens et lui permettre de se régénérer, de se recréer.

Aussi ne suffit-il pas de recevoir des enseignements dans des domaines très variés, il faut avoir appris à dévouvrir, décoder, analyser, c'est-à-dire à conjuguer l'information qui vient des situations et les connaissances permettant de comprendre et de mobiliser ces situations.

C'est en situation que l'on peut apprendre à franchir nos zones de connu pour aller à la rencontre de l'inconnu des autres. C'est à partir de ce que l'on découvre dans les situations que l'on apprend à utiliser des connaissances pour expliquer, vérifier différentes manifestations de phénomènes de vie, ceci afin d'en comprendre leur intérêt par rapport aux soins et discerner comment s'en servir.

Les situations sont principalement de deux types : celles qui permettent de découvrir l'homme dans la diversité de ses *milieux de vie*, ainsi que les différents services socio-éducatifs, culturels, économiques qui y sont insérés, et les *situations de soins infirmiers* en milieu hospitalier, comme en milieu extra-hospitalier. Les premières permettant d'élargir son champ d'information sur les phénomènes de la vie, afin de servir à alimenter les secondes.

Mais les situations peuvent rester inertes et statiques, et ne contribuer en rien à la compréhension de principes opérationnels qui aident à penser par soi-même si elles ne font pas l'objet d'exploration et d'analyse dans des groupes de travail, avec l'aide d'infirmières ayant elles-mêmes analysé leur propre pratique professionnelle et de personnes compétentes dans des disciplines connexes.

L'exploration a pour but d'apprendre :

— *à se situer.*Le mot « situation » induit une dynamique de personnes et d'objets en interrelation au sein d'un environnement (in situ, se situer), ce qui est tout à fait différent du mot « cas » encore constamment utilisé dans le langage infirmier : étude de « cas concret » le « cas du malade ». Si on le rapproche du mot anglais dont il est issu : « case », en raison du « case-work », du « case-study », cela devient très parlant, « case » signifiant à la fois une « boîte » et un « procès ». Le « cas concret » du malade ne serait-il pas « *ce malade que l'on a mis dans une boîte* » et dont on fait plus ou moins un *procès* (chaque partenaire de l'institution : infirmière, administrateur, médecin, pouvant y jouer un rôle d'avocat, de procureur général, de juge).

L'exploration d'une « situation » amène à prendre conscience de la façon dont chaque personne se situe dans le réseau de relations soignant — soigné, compte tenu des facteurs hiérarchiques et intitutionnels. Cette prise de conscience permet d'apprendre à clarifier dans les situations de soins l'impact des statuts et des images culturelles qui y sont attachées, ainsi que de décoder le jeu des rôles à partir des statuts et de l'exercice des fonctions. C'est là une des données fondamentales de toute situation de soins.

— *à reconnaître, à regrouper des signes* indicateurs d'expression, de développement de la vie, ou de ce qui l'entrave,

— *à chercher leur signification* à la lumière des caractéristiques fondamentales du processus vie ↔ mort (espace, temps, seuil) afin de comprendre les différents facteurs pouvant interférer, qu'ils soient d'ordre culturel, démographique, économique, politique, et de saisir leur influence tant au niveau des individus que des institutions. En situation de soins, c'est tenir compte de la trame de vie des gens, de la période d'âge où ils se situent, et des activités de vie qui sont à développer (enfant) ou qui demeurent compatibles avec le sens de leur vie, leur mode de vie, la nature de leurs atteintes, leur handicap, ou plus simplement de leurs difficultés (adultes, personnes âgées).

— *à identifier la nature des problèmes* posés, ainsi que les questions qui se soulèvent.

— *à poser des hypothèses de travail* et à apprendre à utiliser cette compréhension des phénomènes vivants dans les situations de soins et d'action sanitaire et sociale.

UNE ORGANISATION DE CONNAISSANCES POUR DES SITUATIONS PRÉSENTANT DES CARACTÈRES SEMBLABLES

A partir de certaines situations ayant des points de ressemblance, il devient possible de constituer des repères de connaissances auxquels on sera amené à se référer fréquemment.

C'est ainsi que l'on peut progressivement avoir recours à certaines caractéristiques qui, pour être constatées avec un taux de fréquence élevé, sont plus rapidement utilisables dans des situations qui présentent des points communs, que ce soit par rapport à des âges donnés, par rapport à la nature d'une atteinte ou d'un handicap, ou par rapport à des phénomènes de deuil, de perte, ou de crise liée à telle ou telle phase de la vie, ou encore par rapport à des facteurs sociaux et économiques influents.

A l'encontre de ce que l'on croit souvent, ce ne sont pas les connaissances utilisées qui sont spécifiques, c'est l'utilisation qu'on en fait qui devient spécifique, c'est-à-dire adaptée à des « *cas d'espèces* », à des situations spécifiques où l'on retrouve avec fréquence telle ou telle variable influente. Ces ensembles de caractéristiques permettent de savoir *re-connaître* plus facilement les facteurs agissant dans des situations présentant un ou plusieurs aspects analogues. Ainsi, la localisation d'un cancer a des effets déterminants selon qu'il se situe au niveau du larynx, du sein ou du rectum. En relation à la localisation, il est possible de prendre en considération un ensemble d'effets physiques, psycho-affectifs, sociaux, entraînant pour ces malades des conséquences spécifiques tout en ne négligeant aucunement les manifestations individuelles de ces effets, non plus que les réactions personnelles liées à la culture, aux conditions de vie, à l'entourage.

L'utilisation d'ensembles de caractéristiques dans des situations fréquemment rencontrées a l'avantage de permettre une reconnaissance plus rapide de signes physiques, psychiques, affectifs, ou culturels, mais ils présentent aussi le risque de masquer l'aspect inconnu de chaque situation singulière et de l'enfermer dans des normes catégorielles conduisant à l'action de routine, ou de la faire cadrer avec une image stéréotypée. N'en prenons pour exemple que les clichés sur la culture maghrébine pour prendre un aspect culturel, ou sur les malades ayant des ulcères d'estomac, classés de « psycho-somatiques. »

Ces ensembles de caractéristiques ayant trait soit à une maladie, soit à une période d'âge de la vie, soit à un trait culturel, sont sans intérêt et mènent à des voies sans issue s'il n'y a pas reconnaissance de fait, de signes indicateurs qui créditent ou vérifient certaines caractéristiques. Ceci suppose de ne pas plaquer ce connu préfabriqué sur les personnes qui sont susceptibles de présenter certaines de ces caractéristiques, mais de découvrir à partir de l'inconnu qu'elles représentent ce qui peut correspondre à certains aspects de ce connu. *Toute démarche de soins est toujours une rencontre entre des données inconnues et des données connues, les unes comme les autres pouvant être plus ou moins importantes et toujours susceptibles de transformation, ne serait-ce qu'en interférant mutuellement.*

LIBRE ACCÈS AUX CONNAISSANCES

Pendant très longtemps, les infirmières ont eu peur des connaissances, car toute une conception des soins et un système de société les en avaient écartées, en raison de la double appartenance féminine et religieuse de la profession. En tant que femmes et en tant que religieuses, puis infirmières, elles devaient être tenues éloignées des sources du savoir*. Elles-mêmes prises au piège des schémas culturels qui le plus souvent leur furent imposés ont invoqué à l'encontre d'un savoir plus élaboré et plus différencié la spontanéité de l'intuition, l'expérience sur le tas, l'ancienneté en service, la peur de perdre contact avec la réalité, et bien d'autres motifs.

Même à l'heure actuelle, ces schémas culturels laissent encore des empreintes très fortes sur la profession, sur le public et sur la conception que la profession médicale garde de la profession infirmière.

* Exception faite pour quelques femmes appartenant aux classes privilégiées, si cela ne remettait pas en cause l'ordre moral établi.

Il est vrai que toute connaissance nouvelle remet en cause un ordre moral pré-établi, et un ordre social qui lui est lié.

Il est également vrai que les connaissances modifient la façon d'être au monde, de le comprendre et de l'appréhender, et cela dans un premier temps peut faire peur. Mais ne pas puiser à des sources de connaissances différenciées et ne pas les utiliser, c'est subir le monde, c'est se mettre en retard sur le chemin de la vie. Or, la vie est projection en avant, elle continue sans ceux qui la *mé-connaissent.*

Tout ceci indique combien il est important de favoriser un libre accès et une libre circulation des connaissances : connaissances venant de situations vécues au cours de la pratique professionnelle, enrichies et alimentées de connaissances investiguées par d'autres; et ceci dès la formation de base, mais également dans tous les services où s'exerce la profession.

L'accès aux connaissances ne devrait pas être tributaire d'échelles d'ascension pyramidale dans la profession, autrement le travail de base restera toujours sous-développé, et ceux qui donnent les soins comme ceux qui les reçoivent ne peuvent que s'appauvrir mutuellement.

Enfin, il faut que les connaissances utilisées par une profession constituent un patrimoine, qu'*elles engendrent d'autres connaissances* et servent de soubassement permanent à toute une évolution professionnelle. Ce patrimoine ne peut se constituer que s'il y a *des écrits* servant à la fois de garants, de références, de moteurs à une évolution. Sans écrit, tout est perdu, tout est à recommencer, il n'y a pas de continuité, et encore moins d'élaboration et de création possible.

Il n'y a pas de métier, ni de profession, qui puisse s'exercer sans connaissances variées, réajustées au fur et à mesure de l'évolution humaine, comment en serait-il autrement pour la profession infirmière ?

La technologie

> *L'homme a besoin d'un outil avec lequel travailler, non d'un outillage qui travaille à sa place. Il a besoin d'une technologie qui tire le meilleur parti de l'énergie et de l'imagination personnelles, non d'une technologie qui l'asservisse et le programme.*[21]

Par technologie, il faut entendre un art, une connaissance des outils, c'est-à-dire tout ce qui relève de leur élaboration, de leur création, de la justification de leur utilisation appropriée et de la façon de s'en servir.

La technique correspond uniquement à la façon de se servir de tel ou tel instrument. C'est une procédure qui fait l'objet d'apprentissage et crée un savoir-faire. Isolée d'un questionnement technologique, elle perd sa signification et peut devenir nuisible, voire dangereuse.

Tout métier, toute profession ne peut s'exercer sans l'utilisation d'outils. Ces outils sont déterminants de la pratique professionnelle qu'ils orientent et qu'ils contribuent à identifier.

En prenant pour exemple le métier de boulanger, il apparaît que ce métier est déterminé, donc identifiable, à la fois par le produit fabriqué : le pain, et ce qui sert à le fabriquer : les éléments constitutifs du pain (farine, eau, sel, levain), ainsi que les outils servant à sa fabrication : les mains du boulanger, le pétrin, le four. Le pain est qualifié de « bon » ou de « mauvais » en fonction de la qualité des éléments constitutifs, mais également suivant le mode de pétrissage, le four utilisé, le combustible du four, et la façon de s'en servir. A son tour, le boulanger sera qualifié de « bon » ou « mauvais » boulanger selon la qualité du pain qu'il offre, ce qui suppose de sa part une grande connaissance des éléments, et des propriétés des outils qu'il utilise car ce sont les outils qui mobilisent les éléments et les font inter-réagir.

Tout métier recourt à des outils dont il est indispensable de connaître les propriétés, ainsi que la façon de s'en servir : les techniques. La seule connaissance des techniques ne saurait être suffisante.

Les soins, dont les soins infirmiers, ont eu recours à des technologies diverses, dont les principales furent, comme on l'a vu précédemment, toutes celles qui servent à *l'entretien de la vie* : soins courants d'hygiène, d'alimentation, mais aussi de relaxation, du paraître. Ces soins étant toujours accompagnés d'un support relationnel non dissociable de l'acte de soigner. Puis se sont joints des outils et des techniques de *réparation* de plus en plus complexes, auxquels il faudrait ajouter toutes les technologies de *l'information*. L'utilisation de technologies contribuant aux soins infirmiers pourrait être soumise aux mêmes adages :

« Dis-moi quels outils tu utilises rarement, fréquemment, abondamment ou jamais pour donner des soins, et je te dirai quels soins tu donnes. »

« Dis-moi également si tu es au clair avec la finalité recherchée en utilisant telle ou telle technologie, en relation avec ce qui importe pour la vie d'une personne, d'une famille, et je te dirai quels soins tu donnes. »

Une interrogation sur les technologies utilisées par les soins infirmiers apparaît un domaine entièrement à explorer. Le rôle technique s'étant substitué au rôle moral, la technicité, si elle a permis la reconnaissance d'une compétence effective chez les infirmières, a en même temps été vécue comme culpabilisante et en contradiction avec l'idéologie des soins aux malades. Aussi la technicité se trouve soit valorisée, soit condamnée, suivant le mode d'exercice professionnel. Pour ces raisons, et parce qu'il y a eu apprentissage de techniques plutôt que la compréhension d'utilisation de technologies par rapport à leurs propriétés, la technologie n'a pas réellement été considérée par la profession infirmière comme une donnée fondamentale du processus de soins, interférant avec toutes les autres. C'est seulement si l'on étudie ses propriétés, ses contraintes, ses limites, au même titre que d'autres connaissances que l'on peut resituer ses effets à leur juste valeur, les reconnaître comme fondamentaux, et en même temps les relativiser en les replaçant dans l'ensemble des données, éléments et moyens constitutifs du processus de soins infirmiers.

Si l'on faisait des recherches dans les unités de soins à l'hôpital et en service extra-hospitalier, sur les outils et les techniques que nous utilisons pour soigner et sur celles que nous n'utilisons jamais, on aurait une image très précise du genre de soins que l'on offre, de la prédominance effective des soins de réparation sur les soins coutumiers et habituels d'entretien de la vie, y compris dans des secteurs où l'on n'a pas à utiliser de technologies lourdes — ou exceptionnellement — comme dans les soins à domicile. De la même manière, on pourrait aussi étudier la prédominance et les effets de la « technologie papier. »

Il semble que certaines pistes pourraient être indicatrices du genre et de la qualité des soins.

On pourrait par exemple se demander : quelles sont les technologies utilisées par les soins infirmiers ? Quelle est la signification et la portée des technologies utilisées pour les soins infirmiers ?

La profession infirmière a-t-elle élaboré des outils et des techniques qui lui sont propres ?

QUELLES SONT LES TECHNOLOGIES UTILISÉES ?

LE CORPS, PREMIER « OUTIL » DES SOINS

Le corps lui-même a été le premier outil de celui qui soignait, et demeure encore le principal outil des soins infirmiers en ce sens qu'il est le véhicule, le médiateur des soins,[22] d'où la nécessité de redécouvrir les propriétés du corps : énergétiques, proprioceptives, thermiques, mécaniques, etc., propriétés développées ou inhibées, se traduisant en mécanismes de défense bio-psycho-affectifs ou en réactions d'empathie.

C'est à travers l'usage du corps que l'on peut procurer un soin à quelqu'un d'autre. Ceci peut nous amener à nous interroger sur l'utilisation du corps pour donner des soins, et l'utilisation de nos sens pour discerner et procurer les soins.

En tout premier lieu, *le toucher*, le premier de tous les sens à procurer les soins, d'abord par la voie maternelle, ensuite par les mains de tous ceux qui soignent.

Quels soins infirmiers convient les mains ? Sont-elles utilisées seulement pour manier, manipuler, porter, soulever, prendre des instruments (presser, injecter, bander) ? Sont-elles encore utilisées pour tâter, sentir, apaiser, masser, relaxer, caresser, coiffer, farder, etc ? Il semble qu'on pourrait faire toute une analyse du genre de soins infirmiers donnés dans un service en recherchant tout ce que font les mains pour prodiguer des soins, en regroupant tous les verbes qui traduisent les actions réalisées par les mains dans le processus de soins, en relation avec telle ou telle situation, et en constatant l'importance donnée aux uns par rapport aux autres, en discernant ceux qui ont disparu.

L'ouïe qui nous transmet le message entendu, le véhicule de l'écoute, cette écoute qui ne prend un sens que si elle trouve des possibilités d'analyse et de partage en vue d'une élucidation. L'ouïe qui discerne les silences insolites, qui repère ceux qui se taisent, qui localise les bruits, peu perceptibles, qui entend les pleurs, qui capte le rire, qui supporte l'agression parce que pouvant retrouver des sources d'explication. L'ouïe qui cherche à comprendre le symbolisme des mots.

La vue qui resitue les personnes dans leur environnement, qui découvre leur visage, qui décrypte le message envoyé par tout leur corps, selon qu'il est replié, fermé, suppliant, crispé, angoissé, immobile, en attente, ou déplié, expressif, détendu, déployé, rencontré.

Mais parler du corps comme premier instrument privilégié des soins, ce n'est pas seulement évoquer les sens, c'est aussi retrouver la *sensitivité.* Retrouver ce que l'on sent, rechercher ce que l'autre éprouve et essayer d'être plus clair avec ce que soi-même ressent.

L'impersonnalisation du corps ne peut que convier des soins impersonnels, dépersonnalisés, impersonnalisants. Retrouver le corps, c'est aussi se demander comment pouvoir vivre le corps, comment supporter les soins donnés au corps, comment rechercher les conditions qui peuvent le faciliter et le permettre. Autrement, tous les autres outils seront toujours de faciles succédanés, des paravents commodes, des moyens plus acceptables.

Après le corps, principal véhicule des soins, il faudrait prendre en compte :

— les technologies liées aux soins coutumiers et habituels d'entretien de la vie;

— les technologies de réparation;

— les technologies de l'information.

LES TECHNOLOGIES D'ENTRETIEN DE LA VIE

Elles sont d'une infinie variété et devraient toujours faire l'objet d'imagination et de créativité. Ce sont toutes les technologies, donc tous les outils servant à assurer le maintien de la vie quotidienne. Leur usage réclame des soignants tout un discernement des habitudes de vie, que ce soit par rapport à la toilette, au mode d'alimentation, à la signification du vêtement, au mode de déplacement, à l'organisation de l'espace de la chambre, du logement, etc.

A ces technologies se rattachent celles encore si peu connues et utilisées en France — en service hospitalier comme en service extra-hospitalier — que représentent les *technologies de compensation des handicaps fonctionnels.* Il faut entendre par là un ensemble d'outils et de moyens techniques ayant pour but de pallier une atteinte fonctionnelle et de permettre l'accomplissement de l'activité de vie entravée par cette atteinte. Ces outils contribuent à redonner une autonomie totale ou partielle aux malades et soulagent les familles comme le personnel soignant. Le plus grand nombre de ces outils compensent des atteintes de la motricité, assurant ainsi la reconquête de zones d'autonomie indispensables pour pourvoir aux obligations quotidiennes de l'alimentation, de la toilette, de l'habillage, de l'élimination, du déplacement, etc.

Ce sont aussi tous les instruments compensant des difficultés de posture : sièges réhaussés ou abaissés, appuie-têtes, supports pour livres, etc, sans parler des lève-malades, sinon inconnus en

France, souvent relégués dans les placards ou salles de bains pour des motifs et des raisons très variables, allant de la peur de s'en servir à la perte du sentiment d'utilité, comme cela peut être ressenti à chaque fois qu'un outil allège un travail.

Outre les outils compensant spécifiquement telle ou telle atteinte, certains peuvent pallier des difficultés engendrées par des causes variées. Ainsi la pince à ramasser les affaires peut aussi bien compenser la gêne d'une personne âgée qui a du mal à se baisser, que celle de la personne opérée des yeux qui ne peut pas baisser la tête, que pallier l'immobilisation au lit d'une personne ayant des fractures du bassin ou des membres inférieurs.

Etre au courant de ces outils de compensation, les utiliser, les conseiller, apprendre aux gens à s'en servir, fait intrinsèquement partie du domaine des soins infirmiers.

LES TECHNOLOGIES DE RÉPARATION

Comme on a déjà pu le voir, les technologies de réparation, de même que les technologies d'investigation de la maladie, ont progressivement envahi le champ des soins infirmiers. Elles vont des instruments les plus simples jusqu'aux machines les plus complexes, et posent le très difficile problème de la limite de leur utilisation et de leur finalité réelle.

Cette question est d'autant plus difficile que l'utilisation de ces intruments et techniques relève davantage de soins médicaux, prescrits par des médecins et réalisés par le personnel infirmier qui, par ailleurs, a laissé lui échapper tout l'immense domaine du discernement des soins d'entretien de la vie, et va même jusqu'à suppléer à ces soins par des technologies de réparation.

L'apprentissage infirmier ayant essentiellement porté sur les techniques, c'est-à-dire sur « le mode d'emploi » des outils de réparation, sur le « savoir se servir de... », a omis le plus souvent de développer un discernement de leur utilisation ainsi que des limites de cette utilisation. L'utilisation de tout outil de réparation exige une connaissance précise du dysfonctionnement à compenser ou du non fonctionnement à pallier, afin que l'outil proposé pour suppléer à la déficience soit approprié. Ainsi il ne suffit pas d'apprendre à poser une sonde à demeure. Engager l'acte de poser une sonde à demeure exige de savoir identifier avec précision la nature du dysfonctionnement ou du non-fonctionnement auquel cette sonde doit suppléer, et d'avoir envisagé les conséquences favorables et défavorables que la pose de cette sonde entraîne. La pose systématique de sonde à demeure chez les personnes âgées ayant des troubles de contrôle sphinctérien aggrave définitivement cette perte de contrôle, alors que dans de très nombreux cas, des moyens de compensation simples peuvent être utilisés, moyens qui mobilisent leur désir de continuer à se prendre en charge.

Tout outil de réparation requiert une justification de son utilisation par rapport à la nature du mal, de la déficience ou de l'atteinte fonctionnelle qu'il est en demeure de réparer ou de suppléer. De plus, il a à être resitué par rapport aux habitudes et activités de vie.

LES TECHNOLOGIES D'INFORMATION

Quand il y a processus de soin, on est amené à faire appel à des instruments et techniques de recueil, d'analyse et de consignation de l'information, ainsi qu'à des outils de transmission, de coordination de l'information. Beaucoup de ces outils pour avoir été pensés davantage par rapport à l'organisation de tâches plutôt qu'au sens donné aux soins se sont montrés peu significatifs et ont même pu nuire considérablement aux soins infirmiers, ainsi qu'à l'action sanitaire et sociale.

Jusqu'à ces toutes dernières années, les outils d'information servant aux soins ont connu deux grands défauts : *leur multiplication, la non-pertinence de leur contenu.*

La multiplication se retrouve aussi bien à l'hôpital qu'en dehors de l'hôpital où les technologies de l'information consomment un temps considérable : multiplication des interrogatoires, des documents de consignation de l'information, des bons et papiers à remplir sans qu'il y ait, dans la plupart des cas, de lien de cohérence servant la finalité des soins, c'est-à-dire permettant pour chaque soignant de comprendre et d'appréhender l'ensemble d'une situation, d'une personne, d'une famille. Le fractionnement de l'information isole chaque aspect d'une situation, entraîne des actes au coup par coup, dont certains peuvent aller jusqu'à nuire gravement à la personne, et à son entourage, parce qu'ils sont en porte-à-faux, déconnectés de tout ce qui peut être vital pour elle.

La non-pertinence du contenu de l'information concernant malade ou usagers des soins apparaît différemment à l'hôpital ou en milieu extra-hospitalier. A l'hôpital, le dossier de soin n'existait pas. Ne servaient donc aux soins que toutes les informations concernant la maladie, la manifestation de ses signes (feuilles de température), les examens, le traitement. Les informations concernant la personne malade consignées sur le dossier d'admission n'étaient pas significatives et ne s'intégraient pas dans le processus soignant.

Par contre, dans les services extra-hospitaliers, il y a longtemps que les dossiers d'action sociale existent, dissociés d'ailleurs des dossiers sanitaires (dossiers de consultation de nourrissons séparés du dossier familial). Cette information éclatée perd sa cohérence pour toute action suivie. Mais un autre aspect met en cause la pertinence du contenu de l'information, c'est son *contenu non significatif*. Ce contenu repose presqu'exclusivement sur des *impressions et des jugements de valeur*, encouragés par l'action surveillance et contrôle. Les difficultés rencontrées par les familles sont grossies comme des maux condamnables au lieu d'être le support de pistes à dégager pour construire avec elles une action qui a sens pour elles. La non-analyse des informations recueillies fait que leur consignation est laissée à l'arbitraire sans qu'il n'y ait d'autre fil conducteur qui mène l'action que le contrôle, ou la réponse à une demande au coup par coup. Les conséquences de cette façon de consigner l'information sont désastreuses pour les familles : action de durée infinie, action répressive, action discontinue, aggravation des problèmes par manque d'analyse et de suivi en lien avec les problèmes posés, action protectrice entretenant la dépendance.

Les technologies de l'information se regroupent actuellement autour de deux types d'outils principaux : ceux qui sont constitutifs des *dossiers de soin* ou *d'action sanitaire*, et ceux qui contribuent à la *gestion du service infirmier*.

Le dossier de soin, instrument fondamental de cohérence et de continuité des soins est l'expression écrite de la démarche du processus des soins. Il consiste à consigner les *bases du projet de soins* établies à partir du *type de problèmes*, d'ordre physique, psychique, affectif, qui se posent au malade en raison de sa maladie et des différentes atteintes qu'elle entraîne, ainsi que la *nature des soins* qu'ils requièrent : soins d'entretien de la vie, soins de réparation (examens, traitement). Il consigne également les données du temps : durée du projet, fréquence des soins, ainsi que tout bilan permettant d'évaluer le processus soignant.

De même, le dossier d'action sanitaire et sociale est l'expression écrite de l'analyse d'une situation familiale visant à identifier la nature des difficultés ou problèmes posés aux familles en vue de dégager les pistes d'action, de les situer dans la durée, et d'en évaluer les résultats.

Tout dossier n'a sens et efficacité que si les personnes qui les tiennent ont développé la capacité d'analyse du processus de soins, ou d'action sanitaire. Cette acquisition est d'autant plus importante que la non formation à cette analyse laisse entrevoir des conséquences graves avec l'utilisation extensive de dossiers informatisés, comme c'est déjà le cas à l'hôpital ou en secteur extra-hospitalier (projet Gamin)* où les *outils de gestion* du service sont tous ces outils de coordination de l'information visant à assurer les différentes activités des services. Leur forme technique, leur nombre, leur place sont à étudier en fonction de la nature des soins et de leur fréquence. Sans lien avec la nature des soins, ils peuvent se chevaucher, nuire à la continuité et à la coordination de l'information.

Les seuls outils d'information ne peuvent suffire, s'il n'y a pas d'instances d'information : des réunions de service, réunions concernant les soins ou l'action sanitaire, visant à élaborer et évaluer le processus de soins ou d'action sanitaire engagés, réunions de gestion du service.

L'utilisation d'un ensemble de technologies pour les soins infirmiers pose donc le problème de l'usage qui en est fait.

QUELLE EST LA SIGNIFICATION ET LA PORTÉE DES TECHNOLOGIES UTILISÉES POUR LES SOINS INFIRMIERS ?

S'interroger sur la portée et le sens des technologies utilisées dans des situations de soins, c'est se demander quelle est leur valeur d'usage. En quoi sont-elles « conviviales »,[23] c'est-à-dire en quoi convient-elles la vie ? et quelle vie ? en quoi satisfont-elles à un ensemble de besoins de la vie ? ou ne répondent-elles qu'à un besoin isolé, déconnecté de la trame de vie de la personne, de sa famille, de son groupe d'appartenance ?

Ainsi, le genre de soins infirmiers que nous offrons aux usagers sera mieux identifié si nous nous interrogeons sur la convivialité des outils que nous utilisons, et sur la façon de les utiliser.

LES TECHNOLOGIES UTILISÉES SONT-ELLES CONVIVIALES ?

Sur quelles bases de réflexion choisissons-nous de nous servir ou d'éliminer tel ou tel outil ? Ou telle ou telle technique ?

*Le projet Gamin est une informatisation des dossiers de familles dites « à risques ».

En quoi nous sentons-nous concernées de discuter avec d'autres : médecins, kinésithérapeutes, de l'usage de telle technique d'investigation ou de réparation en relation avec ce que les malades expriment de leurs besoins de vie ?

Comment analysons-nous la place à donner aux technologies qui contribuent aux besoins courants en relation avec les technologies de réparation indispensables ? Quelle place et quelle importance donner aux unes par rapport aux autres ? Sur quelles bases est évaluée cette importance ?

On pourrait aussi se demander : comment et en quoi les technologies conditionnent l'indépendance ou la dépendance des personnes que nous soignons ?

Comment et en quoi permettent-elles de dépasser la seule compensation organique de la maladie pour s'intéresser à l'ensemble de la personne insérée dans son environnement ?

Comment et en quoi infléchissent-elles notre mode de communication, notre relation aux autres (malades, personnel soignant, familles, etc) ?

Comment et en quoi contribuent-elles à étouffer ou à développer notre discernement des problèmes humains ?

Comment et en quoi nous asservissent-elles à des tâches ponctuelles, dénuées de signification; ou nous permettent-elles d'assumer notre responsabilité d'adulte ?

Comment et en quoi contribuent-elles à monopoliser ou à partager le savoir ?

PROCÉDURE TECHNOLOGIQUE ET PROCESSUS RELATIONNEL INTÉGRÉS

La signification et la portée des technologies utilisées sont également sous la dépendance étroite du *lien qui s'établit entre la technologie utilisée et la relation qui l'accompagne*.

Pour pouvoir « aider à vivre », faciliter la vie, l'utilisation d'outils et de techniques de soins demande à ne pas être dissociée du support relationnel qui leur confère toute leur signification. En fait, *soigner ne peut garder son sens que si l'utilisation des techniques demeure intégrée au processus relationnel*.

Ainsi, quand la mère baigne son enfant, elle contribue à la construction de tout son développement psycho-moteur parce qu'elle associe au bain tout un ensemble de relations tactile, verbale et non-verbale, qui vont jusqu'à faire du bain un jeu porteur de stimulations de toute nature, donc sources d'éveil et de développement.

Cette intégration des procédures technologiques et du processus relationnel était également indissociable pour les soins de réparation, que ce soit l'utilisation de formes médicinales : tisane, potion, friction, ou sous d'autres aspects : massages, pansements, etc.

Les nouvelles formes d'organisation du travail survenues avec le développement des technologies à la fin du XIXe siècle, l'accélération des rythmes de vie, la morcellisation des tâches, en imprégnant progressivement tout le processus de soins, ont d'abord désinséré les soins d'entretien et les soins de réparation de leur support relationnel, ensuite les ont désarticulés et leur ont fait perdre ainsi une grande partie de leur signification. Les soins deviennent de cette façon, des actes isolés, stéréotypés, et presque factices. L'appauvrissement graduel et de plus en plus accru des soins a des répercussions tant auprès des usagers des soins que pour ceux qui les donnent : les soignants deviennent à leur encontre de plus en plus désimpliqués du processus relationnel qui sous-tend les soins, ou essaient de retrouver une relation parallèle à l'acte de soigner.

Cet appauvrissement n'a pas frappé que les soins infirmiers, mais a gagné tous les soins, y compris ceux les plus vieux du monde : les soins maternels, les soins donnés en famille, qui souffrent souvent de cette même désintégration. Plus nombreuses qu'on ne saurait l'imaginer sont les mères qui ne font plus du bain et de la toilette de l'enfant qu'un acte d'hygiène. Et parmi elles, certaines n'imaginent même plus qu'il pourrait être autre chose.*

Dans les services sanitaires, l'organisation des tâches a peu à peu prévalu à leur signification, tandis que la valorisation de tâches dépossédées de tout le contenu relationnel s'est construite sur la complexité de plus en plus grande des technologies, au point de servir d'échelle pour la valeur économique et sociale des soins, et du personnel infirmier.

Il apparaît donc comme nécessaire de reconsidérer l'utilisation d'outils et de techniques de soins insérée dans l'ampleur de la dimension relationnelle, car c'est cela qui lui donne sens. Tant

* Des études anthropologiques et sociologiques ont montré la grande supériorité du développement psycho-moteur des enfants des sociétés africaines, jusqu'à l'âge du sevrage, et ceci en raison de toutes les formes de relations corporelles, affectives et sociales dont bénéficient ces enfants, relations qui sous-tendent et accompagnent tous les soins courants.

qu'il y aura d'un côté des technologies et des techniciennes (façonnées, modelées par les technologies), et de l'autre des relations si dissociées des soins qu'elles sont confiées de plus en plus à des spécialistes, le processus de soins sera bâtard, appauvrissant, il passera à côté de son but et ceci en créant des frustrations et des culpabilisations pour les soignants, et de graves désagréments pour les usagers des soins.

LA PROFESSION INFIRMIÈRE A-T-ELLE ÉLABORÉ DES OUTILS ET DES TECHNIQUES QUI LUI SONT PROPRES ?

IMAGINER, CREER DES TECHNOLOGIES POUR LES SOINS INFIRMIERS

Si l'un des déterminants fondamentaux qui permet de caractériser et d'identifier un métier comme une profession est constitué par l'outil et la technique utilisés dans l'exercice professionnel, on peut se demander si le personnel infirmier a des outils spécifiques qui lui sont propres.

Avons-nous conçu, forgé, élaboré des outils dans la pratique des soins infirmiers ? Ou bien les outils que nous utilisons sont-ils tous empruntés à d'autres professions, et en particulier à la profession médicale ? En quoi sommes-nous conditionnées à privilégier sans discernement l'usage presque exclusif de certaines techniques empruntées au domaine médical, en négligeant l'utilisation des techniques appartenant à d'autres domaines et à d'autres arts ?

En quoi cherchons-nous à réinsérer au niveau des soins infirmiers des techniques aussi variées que les techniques d'expression du corps : esthétique, relaxation, le mime, la danse, l'art dramatique, la musique, la peinture, mais aussi des groupes d'expression sur la maladie, sur la peur d'être malade. Grâce aux courants venant de la psychiatrie et des médecines parallèles, des infirmiers et des infirmières commencent à s'initier à ces nouvelles approches et à les intégrer dans leur pratique soignante.

Les soins infirmiers ont à puiser dans toutes sortes de domaines de technologies variées, et à les recréer, les repenser, les adapter, en vue d'une pratique de soins.

DES TECHNOLOGIES SIMPLES

Enfin, il n'est pas possible de clore cette séquence sur les technologies sans évoquer les *technologies simples des soins courants, des soins primaires*, c'est-à-dire celles utilisées à ce premier niveau de soins où l'on prévient toute aggravation, ce qui limite considérablement le besoin en soins de réparation quand les gens ont pu en bénéficier à temps en ayant recours à des services proches de leur logement, avec des horaires adaptés. C'est apprendre à se servir de toute une infinie gamme d'outils et de techniques variées et simples, adaptés à la démarche des gens, et utilisables par les usagers eux-mêmes ainsi que le préconise l'OMS en recommandant qu'il y ait des recherches faites dans ce domaine :

« Pour dispenser des soins élémentaires, il faut une technologie élémentaire qui puisse être facilement comprise par les populations et facilement pratiquée par les non-spécialistes. Identifier ou mettre au point cette technologie fait partie de « la révolution en santé » des personnes et des groupes.[24]

Ces technologies doivent retrouver une place prioritaire :

« On consacre trop de moyens au spectaculaire traitement hospitalier des maladies aiguës, et trop peu aux soins de santé primaires dont auraient besoin de larges couches de population, ainsi qu'à la protection sanitaire permanente qui serait nécessaire aux personnes atteintes de maladies physiques ou mentales, chroniques, et aux handicapés. »[25]

Croyances et valeurs

Et si la maladie et la santé venaient à perdre leur sens ?
Et si la vie et la mort devenaient indiscernables ?[26]

Les croyances et les rites s'inscrivent dans des totalités sociales qu'il importe de restituer dans leur intégralité signifiante.[27]

Si connaissances et technologies sont le propre d'un métier en vue de l'objet d'un travail à accomplir ou d'un service à fournir, une profession se réclame de croyances,[28] qui elles-mêmes sont support d'idéologies déterminant des comportements.

Les assises de la profession infirmière ont d'abord été celles des croyances religieuses héritées des [femmes] consacrées, celles professées en *profession de foi* avant d'être transmises par la morale professionnelle engageant comportements et attitudes autour de la responsabilité de *servir*. Bien plus que sur les caractéristiques d'un métier dont la profession infirmière est presque totalement démunie jusqu'aux lendemains de la première guerre mondiale, la profession s'enracine sur des croyances qui, pendant de longues décades, privilégient l'attitude au travail plutôt que le travail lui-même. Ceci se vérifie encore en 1961 dans cette conférence faite au Congrès de Melbourne sur « Le métier d'infirmière est-il une profession ? », où Miss Johada pose comme principe : « La véritable essence de la profession me semble être l'attitude au travail. »[29] Ainsi, comportements et attitudes sont en quelque sorte la clé de voûte de cette profession. Toutefois avec les premiers apports de connaissances spécialisées et d'outils techniques, les croyances anciennes s'estompent tandis que d'autres leur succèdent. Mais on peut se demander si l'importance accordée aux attitudes et comportements traduits en « rôle » n'a pas contribué et ne contribue pas encore à laisser dans l'ombre et l'imprécision les croyances et valeurs qui orientent les soins, les idéologies et philosophies qui agissent la pratique infirmière. Une étude faite en 1977 par la Ligue des Sociétés Croix-Rouge sur les personnels infirmiers montre comment n'ayant aucune orientation philosophique clarifiée, le personnel infirmier est susceptible de suivre n'importe quel courant idéologique et politique. Ceci se vérifie dans la pratique courante, mais peut devenir dramatique dans des circonstances très graves (fascisme ou toute forme de totalitarisme).

Il apparaît donc fondamental d'identifier les conceptions, les croyances et les valeurs auxquelles se rattachent telle ou telle approche des soins infirmiers, toute idéologie étant le plus souvent confondue dans des slogans répétitifs : « ce qui importe, c'est le malade », ou « ce qui compte, c'est la santé des gens ». Mais qu'est-ce qui est entendu par « le malade » : est-ce lui comme objet de traitement ou lui comme partenaire des soins. Et « la santé », de quelle santé parle-t-on : d'une santé normative applicable massivement à tout le monde, dont doivent être exclus ceux qui ne sont pas conformes aux normes, ou des hommes agissant leur santé à partir du potentiel de leur vie en contribuant à leur propre développement dans des actions partant de leur milieu ? Il y a rarement analyse de ces leitmotive et des options socio-philosophiques qui les sous-tendent.

FONDEMENT DES CROYANCES

Les croyances sont une forme de co-naissance intégrée, intériorisée à partir *des habitudes de vie*. Chacun d'entre nous, déjà façonné par le mode de vie de sa mère pendant la gestation, « trouve dans son berceau » tout un patrimoine d'habitudes de vie qui vont l'imprégner et construire le fondement de sa personnalité,[30] c'est-à-dire son mode de réaction au monde extérieur. Les habitudes de vie représentent elles-mêmes depuis les débuts de l'humanité tout un ensemble de façons de faire créant des façons d'être, visant à assurer la continuité de la vie. Construites à leur origine par tâtonnements, essais et erreurs, elles s'élaborent par rapport à ce qui est pensé BON ou ce qui est considéré MAUVAIS pour que se poursuive et se continue la vie du groupe dans un milieu de vie donné, tel qu'il est influencé par l'espace géographique, le climat et les ressources.

Les habitudes de vie au fur et à mesure qu'elles se répètent et se confortent entraînent l'adhésion du groupe qui *croit* à telle ou telle façon de faire comme bonne donc souhaitable, ou comme mauvaise donc non désirable. Elles sont de ce fait le *soubassement d'habitudes de pensée qui deviennent des croyances*. Toute croyance est une habitude de vie, une coutume à laquelle adhère un groupe et, à travers lui, les personnes qui en font partie.

Les croyances se fondent toutes sur la notion de BIEN et de MAL, à partir de l'interprétation symbolique d'une façon de faire engendrant une façon d'être dans un univers donné. Elles sont à l'origine de toutes les religions (Religare : re-lier), c'est-à-dire de tout ce qui relie l'homme à l'univers qui l'entoure, en lui conciliant les forces de vie et de mort en présence par rapport auxquelles il a à se situer. Tout ce qui n'est pas considéré comme BON, c'est-à-dire salubre* pour la vie du groupe, fait l'objet d'un *interdit* afin de protéger le groupe de ce qui peut lui nuire et par là même, entraîner la mort.

Habitudes de vie et croyances s'élaborent à partir de milieux de vie et, de ce fait, sont tributaires des caractéristiques de *l'espace*, du territoire où vit un groupe. L'espace est le lieu d'insertion de toutes les habitudes de vie, puis des croyances qui en découlent. L'espace est également le soubassement des comportements et du réseau de relations instauré par les habitudes de vie : relation entre les personnes mais également relation aux objets. Les personnes, commes les objets, sont investies de toutes sortes de pouvoirs ayant *valeur symbolique* dans un milieu donné, c'est-à-dire porteurs de signification précise.

*Salubre signifie « porteur de vie », transmetteur de vie, il vient du mot salus, salutis, qui est l'expression de la reconnaissance de la vie : je te salus → je reconnais en toi la vie, je te reconnais toi qui vis. C'est ce mot, qui a donné le mot santé, qui dans toutes les cultures est la traduction de la vie, de même que mal est la traduction de la mort : mal-adie → ce qui est signe de mort, ce qui fait mourir.

Habitudes de vie et croyances sont ordonnancées dans le *temps* qui les rythme, les ponctue au gré du jour et de la nuit, les disperse au fil des saisons, les répète, les rappelle, les commémore sous forme de rites. Soumises à l'usure de la durée, elles peuvent s'estomper pour à nouveau se raviver ou disparaître.

Les habitudes de vie et les croyances constituent l'élément de permanence, de stabilité du groupe. Elles sont un référant sécurisant, garantissant le sentiment d'appartenance, permettant de construire une identité à travers des façons de faire qui déterminent des façons de se situer, de s'identifier. En assurant une base de conservation et de tradition, les habitudes de vie et les croyances assurent une trame de continuité à la vie du groupe (ethnie, profession, institution) si toutefois, il y a encore compréhension et adhésion à leur raison d'être, à leur symbolisme, si elles ne sont pas enkystées dans la routine, si elles trouvent à s'affronter au doute, à d'autres façons de faire et sont remobilisées par des forces extérieures.

NATURE DES HABITUDES DE VIE ET DES CROYANCES

Les habitudes de vie, comme les croyances qui relèvent d'elles, touchent fondamentalement et initialement à tous les grands domaines assurant le maintien et l'entretien de la vie. C'est pourquoi elles trouvent d'abord leurs origines dans les pratiques alimentaires et celles du corps : soins au corps, pratiques sexuelles, pratiques d'hygiène du corps, c'est-à-dire de tout ce qui fut initialement pensé bon ou mauvais pour assurer selon les groupes culturels le développement du corps — efforts physiques, sommeil, rites de purification, massages, soins esthétiques, pratiques vestimentaires, rites de passage, etc.

Les pratiques alimentaires et celles du corps sont à l'origine de toutes les habitudes de vie et de toutes les croyances, elles constituent les plus vieilles coutumes du monde et sont toujours sous-jacentes à toute forme d'expression du processus santé-maladie. Elles sont à la racine de l'élaboration de tous les comportements et attitudes, les autres habitudes de vie et croyances venant se greffer sur ce noyau culturel de base, et s'y ajouter comme une super-structure. Aussi les aborder et se proposer de les modifier sans les avoir identifiées, sans avoir cherché à comprendre leur signification, leur soubassement profond et les comportements qui en résultent, comme cela se fait souvent en éducation sanitaire, représentent une erreur très préjudiciable.

Aux habitudes de vie et aux croyances sont attachées des *valeurs*, la valeur étant le degré d'importance et d'estimation sociale accordés à telles ou telle croyance, ce qui crée pour le groupe un besoin de la protéger et de la défendre afin de la maintenir. Les valeurs reposent sur la reconnaissance effective d'habitudes de vie que tel ou tel groupe estime nécessaire de maintenir en fonction d'un milieu donné. Elles s'appuient sur les croyances qu'elles confortent et qu'elles mobilisent en comportements et attitudes (attitude de courage, de sacrifice, de soumission, d'abnégation, de défense de l'honneur, etc). *Les valeurs fondamentales* sont celles qui visent à conserver et à maintenir toute pratique absolument indispensable à la survie du groupe, et que l'on ne peut en aucun cas modifier au-delà d'un certain seuil sans encourir le risque de la mort du groupe. La seule valeur fondamentale universellement reconnue est la prohibition de l'inceste, en ayant toutefois un seuil critique différent d'une société à l'autre.

Habitudes de vie, croyances, rites et valeurs tissent « la culture qui lie les hommes d'une communauté entre eux et détermine leurs rapports avec le monde, leurs critères du bien et du mal, constitue un tout structuré, où les conduites et les coutumes sont liées aux valeurs et aux motivations[31] que toute civilisation a institutionnalisées et hiérarchisées. »

C'est au sein de son groupe social d'appartenance initial, puis des groupes qu'elle fréquente, que toute personne s'imprègne « de façons de dire, façons de faire »[32] qui la « façonnent et structurent son comportement. L'intégration des habitudes de vie constitue pour chaque être un noyau de croyances, c'est-à-dire d'habitudes, dans lequel il se reconnaît. Le langage courant en témoigne constamment : « Je t'assure... « je crois qu'il faut faire comme » cela, « à la maison, j'ai toujours vu faire cela », « on a toujours pratiqué ainsi », « chez nous on... », etc. Il en est de même dans les milieux institutionnels.

Les soins infirmiers se trouvent à la jonction de personnes — usagers des soins et soignants — ayant des habitudes de vie, donc des croyances différentes et qui sont soumises à fluctuation dans les différents milieux de vie.

TRANSMISSION ET MODIFICATION DES HABITUDES DE VIE ET DES CROYANCES D'UN GROUPE

Les habitudes de vie, comme les croyances qui leur sont attachées, se transmettent par l'héritage culturel. Plus cet héritage est d'origine lointaine, plus les croyances peuvent se trouver amputées de la signification symbolique qui les relie aux habitudes de vie. Ainsi, cette croyance dans certaines ethnies que la consommation de l'œuf peut nuire à la femme enceinte est liée à des habitudes de vie dont il est parfois très difficile de retrouver l'origine et la signification.

Les habitudes de vie comme les croyances sont susceptibles de se modifier ou appelées à se transformer dans plusieurs circonstances qui peuvent agir isolément ou en interrelation :

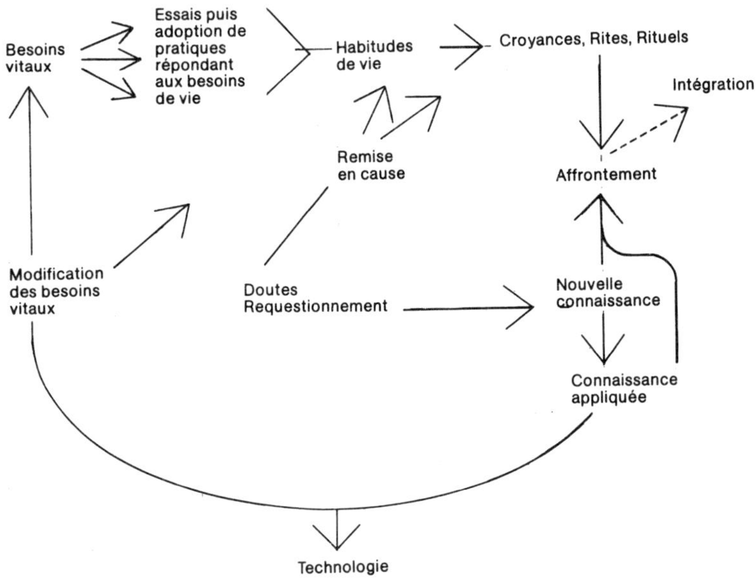

Dynamique de la genèse et de la transformation des habitudes de vie et des croyances dans un milieu donné

— lorsqu'il y a contact entraînant des échanges avec d'autres groupes qui ont des habitudes de vie différentes; ceci a lieu à l'occasion de voyage, d'exploration, de guerre, de conquête, de colonisation, d'exil, d'immigration, etc, et plus couramment dans la vie quotidienne, lors d'un élargissement progressif de la fréquentation de différents milieux : familial, scolaire, de travail, de classe sociale, etc.

— lorsqu'il y a remise en cause d'une habitude de vie ou d'une croyance par quelqu'un qui commence à douter, à questionner, à s'interroger, à se demander si l'on peut faire autrement. Le doute remet en cause une croyance en introduisant l'incertitude. En cela, il est l'amorce de toute nouvelle connaissance, c'est-à-dire d'une façon de voir, de comprendre, puis de faire autrement.

C'est la raison pour laquelle les nouvelles connaissances issues de toute démarche scientifique bouleversent les croyances antérieures en remettant en cause leur certitude. Mais toute nouvelle connaissance en s'intégrant progressivement aux habitudes de pensée et aux façons de faire devient à son tour certitude, donc croyance. Il en sera toujours ainsi. Le seul moyen d'échapper au dogmatisme des croyances est de rester ouvert à de nouvelles façons de voir, de comprendre, à de nouvelles connaissances qui viennent enrichir le noyau des certitudes indispensables à toute existence. Tout groupe social, « toute société est le lieu d'un affrontement entre les facteurs de maintien et les facteurs de changement. »[33]

— lorsque de nouvelles connaissances aboutissent à la transformation d'outils, à l'invention d'autres technologies, et que celles-ci bouleversent à leur tour les habitudes de vie, les croyances et les valeurs qui leur sont attachées. Ainsi en est-il de la technologie qui a bouleversé les modes de conservation de l'aliment par la boîte de conserve, le réfrigérateur puis le congélateur, et ce faisant, a profondément modifié les habitudes de vie de la femme au foyer, ainsi que les croyances attachées à ces habitudes et au rôle attendu des femmes. De même, l'introduction de technologies mécaniques (le stérilet) et chimiques (la pilule) permettant une contraception beaucoup plus précise et efficace a bousculé habitudes de vie et croyances attachées aux pratiques sexuelles, allant jusqu'à ébranler dans quelques milieux sociaux certains pans des institutions du mariage et de la famille.

Tout ce processus de genèse, stabilisation, mutation des habitudes de vie et croyances agit et intervient au sein de n'importe quel groupe et institution sociale : famille, métier, profession, institutions religieuses, éducatives, sanitaires, etc, influençant directement les comportements des personnes à l'intérieur de ces groupes d'appartenance. Croyances et habitudes de vie agissent comme des mécanismes de défense culturels. Vigilantes par rapport à de nouvelles façons de faire, elles jouent un rôle protecteur par rapport à la mouvance des changements, mais leur trop grande stabilité ou leur non-explicitation peut entraver l'adaptabilité des personnes et des groupes.

FACTEURS INFLUENCANT LES CROYANCES ET VALEURS INSPIRANT LA CONCEPTION DES SOINS INFIRMIERS

Les soins infirmiers se situent au carrefour de systèmes de croyances et de valeurs entrant en interaction et interférant mutuellement. S'il n'y a pas clarification des facteurs pouvant influencer les croyances et les valeurs qui sous-tendent les soins infirmiers, la pratique infirmière peut adopter à son insu n'importe quelle orientation ou subir n'importe quelle influence.

Etant le fait d'une profession, les soins infirmiers sont influencés par l'ensemble des croyances et des valeurs héritées et véhiculées au sein du groupe professionnel, ainsi que par celles des autres groupes qui participent à l'action soignante. Mais ils sont aussi influencés par le territoire institutionnel et le système d'habitudes et de valeurs technologiques, économiques, sociales, voire juridiques que sécrète et engendre le milieu institutionnel.

Il importe de considérer comme particulièrement déterminant pour les soins infirmiers *le milieu institutionnel où s'opère le travail infirmier* car la nature et les caractéristiques du travail ne sauraient être isolées des facteurs conditionnant ce travail et exerçant sur lui une influence prépondérante. Il est de plus en plus constaté « à quel point l'individu peut être influencé dans sa façon de raisonner, de symboliser et d'interpréter son expérience ou celle des autres par les circonstances de la communication dans le travail », déterminées elles-mêmes de façon impérative par les formes et structures d'organisation du travail.[34] Ainsi les habitudes de vie d'une infirmière mère de famille vis-à-vis d'un enfant malade seront modifiées chez elle, au domicile d'une famille, dans le milieu hospitalier, en raison des façons de faire issues du groupe d'appartenance professionnel, des influences du milieu institutionnel, engendrant des croyances et mobilisant des comportements différents qui, parfois, peuvent être en opposition. Les significations symboliques ne sont pas les mêmes. En les comprenant mieux et en sachant mieux s'en servir, il ne serait sans doute pas impossible qu'elles soient complémentaires, qu'elles se relativisent, plutôt que d'être antagonistes ou souvent de s'exclure mutuellement.

Enfin, les usagers des soins comme les groupes professionnels et les milieux institutionnels sont eux-mêmes influencés par les courants socio-économiques culturels et politiques s'affirmant au sein de projets de société et valorisant des modes d'approche du processus santé-maladie. Tous ces systèmes peuvent tour à tour se rejoindre, se conforter, se renforcer, s'opposer, s'exclure, agir de façon complémentaire ou antagoniste.

Devant une si grande variété de facteurs pouvant influencer l'orientation des soins infirmiers, on ne saurait s'étonner qu'au sein même de la profession infirmière il n'y ait pas qu'une seule et même conception des soins, à moins d'y parvenir par l'imposition d'un système de croyances, comme ce fut le cas pour les [femmes] consacrées, ou par l'adhésion systématique à un modèle conceptuel généralisable.

Face à la complexité du tissu de croyances d'origine et de symbolismes si divers, hérité d'un passé plusieurs fois séculaires, la multitude des connaissances et des technologies variées, l'influence déterminante du milieu de travail, toute profession, dont la profession infirmière, encourt le risque de se réfugier derrière une *idéologie généralisante et généralisable* : « tout pour le malade », « au service de la santé des gens », « libre choix pour le malade. » Mais qu'est-ce que cela veut dire dans les faits ? A qui sert cette idéologie ? A quoi supplée-t-elle ? L'idéologie est la construction d'un système d'idées qui se substitue au réel au point que l'on arrive à penser et à croire que ces idées sont le réel. De cette façon « le réel se présente toujours comme aberration et irrationalité devant tout système d'idées dont il menace la logique. »[35] Le réel, c'est l'insertion des situations dans le milieu de travail, directement influencées par les habitudes, les croyances, les valeurs véhiculées dans ce milieu. Il est sûrement possible d'avoir « une » idéologie des soins infirmiers, il est sûrement irréel de se dire qu'elle peut être transposée et vécue dans la réalité, aussi ne vaut-il pas mieux apprendre à vivre « le dilemme infirmier »[36], à reconnaître la diversité d'orientations professionnelles au sein de groupes, d'associations, de services, d'institutions sanitaires, afin d'identifier ce qui motive et mobilise leur action plutôt que de l'oblitérer derrière des idéologies formelles.

INCIDENCE SUR LA PRATIQUE DES SOINS INFIRMIERS

S'il apparaît difficile et irréel qu'il n'y ait qu'un seul corps de croyances et de valeurs sur lequel puisse se fonder la pratique des soins infirmiers, compte-tenu de la complexité des facteurs interférant et de la variété des influences issues des milieux institutionnels où s'exerce cette pratique, par contre il apparaît fondamental que toute infirmière, et infirmier, soit à même de connaître et de comprendre ce qui influence sa pratique soignante et celle du groupe auquel il appartient (équipe de soins, association, syndicat, groupe confessionnel), afin qu'il puisse être à même de clarifier ce qui motive et agit sa pratique soignante, ainsi que la cohérence entre les finalités qu'elle propose et les moyens qu'elle utilise en fonction des situations.

Pour cela, il importe de connaître et de comprendre *les croyances et les valeurs héritées du passé* : ce qui a donné naissance à la pratique des soins, ce qui a orienté son évolution à travers des coutumes et des croyances valorisant la fécondité et le groupe social, puis celles valorisant le corps souffrant, pauvre et démuni, et isolant de plus en plus l'individu du groupe, pour le reléguer au mal dont il est atteint.

Il importe de connaître et de comprendre *les croyances et les valeurs fondées sur la primauté de la technologie* développée à partir de tout un ensemble d'habitudes d'hypertechnicité au point de ne plus imaginer d'autres façons de faire tant le territoire, le milieu, secrète cette forme d'action, tant la valorisation des soins peut être fondée sur son prestige. Inversement, il importe de connaître et de comprendre la valorisation d'une santé considérée comme une entité en soi, enjeu de tous les bilans systématiques, de toutes les formes de surveillance et de contrôle en référence à un système de croyances normatives dites scientifiques — justifiant toutes les campagnes* d'éducation sanitaire.

Il importe de connaître et de comprendre *les différentes formes de conditionnement issues du milieu de travail* : structures hiérarchiques, organisation du travail, processus de décisions. Tout ce « qui recouvre l'ensemble des significations, représentations et valeurs plus ou moins codifiées dont on se sert pour agir et se faire comprendre dans les échanges, pourrait ainsi être appris ou transformé dans le contexte dangereux et complexe des relations humaines du travail, car les individus y font l'expérience plus ou moins forte d'un véritable conditionnement de leurs aptitudes à communiquer. »[37] Ne pas suffisamment analyser et mesurer l'impact du milieu institutionnel du travail infirmier *en même temps que la finalité et l'orientation des soins infirmiers* fait courir le risque de ne pouvoir maîtriser et mobiliser les facteurs interférant avec leur réalisation et les conditions indispensables à leur accomplissement.

Tout ceci passe par une interrogation et un questionnement sur

* L'analyse des mots est toujours révélatrice : campagne est un terme militaire souvent utilisé dans le vocabulaire sanitaire, comme bien d'autres termes militaires. L'analogie entre campagne d'éducation sanitaire et campagne militaire ne relève pas de l'anecdote.

tout ce qui touche *au processus de vie et de mort* tel que les hommes ont à le vivre et l'affronter dans différents milieux de vie. Il importe de saisir comment au sein de tout groupe professionnel, « la culture détermine la santé » et oriente « le sens que l'homme donne à la souffrance, à l'infirmité et à la mort »[38] ainsi que les comportements qui lui sont associés. En cherchant sans cesse à découvrir tout ce qui contribue à faire naître, éclore et développer la vie des hommes ou à l'entraver, favoriser un procesus de dégénérescence physique, mentale ou/et sociale, il est possible de mesurer davantage la complexité des phénomènes engageant l'affrontement vie → mort, et de ne pas réduire la maladie comme la santé à un seul de ces phénomènes pris isolément et devant rendre compte de l'ensemble.

La conception des soins infirmiers ne peut que se trouver transformée par cette découverte ou cette redécouverte permanente des différents aspects fondamentaux de la vie en les resituant par rapport au vécu socio-culturel et socio-économique, socio-institutionnel des personnes et des groupes dans des milieux donnés. C'est seulement de cette façon qu'éclateront croyances et systèmes de valeurs rigides enkystés dans des dogmes ou des systèmes normatifs, et qu'équipes soignantes et groupes professionnels seront à même d'élucider habitudes, croyances et valeurs qui dictent leur comportement et guident leur action au sein du milieu de travail.

Les soins infirmiers sont marqués par les conceptions, les croyances et les valeurs auxquelles sont attachés tant ceux qui sont amenés à demander des soins que ceux qui les procurent. Eux-mêmes se trouvent sous l'emprise des faisceaux de valeurs prédominantes véhiculées par le système social, valeurs auxquelles ils peuvent adhérer sans questionnement, ou dont ils se proposent de comprendre leur signification, leur raison d'être, leur mode d'expression, leurs contraintes et leurs limites afin de chercher à situer ce qui oriente et sous-tend leur action.

Si tout processus de soins s'insère dans un système de croyances et de valeur, dont sont porteurs les partenaires des soins, soignés comme soignants, il importe de mieux comprendre le fondement des croyances, leur nature, leur mode de transmission et modification, ceci afin de prendre conscience de la multiplicité des systèmes de croyances et de valeurs pouvant influencer la conception des soins infirmiers et leur incidence sur la pratique des soins.

NOTES

1. Nightingale F., *Notes on Nursing, op. cit.*, p. 15.
2. Morin E., *La méthode, La vie de la vie,* Paris, Seuil, 1980, p. 12.
3. Montmollin D. de, *La Poterie,* Presse de Taizé, 1965, p. 34. Par matière il faut entendre bien au-delà de matière inerte, mais aussi matière vivante au sens de P. Teilhard de Chardin et de E. Morin.
4. Bitensky R., « Théorie du Service Social et pouvoir politique aux Etats-Unis », *Technique d'Action Soicale,* juin 1977, p. 26.
5. Herzlich C., *Santé et Maladie,* Paris, Ed. Mouton, 1969, p. 116.
6. « Entretien avec Edgar Morin, Sociologue et Philosophe », *Psychologie,* décembre 1980, p. 11.
7. Françoise Dolto et Philippe Ariès, « Enfance et Société », émission « Dialogues », France-Culture, mardi 23 avril 1974.
8. Morin E., *La méthode, la nature de la nature,* Paris, Seuil, 1977, p. 9.
9. Morin E., *La vie de la vie,* Paris, Seuil, 1980, p. 418 et 396. Les schémas de visualisation lui sont empruntés.
10. *Ibid.*, p. 396.
11. *Ibid.*, p. 398.
12. Morin E., *La méthode, la nature de la nature, op. cit.* Schémas p. 79, chapitre « ordre et désordre », pp. 33-93.
13. Morin E., *La méthode, la vie de la vie, op. cit.* , p. 12.
14. *Ibid.* , p. 21.
15. « Entretien avec Edgar Morin », *op. cit.* , p. 9.
16. *Ibid.*
17. *Ibid.*
18. Cette méthode de la complexité est déjà annoncée et utilisée par Pierre Teilhard de Chardin dans *Phénomène Humain,* Paris, Seuil, 1955, p. 333, et dans l'*Energie Humaine,* Seuil, 1962.
19. Morin E., *La nature de la nature, op. cit.*, p. 16.
20. Morin E., *La vie de la vie, op. cit.* , p. 9.
21. Illich I., *La convivialité,* Paris, Seuil, 1973, p. 27.
22. Médiateur au sens où Mac Luhan l'entend dans son livre *Pour comprendre les media,* c'est-à-dire un moyen qui convie un message, qui accomplit une action, qui va opérer une transformation.
23. L'outil valeur d'usage, ou valeur marchande, voir Illich I., *La Convivialité,* Paris, le Seuil, 1973.
24. « Nécessité d'une révolution sociale dans la santé des collectivités », *Chronique de l'OMS,* juillet 1977, p. 280.
25. « Les problèmes que pose une médecine prospère », *Chronique de l'OMS,* janvier 1977, p. 9.
26. Attali J., *op. cit.*, p. 12.
27. Raphael F., « Le travail de la mémoire et les limites de l'histoire orale », Annales, janvier-février 1980, p. 142.
28. *Profession* « Déclaration ouverte, publique d'une croyance, d'une opinion, d'un comportement qu'on a ou qu'on prétend avoir. » Dictionnaire Robert, deuxième définition.
29. Johada Miss, « Le métier d'infirmière est-il une profession ? » *RIAS,* décembre 1961, p. 551.
30. Linton R., *Le fondement culturel de la personnalité,* traduit de l'Américain, Paris, Dunod, 1968.
31. !Raphael F., *op. cit.*, p. 135.

32. Verdier Y., *op. cit.*
33. Raphaël F., *op. cit.*, p. 135.
34. Sainsaulieu R., *op. cit.*, p. 11.
35. Morin R., *Pour sortir du vingtième siècle, op. cit.*, p. 67.
36. *Le Dilemme de l'infirmière*, considération de déontologie professionnelle dans la pratique des soins infirmiers, C.I.I., Genève, 1977.
37. Sainsaulieu R., *op. cit.* , p. 11.
38. Illich I., *Némésis Médicale*, Paris, Seuil, 1975, pp. 132-133.

14
Identifier les soins infirmiers

Le Monde se construit. Voilà la vérité fondamentale qu'il faut premièrement comprendre — et comprendre si bien qu'elle devienne une force habituelle et comme naturelle de nos pensées[1].

Affirmer que la fonction de l'infirmière est originale est chose difficile car, comment prouver qu'elle ne ressemble à rien d'autre, qu'elle est unique, qu'elle est marquée de caractères singuliers qui lui sont personnels, qu'elle a ses lois propres[2].

Tout corps de métier, toute profession n'a de raison d'exister que s'il peut justifier de rendre un service nécessaire à la population et faire preuve de sa capacité à le rendre. Pour qu'il puisse y avoir une reconnaissance effective des soins infirmiers comme tels, les infirmières et infirmiers d'aujourd'hui sont acculés à démontrer que les soins infirmiers sont l'expression et l'accomplissement d'un service indispensable dans certaines circonstances de la vie des gens, service qui n'est pas couvert par d'autres groupes professionnels. Ce qui fonde la légitimité d'une profession comme de toute classe institutionnelle, c'est « le fait accessible à l'examen critique qu'elle est irremplaçable ».[3] Il reste donc à faire la preuve que la prestation infirmière a une identité qui lui est propre tant par le champ de compétence qu'elle recouvre que le processus de soins qu'elle propose, ainsi que par une clarification de la nature du pouvoir des soins infirmiers, de leurs limites et de leurs dimensions sociales, économiques et politiques.

Le champ de compétence des soins infirmiers

« Etre enceinte, accoucher, allaiter sont autant de conditions médicalisables » que « la puberté, la dépression, l'épuisement, l'alcoolisme, l'homosexualité, le deuil, l'obésité, la vieillesse ».[4] Si les usagers des soins peuvent avoir recours aux méthodes de diagnostic et de traitement qu'offre une médecine hyperspécialisée dans le dépistage des altérations organiques et psychiques, par contre ils ont de moins en moins de garantie de trouver ce qui peut leur permettre de s'initier eux-mêmes à toutes sortes de soins d'entretien de la vie, appris hier par tradition culturelle, oubliés aujourd'hui, ou bénéficier de ce qui est indispensable au maintien de leur vie quotidienne s'ils sont malades, ainsi que de découvrir comment compenser avec leurs moyens et ceux de leur entourage la diminution d'autonomie à laquelle ils ont à faire face. *Le champ de compétence des soins infirmiers s'est laissé déborder, envahir, puis absorber par le champ de la pratique médicale,* tout au moins comme domaine explicitement reconnu de la pratique des soins.

Pourtant, voici plus de cent ans, Florence Nightingale fait la démonstration dans les infirmeries militaires de Scutari, puis à St Thomas Hospital à Londres, que distribuer des médicaments et panser des plaies ne saurait suffire pour assurer la survie des malades, mais qu'il faut *mettre en œuvre tout ce qui mobilise leur énergie, leur potentiel de vie.*[5] En fait, figure de proue du mouvement d'évolution des femmes de son époque, comme le montrent Cécil Woodham-Smith[6] et Lavinia Dock,[7] Florence Nightingale situe les soins infirmiers dans toute la ligne traditionnelle des pratiques soignantes assurées par les femmes mais en explicitant, en verbalisant, en révélant en quoi cela consiste, et en se rendant compte qu'avec l'évolution des technologies réparatrices, les modifications économiques et sociales de l'ère industrielle, les soins coutumiers et habituels donnés par les femmes ne vont plus de soi : « Toute femme n'est pas d'elle-même une bonne infirmière », écrit-elle.[8] Parce que les soins ne sont plus transmis par héritage culturel, il devient nécessaire de les apprendre. C'est alors que Florence Nightingale précise le champ de compétence des soins infirmiers, à domicile comme à l'hôpital, comme relevant de quelque chose de tout à fait différent de ce que les symptômes de la maladie pourraient laisser croire, mais s'apparentant aux conditions qui occasionnent ces symtômes ou qui les favorisent lorsqu'on devient malade, conditions sur lesquelles il est possible d'agir. L'action infirmière se situe d'une part par rapport à tout ce qui améliore les conditions favorisant le développement de la santé en vue de prévenir, limiter la maladie, et d'autre part par rapport à tout ce qui revitalise quelqu'un lorsqu'il est malade. A cent-vingt ans de distance, le champ de compétence des soins infirmiers demeure le même, comme d'autres infirmières, utilisant les connaissances de leur époque, l'ont régulièrement démontré, ou comme l'on prouvé des équipes d'infirmières ou, dans certains pays, l'ensemble du groupe professionnel contribuant directement à faire accéder ces pays au plus haut niveau de santé publique. La Finlande en est un exemple.

Le champ de compétence infirmière demande le plus souvent à être retrouvé, justifié, prouvé tout au moins à un niveau qui dépasse l'expression individuelle ou d'équipes isolées, pour devenir l'expression de groupes professionnels et progressivement celle de la profession. Ceci veut dire de rendre discernable le champ de compétence infirmière, d'apprendre à le situer en relation aux autres pratiques professionnelles et par rapport au champ institutionnel, tout en considérant les difficultés rencontrées pour ne pas les minimiser et en tenir compte.

SOIGNER N'EST PAS TRAITER

Il n'est pas possible de rendre discernable le champ de compétence infirmière sans clarifier la différence qui existe entre « *soigner* » et « *traiter* », et sans se rendre compte que traiter la maladie ne pourra jamais suppléer à toute cette mobilisation des capacités de vie que représente soigner. Pour les plantes et les animaux, le vocabulaire courant conserve la différenciation fondamentale entre *soigner* et *traiter*. On soigne une plante en pourvoyant à tout ce qui est nécessaire à sa croissance et à son développement pour qu'elle puisse grandir, fleurir, donner des fruits : eau, chaleur, lumière, etc, sont prodigués en accord avec les habitudes de vie de la plante. On la traite lorsqu'elle a une maladie ou une parasitose — comme des pucerons, par exemple — en lui donnant un produit faisant obtacle à la maladie ou à la parasitose, produit qui ne remplacera en rien les soins d'entretien de la vie qui, par contre, sont dispensés avec encore plus d'attention, de fréquence, de méticulosité et de souci d'adaptabilité. De la même façon, on passe un temps très long à soigner les bêtes (lavage, brossage, étrillage par exemple), tandis que ce n'est qu'occasionnellement qu'il arrive de les traiter, en étant encore plus vigilant aux soins d'entretien de la vie et souvent en les multipliant s'il y a risque de maladie ou installation de quelque affection.

S'il demeure une distinction si précise entre *soigner* et *traiter* lorsqu'il s'agit des plantes et des animaux, il importe de constater et de prendre conscience que pour les hommes le traitement a absorbé et accaparé les soins de telle façon que, dans les institutions sanitaires, soigner recouvre prioritairement ce qui est du domaine du traitement, de la réparation, rendant accessoire, caduque et de la dernière importance tous les soins coutumiers et habituels fondamentaux pour entretenir la vie de tous les jours et permettre la lutte contre la maladie, tous ces soins vitaux qui sont prioritairement le substratum de tout traitement. *La signification de traiter a insidieusement emprunté celle de soigner et s'en est revêtue.* Alors que l'on sait pertinemment pour les plantes et les animaux que traiter ne peut jamais être et devenir à aucun moment et en aucun cas un substitut de soigner, les hommes ont à subir tous les jours le très grave préjudice de cette substitution lorsqu'ils ne sont pas ou ne sont plus à même de *se soigner* c'est-à-dire de *prendre soin d'eux-mêmes,* et s'il n'existe pas ou n'existe plus de corps professionnel ayant acquis une compétence qualifiée et reconnue pour offrir ce service.

SOIGNER, UNE APTITUDE DES USAGERS DES SOINS Á DÉVELOPPER, OU A RELAYER

Le champ de compétence infirmière se situe comme une prolongation, un relai de ce que des usagers des soins ne peuvent pas temporairement assurer eux-mêmes, ou voir assurer par leur entourage. Il s'exerce lors de certaines circonstances de la vie, et /ou lors d'insuffisance de ressources de l'environnement, aussi est-il sujet à mouvance et à la nécessité de réajustement.

Ce qui rend souvent difficile de situer le champ de compétence infirmière, c'est qu'il chevauche avec celui des usagers dont il est un prolongement, une suppléance. Aussi le champ de compétence infirmière ne peut être que confus et arbitraire s'il n'y a pas élucidation de la nature du relai à apporter, en prenant en considération à la fois tout ce qui situe la personne en relation avec la complexité, la gravité de son état et les capacités et ressources de son entourage pour y suppléer.

Le champ de compétence infirmière, c'est-à-dire le domaine des soins infirmiers, se situe véritablement au carrefour d'un tryptique ayant pour point d'impact ce qui concerne la personne, ce qui concerne son handicap ou sa maladie, ce qui concerne son entourage et son environnement. Ainsi, une personne peut avec la même atteinte d'une gravité comparable avoir besoin de soins infirmiers, tandis qu'une autre n'en aura pas besoin en raison de son âge, ou des ressources et possibilités de son entourage, de son logement. Il est possible par exemple que, pour une même atteinte, comme une fracture de jambe avec plâtre de marche, il soit nécessaire d'assurer des soins infirmiers à une personne âgée en compensant toutes les activités indispensables qu'elle ne peut plus faire comme certains soins d'hygiène, une aide pour se lever, se vêtir, etc, alors que ce ne sera pas nécessaire, ou partiellement nécessaire, si cette même personne a une famille qui peut y suppléer, tandis que cela peut ne pas être nécessaire du tout si c'est une personne jeune qui a ce même type de fracture. Ainsi, ce qui détermine la nécessité d'assurer des soins infirmiers ne saurait être lié uniquement à la gravité ou la bégninité d'une maladie, d'un handicap considéré isolément, mais à l'interrelation existant entre les possibilités, capacités et ressources de la personne à la période de la trajectoire de vie où elle se trouve, celles de son entourage et de son milieu de vie, et le handicap ou difficultés qu'elle connaît ou les conséquences fonctionnelles des atteintes dues à sa maladie.

FONDEMENT DU CHAMP DE COMPÉTENCE INFIRMIÈRE

Le champ de compétence infirmière repose fondamentalement sur tous les soins d'entretien de la vie basés sur tout ce qui permet à une personne de continuer à vivre, en d'autres termes, comme l'avait déjà montré Florence Nightingale, sur la *santé* : la santé n'étant en rien une entité en soi comme on l'a laissé croire, mais *représentant l'ensemble des possibilités qui permettent à la vie de se continuer et de se développer*, y compris lorsqu'il y a maladie, tel qu'en fait foi l'expression courante : « Tant qu'il y a la vie, il y a la santé ». Ceci traduit que la santé est l'ensemble des forces vives physiques, affectives, psychiques, sociales, mobilisables pour affronter, compenser la maladie, la dépasser, ou y faire face.

Lorsqu'il y a confusion entre soigner et traiter, toutes les forces vives de la personne soignée restent inactives, passives, elles ne sont pas mobilisées pour rester en éveil et réagir, aussi ont-elles tendance elles-mêmes à se mettre en veilleuse, à se réduire, à diminuer, ainsi que le montre si bien Charles Belmont dans le film Rak : « Tout ce que l'on abandonne à la maladie, la maladie s'en empare ».[9] La maladie saisit, envahit tout ce qui n'est pas mobilisé, tout ce qui devient inerte. De plus, à chaque fois que toute l'action « soignante » est centrée uniquement sur la maladie, c'est-à-dire sur ce qui meurt à la vie, les soignants donnent une importance prédominante à la maladie, c'est-à-dire à ce qui meurt, au point que « les gens sont condamnés à mort bien avant leur mort »,[10] y compris jusqu'au stade de la mort où ils se voient acculés à *mourir leur vie au lieu de vivre leur mort.*

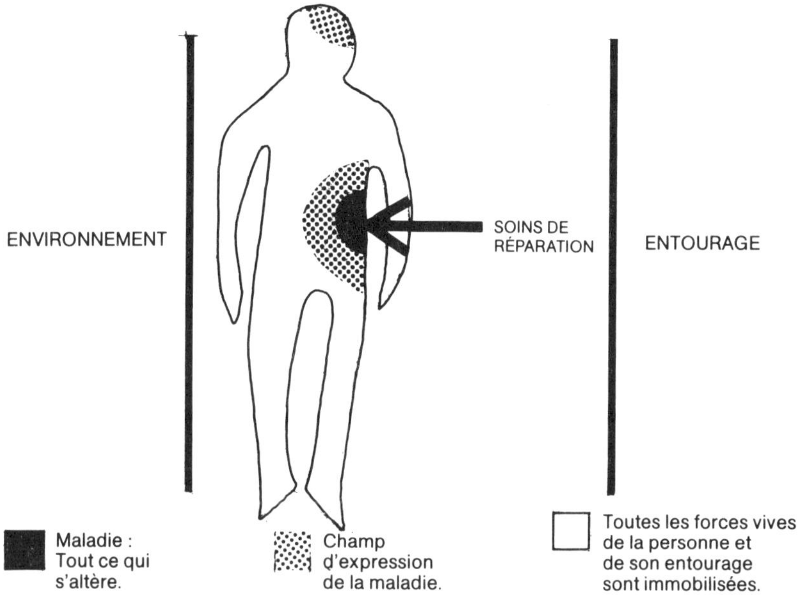

Il y a immobilisation des forces vives à chaque fois que la finalité de l'action soignante se fixe uniquement et isolément sur l'investigation et le traitement de la maladie.

La maladie n'étant pas relativisée devient le centre de toutes les préoccupations aussi accroît-elle son champ d'expansion. Elle envahit la personne dans toutes ses facultés et aptitudes. Elle envahit également le personnel « soignant ».

Le champ de compétence infirmière se situe à la jonction de tout ce qui mobilise les capacités de vie en relation avec les incidences de la maladie. Lorsque soigner se différencie de traiter, il y a interrogation sur toutes les capacités et forces vitales physiques, affectives, psychiques de la personne soignée, ainsi que sur les possibilités et ressources de son entourage, qui peuvent être mobilisées en relation avec la nature de la maladie, les atteintes qu'elle occasionne et les incidences qu'elle entraîne sur la vie quotidienne.

Le champ de compétence infirmière a pour finalité de mobiliser les capacités de la personne et de son entourage en vue de compenser les atteintes occasionnées par la maladie, et d'y suppléer si ces capacités sont insuffisantes. La compétence infirmière se base sur le discernement de tout ce qui apparaît indispensable pour entretenir et mobiliser la vie de quelqu'un, en cherchant quels moyens seront les plus adaptés pour y parvenir.

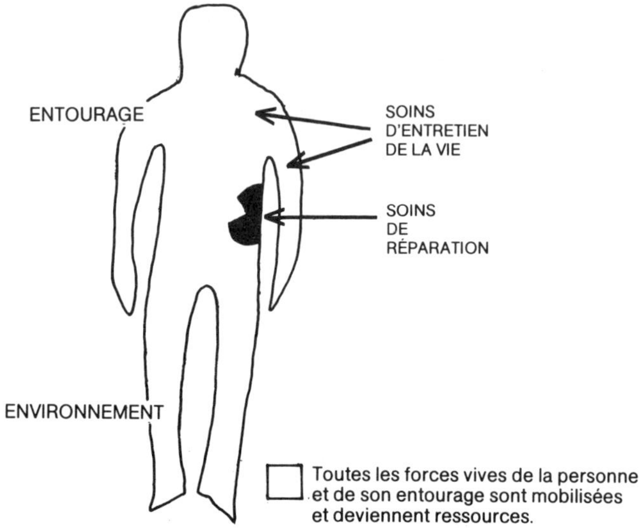

L'action soignante infirmière repose sur la mobilisation des forces vives de la personne et de l'entourage pour compenser les capacités altérées par la maladie tout en tenant compte des limites qu'elle impose.

La maladie est l'une des données à prendre en compte, elle n'absorbe pas la totalité de l'action soignante, elle devient relativisée.

Lorsqu'il n'y a pas de maladie, handicap ou accident, mais qu'il y a des événements ou des difficultés qui exigent un recours à une aide extérieure (naissance d'un premier enfant, période de crise, adaptation à une nouvelle culture, etc), le champ de compétence infirmière se situe dans la mobilisation et le développement des capacités de la personne, de la famille, de son entourage, pour faire face à l'événement, résoudre la difficulté, en visant à la rendre compétente et à savoir utiliser les ressources affectives, physiques, sociales, économiques dont elle dispose.

INTERRELATION ENTRE LES CHAMPS DE COMPÉTENCE DES USAGERS DES SOINS, DES INFIRMIÈRES, DES MÉDECINS

Comme aucun champ de compétence ne peut être un isolat en soi et qu'il est le plus souvent un relai ou une délégation de la compétence de quelqu'un dans certaines circonstances et en fonction d'un environnement donné, le champ de compétence infirmière se situe en interrelation avec le champ de compétence des usagers et celui des médecins,* partageant avec chacun d'eux des zones communes.

Les usagers des soins assurent de façon constante l'essentiel de la fonction soignante, ce n'est que dans certaines circonstances et lors de certains événements que la nécessité et l'obligation d'un relai leur deviennent indispensables. Cela arrive à certains moments de la vie, comme lors de l'attente d'un enfant, d'un accouchement, d'une maternité, des premiers soins aux nouveau-nés, mais aussi lors de certaines périodes de la vie : adolescence, vieillissement, où lorsque des personnes ont à vivre des événements difficiles, comme s'occuper d'un enfant handicapé. Dans toutes ces circonstances, il y a à déterminer avec la personne concernée quelle est la frange où elle peut se suffire à elle-même et le domaine où elle a besoin d'une suppléance. Cette suppléance relève directement des soins infirmiers, sans qu'il y ait nécessairement pour cela maladie, mais la confusion entre soigner et traiter oblitère l'action infirmière et la rend dépendante d'une prescription ou d'une délégation médicale y compris dans des services comme celui de la Protection Maternelle et Infantile ou celui de Santé Scolaire.

D'autre part, les usagers des soins détiennent les premiers éléments de tout diagnostic, ne serait-ce que celui de connaître un seuil de gravité pour aller consulter un médecin. Plusieurs études ont montré que sept fois sur dix, les gens décident de leur propre traitement. Les usagers font donc avorter tous les jours bon nombre de petits maux par auto-traitement, et évitent ainsi l'installation de maladies. Lorsqu'ils viennent consulter le médecin, ils lui demandent de prendre le relai du travail de discernement qu'ils ont déjà amorcé, et lui donne implicitement délégation pour compléter ce qu'ils ont commencé. Le médecin diagnostique, puis prescrit le traitement qui, dans le plus grand nombre de cas, sera assuré par l'usager lui-même. Dans des situations plus graves et / ou plus complexes, il y aura nécessité de recourir à une compétence plus spécialisée pour mettre en œuvre et surveiller le traitement. Cette compétence est alors déléguée par le médecin à l'infirmière. Le traitement, les soins de réparation complétant les soins d'entretien de la vie relèvent du champ de compétence infirmière à chaque fois qu'un malade ne

* En ne tenant compte ici que des personnes le plus souvent concernées, mais la réalité est plus complexe, puisqu'il y a interaction avec un grand nombre de professionnels sanitaires : kinésithérapeutes, diététiciennes, sages-femmes, etc, et de travailleurs sociaux : travailleuses familiales, aides-ménagères, assistantes sociales.

peut assurer seul son propre traitement (au domicile), ou que le médecin délègue l'exécution de soins médicaux complexes au personnel infirmier.

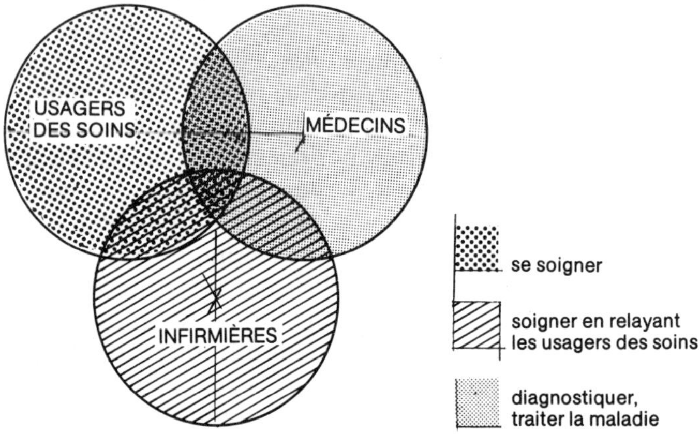

*Zones d'interférence des champs de compétence des partenaires de l'action soignante**

Le champ de compétence médical chevauche avec toute une zone du champ de compétence infirmière, mais suivant la nature des services et des institutions sanitaires, il risque d'envahir presque totalement le champ de compétence infirmière au point de ne plus laisser de place à tout ce qui relève des soins d'entretien de la vie, ou bien les infirmières doivent à leur tour les déléguer à d'autres personnels sous forme de tâches sans lien entre elles, appauvries par leur caractère ponctuel et parcellaire. On peut comprendre en regardant ce schéma pourquoi cela arrive si fréquemment, c'est qu'en dehors de la non préparation des infirmières à mobiliser les forces vives et les capacités des usagers, leur champ de compétence est le plus investi, l'étant à la fois par la nécessité de relayer les usagers, et par la demande des médecins de les suppléer, demande qui, dans certains services, occupe tout le temps et tout le champ infirmier. Or, il n'y a pas possibilité de

* A l'encontre de ce que l'on croit habituellement, ou de ce qui se passe le plus souvent, l'usager est un partenaire direct de l'action soignante au point que c'est lui qui confie au personnel sanitaire le pouvoir de participer à ses soins. Ici, les champs de compétence ont à se chercher en fonction des complémentarités à assurer, compte-tenu de la capacité des usagers et de la gravité des situations.

faire contre-poids à cette demande si, par ailleurs, il n'y a pas développement de la capacité de soigner et de prouver l'action régénératrice et stimulante des soins d'entretien de la vie. En fait, le champ de compétence infirmière occupe une place intermédiaire entre soigner et traiter. On peut comprendre que ce n'est pas une place facile à tenir, et ceci d'autant plus que soigner pour avoir été perçu comme relevant de la bonne conscience non de la *conscientisation* des phénomènes en présence dans une situation est devenu le rebut de l'action soignante. Alors que soigner exige le développement de très nombreuses capacités de perception, de compréhension, d'élucidation d'informations ainsi que d'ingéniosité, d'inventivité, de créativité, il est le plus souvent vécu comme une activité sous-développée, infériorisée, portant encore les stigmates du rôle moral, d'une action domestique dépassée, ou souffrant de l'ignorance dans laquelle on a laissé s'installer tous les soins qui étaient dits « non techniques », la technique étant supposée être le seul domaine exigeant des connaissances et le recours au savoir scientifique étant supposé être réservé seulement au traitement.

Le processus des soins infirmiers, une approche anthropo-biologique

Ce processus est une démarche d'analyse de situation visant à identifier la nature de besoins ou de problèmes de santé vécus par une ou des personnes dans un milieu donné, requérant des soins infirmiers, en discernant la nature de ces soins : soins d'entretien de la vie, soins de réparation, ainsi que ce qu'ils se proposent de suppléer ou de compenser. Cette démarche exige d'être située dans le temps. Cette analyse sert également de base à l'évaluation de l'action soignante. Elle permet aussi de mettre en évidence les conditions indispensables à cette action et de pouvoir les argumenter, elle est donc le support de la fonction gestion des soins.

Le processus des soins infirmiers procède d'une rencontre entre deux (ou plusieurs) personnes détenant chacune des éléments du processus de soins. *Ce processus se situe au carrefour d'un système d'échange provenant de sources différentes et complémentaires* en vue d'aboutir à déterminer la nature des soins à pourvoir, la raison de ces soins, ce qu'ils se proposent d'atteindre, ainsi que les moyens nécessaires à les mettre en œuvre.

Le processus de soins infirmiers est une construction propre à chaque situation, qui s'élabore entre soignés et soignants à partir des éléments de la situation. Il ne peut en rien faire l'objet d'application systématique de connaissances, pas plus que d'utilisation systématique d'outils. Le processus de soins infirmiers se crée à partir de ce que l'on découvre en mobilisant les informations qui viennent de la situation, en les décodant à l'aide de connaissances pour comprendre leur signification et voir comment s'en servir dans l'action soignante.

Le processus de soins infirmiers n'a sa raison d'être que s'il prend racine dans ce qui importe par rapport à ce que vivent les gens, compte-tenu de leur maladie, des atteintes qui s'en suivent ou des difficultés qu'ils rencontrent. C'est un processus de découverte → élucidation → action entre des partenaires sociaux ayant une compétence différente et complémentaire, visant à trouver sa forme de réalisation à partir des capacités et ressources de chacun dans un environnement donné (domicile, institution hospitalière, centre de soins, consultation de PMI, etc).

C'est un processus qui n'est pas linéaire, dont chaque aspect alimente constamment l'ensemble de l'action soignante.*

UN PROCESSUS DE DÉCOUVERTE

Découvrir veut dire que l'on ne sait pas à l'avance, mais que l'on ose aller au devant de l'inconnu dont est porteuse toute personne réquérant des soins, qui elle-même s'affronte à l'inconnu du soignant.

Toute situation de soins est la rencontre de personnes ayant à chercher leur complémentarité par rapport à un besoin de santé. Aussi la première découverte consiste à *se situer* mutuellement pour savoir qui est l'autre, le resituer et apprendre à le connaître à partir de ses différents *statuts* : époux, père, mère de famille,

* Tout ce qui est communiqué ici est l'expression d'un travail de plusieurs années, cherché et réalisé avec des infirmières soignantes, ainsi qu'avec des infirmières et infirmiers développant l'analyse de situations de soins durant leur formation permanente ou supérieure. Pour avoir été utilisé en secteur extra-hospitalier comme en secteur hospitalier, les effets de cette approche témoignent du développement des capacités et de la créativité des acteurs de la situation : usagers des soins et soignants, ainsi que de la facilitation de l'action soignante, tout en pouvant vivre, élucider et dépasser des situations conflictuelles. Il ne représente en rien une procédure, il se découvre et se vit, avec tous les aléas de la vie : découragement, joie, satisfaction, piétinement, adversité, agressivité, détente, encouragement. Il oblige à s'interroger sur les conditions indispensables à sa réalisation.

ayant tel âge, telle nationalité, telle profession; à partir de sa *culture* dont on peut déjà avoir une indication en fonction de la nationalité, de l'origine rurale ou urbaine, de l'âge, de la profession; et à partir des *rôles* sociaux qui découlent des statuts et de la culture.

Tout ceci peut paraître d'une extrême banalité, chaque jour des infirmières voient toutes ces informations sur le dossier administratif, mais celles-ci restent le plus souvent immobilisées. Elles sont « lettre morte » au sens littéral du mot. Rien que l'âge est une des informations les plus fondamentales, c'est d'emblée situer quelqu'un par rapport à sa trajectoire de vie. Une femme qui vit une fausse-couche à 18 ans, à 20 ans, à 25 ans, à 35 ans, à 40 ans, vit un événement dont les prémices sont de nature totalement différente, ainsi que les incidences et les effets.

Situer l'autre, et se situer soi-même en tant que personne exerçant une fonction soignante, c'est chercher ce que recouvre la fonction déléguée par les usagers des soins pour agir en complémentarité avec ce qu'eux-mêmes ne savent pas encore faire, ne peuvent pas faire, ne peuvent plus faire, ou bien peuvent faire avec support et aide.

Les soignants détiennent leur pouvoir des usagers des soins, de part et d'autre cette réalité fondamentale n'a été que trop oubliée. Il y a donc une complémentarité à chercher, laquelle ? Par rapport à quoi ? Pourquoi et en quoi est-elle nécessaire ? Comment ? Quelqu'un d'autre, proche de la personne peut-il l'assurer ? Ceci suppose de découvrir ce qui fait problème, et à quel stade de gravité il se manifeste (ce qui est moins évident que ce qu'on pourrait croire).

Toute situation de soins est la rencontre avec une personne qui vit une maladie, un handicap, ou qui connaît une difficulté pouvant avoir des effets sur sa santé. Ce sont donc les usagers des soins, leur famille, qui détiennent tous les éléments fondamentaux de situation, *ils sont la première source de connaissances,* non seulement par ce qu'ils disent d'eux-mêmes, mais par tout ce que nous pouvons capter de ce qu'ils nous laissent entrevoir par l'expression non-verbale : « le langage silencieux », ce langage du corps, du regard, du visage, de la posture, du vêtement, de l'environnement. Il n'est à aucun moment question d'investiguer en soi tel ou tel aspect, mais de saisir les signes et les liens qui existent entre eux pour comprendre, expliciter ce que les personnes essaient de nous communiquer, de ce qui les préoccupe, de ce qui leur pose problème.

Ce sont les usagers des soins, les patients, leur famille qui détiennent *le fil conducteur* qui sert à nous guider. Comme l'ethnologue Yvonne Verdier, nous apprenons que ce qui peut nous conduire, « c'est moins une méthode qu'une "volonté de les prendre au mot"; leur discours a ses raisons, mais ces raisons ne sauraient se dévoiler par l'application d'une grille extérieure, et ce que l'on saisit ainsi à la volée et lors d'échanges et d'interrogations plus réfléchies prend forme et revèle sa logique et sa cohérence dans une lente remontée mot à mot au cœur de ce qui est pensée. S'y trouve agité ce qui nous agite tous, l'amour, la mort, le travail, le destin, la vie. En leurs paroles, (ils) possèdent et l'intelligence de leur propre réalité et le don de le transmettre ».[11]

UNE APPROCHE ANTHROPO-BIOLOGIQUE

Toute situation de soin est une *situation anthropologique*, c'est-à-dire qui concerne l'homme inséré dans son environnement, tissu de toutes sortes de liens symboliques, aussi l'*approche anthropologique** paraît-elle être la démarche la mieux adaptée pour découvrir les personnes soignées et rendre significatives les informations qu'elles convient. Comme le montre Yvonne Verdier, les informations fusent à la volée lors de tout échange, toute rencontre, ou bien elles peuvent être l'objet d'interrogations plus réfléchies. C'est tout à fait ce qui se passe dans les situations de soins où toutes sortes d'informations peuvent être glanées au cours de différentes activités, ouvrant la voie à la possibilité d'en recueillir d'autres de façon plus délibérée.

Cette façon délibérée trouve souvent à se réaliser de deux manières : par *l'entretien non-directif*, c'est-à-dire par cet entretien où le soignant laisse venir à lui tout ce qui est exprimé par la personne soignée, en suivant les pistes qu'elle donne. Il y a donc bien une direction, mais cette direction est celle que la personne soignée laisse apparaître, celle qu'elle met en évidence. L'autre manière est celle de l'*entretien centré* ou encore l'*entretien guidé par une problématique précise* à partir de ce qui est apparu dans l'entretien non directif. Cette façon a pour but d'approfondir avec la personne soignée un aspect qui a été mis en évidence et qui lui pose problème. Entretien non-directif comme entretien centré peuvent s'utiliser alternativement ou de façon complémentaire, c'est le fil conducteur découvert dans la situation qui guide.

* L'approche anthropologique prend toutes ses dimensions au domicile où il y a possibilité de percevoir directement le milieu de vie. Toutefois, cela suppose d'apprendre non à le juger mais à comprendre son expression symbolique.

Prenons pour exemple cette personne âgée qui vient demander à une infirmière de secteur psychiatrique de changer de logement. Elle envoie un fil conducteur : celui d'une préoccupation par rapport à son logement. Apparemment, elle fait une demande explicite : changer de logement. En fait, il n'y a rien de moins sûr qu'elle veuille changer de logement. C'est l'entretien centré pour essayer de découvrir sa préoccupation réelle qui permettra de trouver ce qui lui pose problème et, à partir de là, quelle solution serait la plus appropriée. Que se passe-t-il en réalité : un escalier qu'elle ne peut plus descendre ? Plus de voisin ? Un autobus qu'elle ne peut plus prendre ? Un jardin qu'elle ne peut plus entretenir ? Une maison trop grande où elle n'habite plus que le rez-de-chaussée mais qu'elle aime encore beaucoup ? On peut tout imaginer, c'est en cherchant avec elle à partir de ce qu'elle dira de sa maison qu'il sera possible de trouver avec elle à quoi elle attache le plus d'importance pour trouver la solution dont il est indispensable d'envisager avec elle les agréments comme les contraintes.

La démarche anthropologique est une *approche globale*, qui resitue les personnes dans leur contexte de vie en essayant de le comprendre par rapport aux coutumes, habitudes de vie, croyances, valeurs qu'il véhicule, ainsi que resituer l'impact de la maladie et des atteintes qui lui sont liées par rapport à ce contexte. Il en est exactement de même pour toute situation où le personnel sanitaire a un mandat de conseil ou d'éducation sanitaire. Si celui qui pénètre au sein d'une situation projette sur celle-ci ses connaissances et son savoir avant d'avoir laissé venir à lui les informations, les données, il a déjà investi la situation de tout ce qui lui est propre, sans avoir aucun repère pour savoir si ce qu'il propose est conciliable ou pas, adéquat ou inadéquat. Ainsi, donner des conseils alimentaires ou des conseils d'hygiène à une maman, ou à un malade, sans connaître ses habitudes alimentaires, ses goûts, ses ressources économiques, est une conduite presque toujours inadaptée.

L'approche globale, c'est comprendre que le fil conducteur n'est pas fait que d'un seul brin. Plusieurs fils tissent l'écheveau de la vie, fils qui sont tous porteurs d'une symbolique, et dont aucun aspect ne saurait être isolé, aussi la démarche anthropologique ne saurait suffire. Elle s'élargit à la *démarche anthropo-biologique* qui cherche à reconnaître le jeu des forces en présence qui ont a s'affronter dans une même dialectique : forces de vie et forces de mort. Ne s'occuper que de la maladie peut faire taire les forces de vie si l'on n'y prend pas garde, si on la traite sans faire attention à ne pas laisser mourir tout ce qui dynamise la personne atteinte de cette maladie.

J'en prendrai pour exemple ce monsieur diabétique, conseiller général dans un canton rural, qui disait à l'infirmière qui lui recommandait de suivre à la lettre son régime et se désespérait de ne pas le voir respecter : « Mais enfin, vous voulez ma mort ? » De fait, tandis qu'elle tenait tant à l'intégrité de ce régime qui avait tout son sens par rapport au diabète et à ses complications, sans s'en rendre compte, elle mettait entre parenthèses ce monsieur, avec toutes les obligations sociales qu'il avait, entre autres d'être invité souvent à midi. Le régime strict impliquait la « *mise à mort* » de toute sa vie sociale et de ses activités civiques. Ensemble, il fallait trouver un moyen terme où la sauvegarde de l'évolution du diabète ne condamne pas à la mort sociale ce monsieur qui, entre autres occupations, avait à faire face à tout un ensemble d'activités sociales tout en tenant compte de son diabète. Au lieu de partir de l'application d'un régime strict, qui faisait perdre tout sens à sa vie, il fallut chercher comment ajuster obligations sociales et diabète (contrôle plus fréquent de glycosurie, modification des doses d'insuline en fonction des repas, essai de rééquilibre le soir, etc).

Ici, il s'agissait de décoder toute la symbolique de ce qui peut paraître une plaisanterie banale : « Vous voulez ma mort ? » Plaisanterie qui n'est pas si rare. Il importe de trouver ce qui est en train de mourir chez quelqu'un et comment certaines formes de soins aveuglément appliqués peuvent tuer ce qui stimule la vie.

Voir, écouter, recueillir des informations ne peut à soi seul permettre de découvrir ce qui décidera ou non de la nécessité de soins infirmiers, et ce que seront ces soins, sans processus d'élucidation.

UN PROCESSUS D'ÉLUCIDATION

Toute personne affrontée à un problème de santé laisse percevoir de nombreux signes indicateurs de ce qui la préoccupe ou de ce qui lui pose problème. Elle procure d'elle-même un grand nombre d'informations, beaucoup plus qu'on ne saurait le croire si l'on y est attentif et si l'on s'efforce de chercher à travers ce qu'elle laisse paraître et ce qu'elle communique les indications du ou des fils conducteurs qui permettent d'éclairer la situation. Toutefois, deux difficultés entravent souvent l'action des soignants : *la confusion du problème avec les signes du problème*, et *la dispersion des informations*, l'une et l'autre de ces difficultés se renforçant mutuellement.

INTERPELLATION DES SIGNES

Les signes d'une difficulté, comme les signes d'un problème, sont les manifestations de cette difficulté ou de ce problème, *ils ne sont pas le problème*. Par contre, si l'on apprend à les lire, à les décoder et à les relier, ils sont comme de petits feux clignotants qui vont permettre peu à peu de cerner le problème, or le plus souvent, ils sont pris pour le problème car ils sont considérés isolément et ne sont pas décodés.

Que ce soient des signes physiques, psychiques, affectifs, aucun signe en soi n'est significatif isolément. Un signe n'a de sens que s'il est considéré comme une manifestation, un effet du problème et s'il sert à en éclairer la compréhension. Des enfants de milieu français et étrangers ont pu être catalogués comme enfants autistiques parce qu'ils n'avaient pas acquis l'expression verbale du langage. Ne pas parler, mal parler, bégayer ne sont pas « le problème », ils sont les signes indicateurs d'un ou de plusieurs problèmes dont il faut trouver les racines : acculturation, isolement des parents, enfant à qui l'on ne parle pas, enfant ayant connu des placements répétés, détresse sociale et affective de la mère, etc.

La focalisation sur un signe isolé et sa catégorisation en problème entraînent des conséquences fatales, retarde et souvent empêche définitivement d'identifier le problème, donc de pouvoir chercher à le résoudre ou le compenser.

Les signes sont là pour nous interpeller, pour dynamiser notre regard, notre écoute, notre attention, notre réflexion. Ils sont des points de repères fondamentaux servant à l'élucidation du ou des problèmes, mais ceci ne peut se faire que si les informations ne restent pas éparses, dispersées.

REGROUPEMENT, ORGANISATION ET INTERROGATION SUR LA SIGNIFICATION DES INFORMATIONS

Si les informations restent éparpillées, éclatées, sans lien entre elles, elles font rapidement l'objet d'une généralisation comme « Ah oui, cette dame c'est une hémiplégie », mais que signifie des soins à « une hémiplégie » ou même à « une hémiplégique » ? Quelle est cette personne qui vit une hémiplégie ? Quelles atteintes fonctionnelles, motrice, d'élimination, de conscientisation a-t-elle en relation avec son âge, sa façon antérieure de s'occuper, ses activités, ses intérêts ?

Découvrir c'est rechercher le sens de ce que l'on a perçu, entendu, et ceci ne peut se faire que si les informations sont regroupées et analysées à la lumière de connaissances qui ont pour but de les rendre significatives. L'élucidation permet de comprendre ce qu'apprennent les informations en vue d'identifier les problèmes posés par la maladie ou le handicap, de cerner leur nature ainsi que les facteurs pouvant les influencer favorablement ou défavorablement.

C'est l'analyse de situation qui permet l'élucidation, c'est-à-dire une démarche de réflexion qui consiste à mobiliser l'information, à en retrouver les liens, à en décoder les signes, en s'appuyant sur les faits, en interrogeant les opinions et en cherchant sur quoi reposent les interprétations. Cette analyse est le fruit d'un travail de groupe, d'un travail d'équipe, mais lorsqu'on la pratique, elle devient une façon constante de travailler.

Pour devenir plus significatives, les informations demandent à être regroupées. Une façon très évocatrice de les regrouper est de le faire autour des trois pôles qui constituent le tryptique de toute situation de soins infirmiers, puisque c'est à partir de là que se situera le champ de compétence infirmière. Ces trois pôles* sont :

— ce qui concerne la personne soignée;

— ce qui concerne son entourage et son environnement;

— ce qui concerne sa maladie** ainsi que les atteintes que celle-ci occasionne, car ce sont ces atteintes (motrices, visuelles, respiratoires, psychiques, affectives, etc) qui amputent l'autonomie et rendent la personne dépendante pour toutes sortes de soins coutumiers.

En les regroupant autour de ces trois pôles, les informations deviennent plus parlantes, plus vivantes : elles se mobilisent, elles interrogent, elles mettent en évidence des zones d'imprécision comme une connaissance insuffisante du diagnostic, un manque d'information concernant la localisation précise d'une atteinte de la motricité, ou bien encore les domaines d'intérêt, les

* Voir l'outil d'analyse de situation, annexe, p. 374. C'est là un mode de visualisation simple qui permet la mise en rapport des éléments, évite l'écueil de ne considérer qu'un aspect isolément, facilite l'analyse en mobilisant constamment les éléments d'information.

** Le pôle de la maladie devient préoccupation, difficultés dans toutes les situations de prévention (au sens large).

occupations de la personne en lien avec la nature de sa maladie, de son handicap.

La disposition en tryptique permet de constater visuellement les liens existant entre chacun des pôles et leur influence réciproque en prenant pour fil conducteur ce qui pose problème. C'est à partir des interrelations entre ces trois pôles qu'il devient possible d'identifier la nature du ou des problèmes susceptibles de requérir des soins infirmiers.

IDENTIFICATION DE LA NATURE DES PROBLÈMES JUSTIFIANT DES SOINS INFIRMIERS

Que ce soit par rapport à une maladie, à un handicap, ou par rapport à une difficulté, il est nécessaire de préciser la nature des problèmes rencontrés en terme de *fonctionnalité,* mais ce seul mode d'estimation est insuffisant car la fonctionnalité est elle-même influencée par *le ressenti.*

La fonctionnalité

Par *fonctionnalité,* il faut entendre la capacité qu'a ou n'a pas une personne, une famille, un groupe de « fonctionner », c'est-à-dire d'agir par lui-même pour assurer une réponse à un besoin qui concerne sa vie.

De fait, une personne, une famille n'a pas besoin d'aide, n'a pas besoin de soin lorsqu'elle peut ou lorsqu'elle sait « fonctionner », agir par elle-même. Le besoin d'aide devient nécessaire lorsqu'il y a insuffisance de fonctionnement, dysfonctionnement, malfonctionnement ou non-fonctionnement. Ce qui suppose de discerner ce qui entrave, ce qui empêche de fonctionner dans telle ou telle situation, ceci en relation avec les conditions d'existence, les modes de vie.

La fonctionnalité peut s'évaluer en terme de pouvoir, de pouvoir partiellement, de ne pas pouvoir faire quelque chose.

Ceci peut concerner le *fonctionnement des sens* : diminution de la vue, de l'acuité auditive, de la perception tactile, etc; ou être lié à une atteinte ou à une perte d'une *fonction organique* : fonction de motricité, d'évacuation, de phonation, etc.

Ainsi, une personne ne peut plus s'habiller, se lever seule après une atteinte de la fonction de motricité, en raison d'une hémiplégie. On peut évaluer la nature du problème posé en

* Analyse de situation et analyse de problèmes de soins infirmiers, voir annexe, p. 374, 375.

fonction de l'atteinte de la motricité, ceci en précisant :
— ce que la personne *peut* faire seule;
— ce que la personne *peut* faire avec aide;
— ce que la personne ne *peut* plus faire.*
et ceci pendant combien de temps ?

Cela amène à discerner quelle forme d'aide apporter pour compenser le dysfonctionnement (personne, outil, objet familier, etc).

Ceci concerne également une *atteinte ou une perte de fonction psychique* ou *sociale* déterminée par une situation de crise, qui met la personne dans une situation de stress de la vie.

Ainsi en est-il de la perte d'un être aimé, par la séparation, par la mort; perte du travail, perte de salaire; perte d'un objet familier, d'un lieu d'habitation, perte de sa culture en devant s'initier à d'autres habitudes de vie, ce qui menace le principe d'identité, le besoin d'appartenance.

Toute forme de perte, de deuil, entraîne des changements de rôles sociaux, provoque des processus de désadaptation qui, s'ils ne sont pas compensés, vont être générateurs de dysfonctionnements qui eux-mêmes revêtiront des formes somatiques, mentales, sociales, etc.

La fonctionnalité peut encore s'évaluer en terme de savoir : soit de connaître, soit de savoir faire quelque chose. En effet, il y a également dysfonctionnement, malfonctionnement ou non-fonctionnement lorsqu'on ne sait pas faire quelque chose, lorsqu'on n'a pas appris à le faire, lorsqu'on ne voit pas, lorsqu'on n'imagine pas comment le faire ou lorsqu'on ignore ce qu'il faut faire. Le non-maîtrise du savoir dans une situation est à l'origine de toutes sortes de stress.

Si l'on cherche à discerner dans une situation :
— ce qu'une personne *sait* faire seule,
— ce qu'elle *sait* faire avec aide,
— ce qu'elle ne *sait* pas faire, pourquoi ?
on est à même de découvrir que beaucoup de personnes ne « peuvent » pas parce qu'elles ne savent pas.

Mais, à l'encontre de ce que l'on croit souvent ou de ce qu'on s'illusionne de croire, la fonctionnalité n'est pas tout, elle est elle-même influencée par le *ressenti*, c'est-à-dire par l'affect, l'impact émotionnel, la résonnance, le retentissement qu'éprouve chaque personne dans une situation donnée.

* Voir annexe page 374.

Le ressenti

Les motivations, les aspirations, les intérêts jouent un rôle moteur ou inhibiteur aussi bien du côté du soigné que du soignant. Ces affects se manifestent par toutes sortes de réactions de passivité, de lassitude, de résistance, d'agressivité, de violence, de joie, de satisfaction, de crainte, de rejet, etc. Ces réactions ne sont pas seulement l'expression d'une difficulté de fonctionnement ou d'une aptitude à la dépasser, elles ne sont pas juste le propre de l'extension d'un savoir et d'une capacité intellectuelle à l'utiliser, mais elles ont des racines profondes dans l'expérience de vie des personnes, la façon dont s'est tissée la trame de leur existence, les crises rencontrées ainsi que leur possibilité ou non de dépassement, tout ceci s'insérant dans leur milieu culturel où habitudes de vie et croyances influencent conduites et comportements.

Le ressenti ou l'affect est lié à toute situation de vie, et selon le vécu des coutumes ou l'imprégnation des croyances, il mobilise ou inhibe la personne. Ainsi, le ressenti de la transformation de l'image du corps de la femme pendant la grossesse pourra être source de satisfaction et d'agréement dans les sociétés valorisant la fécondité alors que la femme stérile est objet d'opprobre. Par contre, cette transformation de l'image du corps de la femme enceinte peut être vécue comme source de frustration, voire de mutilation dans une société où le corps de la femme doit se rapprocher du profil masculin et se faire pardonner de subir « la déformation » de la grossesse.

Le *ressenti* n'a pas nécessairement une seule orientation, celle d'un désir ou d'un non-désir. *Il se situe le plus souvent au carrefour d'un désir et d'un contre-désir* : le désir que quelque chose arrive et en même temps n'arrive pas. Cette situation est très déroutante pour les soignants car on nous a appris que quelque chose est ou n'est pas, on ne nous a pas appris que les phénomènes de vie sont à la jonction de forces contraires qui se cherchent constamment. Ainsi, ce monsieur qui fonctionnellement pourrait se lever, être mis dans un fauteuil, qui dit le désirer, mais qui fait tout pour l'éviter. Quel est son contre-désir ? De quoi a-t-il peur, que signifie pour lui commencer à se lever ? Comment libérer l'expression du contre-désir pour permettre la réalisation du désir ? En fait, désir et contre-désir sont les deux bouts d'un même fil conducteur. Prendre l'un ou l'autre bout isolément ou en alternance aboutira le plus souvent à une voie sans issue. C'est en apprenant à comprendre et à se servir de l'un et l'autre bout qu'il est possible de voir plus clair et de chercher avec la personne ce qui exige d'être pris en compte.

L'affect, s'il ne trouve pas à s'élucider, est souvent à l'origine de dysfonctionnement, d'immobilisme ou de toutes sortes de résistances qui n'arrivent pas à se libérer. Un problème peut apparemment trouver plus ou moins rapidement une solution si l'on ne considère que l'aspect fonctionnel et l'aide à apporter pour compenser la perte d'autonomie ou en permettre l'acquisition, toutefois tout dépendra de la manière dont il est vécu par celui qu'il affecte, par son entourage, mais aussi suivant le résonnance qu'il a chez ceux qui le partagent. La personne qui vit une situation la ressent différemment de celle qui la perçoit, de celle qui est appelée à intervenir par une voie d'accès professionnel. D'où l'importance pour le personnel infirmier de pouvoir lui aussi exprimer différents ressentis survenant dans les situations de soins, et d'en comprendre le retentissement et les effets dans l'interaction soignés-soignants.

Omettre de prendre en compte la fonctionnalité et le ressenti, ou continuer à les dissocier, est encourir de graves méfaits car c'est risquer d'ignorer tout ce qui mobilise l'homme et le fait *ré-agir* par rapport à tout ce qu'il est, ce qu'il désire ou ne désire pas connaître, ce qu'il désire ou ne désire pas vivre.

Cette estimation de la fonctionnalité à partir des données d'une situation et par rapport aux désirs et aspirations des gens permet de ne plus juger en fonction de la loi du tout ou rien qui, en dehors des « soins techniques », a si souvent guidé à son insu le personnel soignant. Laissée à l'appréciation arbitraire du rôle moral, de la bonne conscience, de la sympathie ou de leurs possibilités de temps, les infirmières ont été amenées soit à prendre les gens en charge, les protéger, les assister, soit à « les laisser se prendre en charge » ou tout simplement les abandonner à eux-mêmes ou au désarroi de leur famille, sans avoir évalué ce qui était source d'empêchement, de difficultés, ni discerner ce qu'ils sont à même de faire réellement. Ainsi, par manque de discernement de la nature des difficultés, on attribue souvent aux gens une mauvaise volonté, un mauvais vouloir, ou tout simplement un manque de volonté, mais en regardant de plus près, on s'aperçoit que les gens ne veulent pas ce qu'ils ne peuvent pas. Mais peuvent-ils ce qu'il ne savent pas ? Et s'ils savent, en quoi cela mobilise ou vient heurter leurs aspirations, leur désir ? Tout ceci est d'ailleurs également vrai pour les soignants.

INTÉRÊT DE L'IDENTIFICATION DE LA NATURE DES PROBLEMES JUSTIFIANT DES SOINS INFIRMIERS

Cette forme d'estimation (*assessment*) de la nature des problèmes posés à partir de ce que l'on apprend à connaître de la personne soignée en relation avec la nature de l'atteinte entraînée par la maladie ou en relation avec le handicap qu'elle rencontre requiert des *outils simples* qui permettent de réajuster constamment l'information, de la réorganiser, de la compléter au fur et à mesure que les pistes s'éclairent.

Elle évite toute investigation systématique et exhaustive, focalisant l'information à recueillir et à élucider *par rapport à la problématique qui se dégage de la situation et aux facteurs* qui l'influencent.

Elle requiert de la part des soignants comme des usagers des soins une démarche créative qui part d'une découverte de ce qui pose problème à une personne, à une famille, en apprenant à reconnaître *les éléments indicateurs* et à trouver le sens dont ils sont porteurs. Ces éléments indicateurs sont de trois types : ceux qui se réfèrent à la *personne;* ceux qui se réfèrent à son *environnement,* permettant de comprendre et de savoir utiliser ce qui la situe par rapport à sa trajectoire de vie, à son genre de vie, à son milieu de vie; ceux qui se réfèrent à l'*atteinte* entraînée par la maladie ou le handicap, ou bien la difficulté qu'elle connaît.

A partir de ces éléments indicateurs se dégage l'éventail d'autonomie à maintenir et/ou à accroître, ainsi que les zones de dépendance à compenser, permettant d'en déduire les soins infirmiers à procurer : soins d'entretien de la vie, auxquels peuvent s'adjoindre des soins de réparation, de traitement.

Base du projet de soins, les éléments indicateurs servant à déterminer les soins infirmiers nécessaires pour suppléer à la dépendance et développer l'autonomie des personnes soignées sont également les repères qui permettent l'évaluation de la mise en œuvre et de l'accomplissement du projet de soins. Ils permettent de situer très précisément d'où on est parti, ce que l'on pense pouvoir atteindre, et ce que l'on a pu réellement atteindre, ou ce qui n'a pu l'être. Ils sont la base de tout bilan de situation entre deux périodes données et permettent d'en mesurer avec précision une évolution, soit dans le sens d'une régression, soit dans le sens d'une progression, et de s'interroger sur les raisons.

Ce sont aussi ces éléments indicateurs dégagés de l'analyse de situation qui constituent la base de l'argumentation de l'action soignante infirmière au sein d'une action concertée, que celle-ci soit aussi bien avec des médecins, d'autres travailleurs sanitaires, des travailleurs sociaux, des instituteurs. Il est possible d'attester à présent par plus d'un exemple que l'estimation de difficultés sanitaires à surmonter, de problèmes à compenser, faite à partir d'une précision rigoureuse des éléments indicateurs d'autonomie à gagner, de dépendance à compenser ou à dépasser, permet non seulement une réelle explicitation de l'action infirmière en la valorisant, mais constitue une base irremplaçable pour assurer une concertation et une complémentarité avec d'autres personnes concernées. L'exemple d'enfants handicapés en constitue entre autre une preuve tangible. Pouvoir préciser à des enseignants : directrices d'école maternelle, instituteurs, etc, ce qu'un enfant handicapé peut faire seul, ce qu'il peut faire avec l'aide de quelqu'un, ce qu'il ne peut plus du tout faire en faisant le lien avec la nature de son handicap et les atteintes fonctionnelles, psycho-affectives ou autres qu'elle entraîne permet bien souvent à un tel enfant de pouvoir faire partie d'une classe « normale ».* Toutefois, là encore cette estimation ne peut se limiter à la seule fonctionnalité, elle implique d'élucider le ressenti, entre autre l'expression des peurs, des craintes que peut susciter le handicap : peur de ne pas savoir s'y prendre, peur de faire mal, peur de la difformité, mais aussi expression du désir de protéger, de l'envie de se rendre utile. Les personnes engagées dans une action soignante ont elles aussi besoin de comprendre et d'élucider ce qu'elles peuvent faire seules, ce qu'elles peuvent faire avec aide, ce qu'elles ne pensent pas pouvoir faire, ou ce qu'elles ne voient pas comment faire. C'est dans un échange qu'il est possible de le trouver et que la concertation et la complémentarité prend tout son sens.

Enfin, les éléments indicateurs servant à déterminer les soins infirmiers nécessaires peuvent constituer *une base d'accord avec la personne soignée, sa famille,* et leur permettre de savoir et de comprendre ce qu'elles peuvent attendre de l'action infirmière par rapport à l'atteinte fonctionnelle à compenser, l'autonomie à maintenir en fonction du handicap, de la maladie ou de telle difficulté à résoudre. Ceci permet également de clarifier les limites de l'action infirmière en les explicitant, en élucidant les raisons qui les motivent dans l'interrelation de l'action soigné-soignant-entourage. Dans de nombreuses circonstances, l'élucidation des soins à mettre en œuvre et leur raison d'être peut se faire

* Voir un exemple d'une situation d'enfant handicapé, Annexe p. 372.

directement avec la personne soignée, et/ou avec sa famille : il y a véritablement concertation et action participative, chacun se sentant partenaire d'un même projet en y ayant des fonctions complémentaires et en y jouant un rôle différent.*

Outre tout ce qu'un mode d'estimation des soins, basé sur une problématique construite à partir des éléments indicateurs de la situation, permet de clarifier par rapport à la *fonction soin*, il constitue également une des bases fondamentales *de la fonction gestion des soins*. C'est en effet à partir de l'analyse de situation, mettant en évidence l'identification des problèmes de santé, qu'il est possible de justifier la nature des soins infirmiers, le temps qu'ils requièrent, non seulement pour leur réalisation mais pour leur préparation : temps d'écoute, temps d'explication, temps d'essai de telle ou telle aide, temps d'échange avec la famille... ce temps dont la mesure est essentiellement le degré de dépendance des personnes soignées. En fonction de la nature des problèmes et de leur fréquence, il est possible d'évaluer la dotation en personnel, d'établir un profil du temps des activités soignantes, leur répartition, de clarifier celles qui sont couvertes par un financement et celles qui ne le sont pas afin de l'obtenir.

Ce mode d'estimation des soins est également une source inépuisable de données pour la recherche épidémiologique (au sens large de ce terme) rendant les infirmières, comme aussi les usagers des soins, des acteurs directs de cette recherche.

PROJET ET MISE EN ŒUVRE DE L'ACTION INFIRMIÈRE

Soigner, c'est mobiliser chez quelqu'un tout ce qui vit en lui, tout ce qui est porteur de vie, toute sa vitalité, sa « vital power » comme aimait à l'exprimer Florence Nightingale, c'est-à-dire toute sa puissance de vie, mais aussi toute la vie qu'il a en puissance et qui demande à se développer comme pour l'enfant, ou toute la vie qui demeure encore en puissance y compris jusqu'au seuil de la mort, non pour la prolonger à tout prix mais pour chercher à quoi la personne accorde encore du prix, comme ce regard vers un être aimé, cette main qu'elle désire encore toucher.

Mettre en œuvre l'action soignante, c'est donc, à partir de

* Plusieurs infirmières de soins à domicile travaillant en équipes de soins réalisent effectivement cela. Certaines ont même initié des familles et toutes les personnes concernées par l'action soignante : médecins, aides-ménagères, à tenir un cahier de soins au domicile de la personne soignée.

l'analyse révélant tout ce qui existe comme capacité de vie et celles qui sont à compenser, mobiliser tout ce que la personne peut faire par elle-même ou avec aide, et ceci par rapport au stade de sa vie ainsi qu'à ce qui y fait obstacle ou qui l'entrave. La construction du projet de soins se fait autour de cette mobilisation des forces de vie et du type d'aide à mettre en œuvre pour l'assurer.

DISCERNEMENT DU TYPE D'AIDE

L'aide est une compensation à une capacité défectueuse ou à une incapacité partielle ou totale, temporaire ou définitive, dans un ou plusieurs domaines donnés. Cette compensation est indispensable pour toute activité de vie à laquelle la personne, la famille ne peut suppléer, elle requiert en ce cas *des soins d'entretien de la vie*. Cette aide peut être insuffisante et demander à être complétée par un traitement, ce sont *les soins de réparation*. Le traitement ne prend de sens que s'il agit en complémentarité des soins d'entretien de la vie, non en substitution ou en remplacement.

La variété des *soins d'entretien de la vie* est immense, elle mobilise réellement toutes les capacités de l'infirmière car la compensation à apporter oblige constamment à chercher ce qui aura un sens par rapport à ce que l'on connaît de la situation et à son évolution.

C'est la nature du ou des problèmes qui guide le type d'aide, en justifie la raison et la façon de l'apporter, en laissant présumer de sa durée. Cette aide peut être celle d'une personne ou d'un objet.

L'aide apportée par une personne peut être celle de l'infirmière, mais elle peut aussi être celle d'une autre personne, comme un membre de la famille, avec le support de l'infirmière. Ainsi, de grands malades chroniques peuvent avoir des soins de toilette donnés par un membre de leur famille, mais il peut être souhaitable que ces soins soient relayés une ou deux fois par semaine pour suppléer la famille et lui permettre de retrouver elle-même une possibilité de reprendre force, courage, de restaurer sa propre énergie vitale.

Les objets sont aussi toutes sortes de moyens d'aide, des objets personnels, vêtements, objets chers, objets pratiques, mais également le mobilier et sa disposition dans l'espace. Aux objets habituels s'ajoutent toutes sortes d'objets de compensation, souvent dénommés en France « gadgets » alors que leur utilité peut être vitale. Savoir penser à leur utilisation demande de les connaître, de les voir et d'apprendre à s'en servir.*

Les soins de réparation assurés par le traitement représente la forme d'aide qui compense la maladie et ses effets. Ils ne prennent réellement de sens que s'ils sont réintégrés dans l'ensemble des possibilités offertes pour remobiliser les capacités de vie, non pour se substituer à celles-ci, les étouffer ou les diminuer. C'est d'ailleurs en rapport avec les autres soins qu'ils peuvent agir, les infirmières qui s'occupent de grands malades comateux savent bien que ce n'est pas seulement le traitement qui permettra à ces malades de sortir du coma, mais tous les soins de communication non verbale et verbale qui mobilisent leur sensitivité, restimulent leur sensibilité physique et affective.

SITUER LE PROJET DE SOINS INFIRMIERS DANS LE TEMPS ET L'ESPACE

Un projet de soins infirmiers et sa mise en œuvre demande à être situé dans le temps et dans l'espace que ce soit par rapport à sa durée, la fréquence des soins, le moment où il faut les donner, ou que ce soit le lieu où se déroule l'action soignante, ces deux paramètres temps et espace jouent un rôle déterminant dans cette action, tant par rapport aux personnes soignées qu'aux soignants.

Le temps

Il importe de chercher d'emblée à déterminer les indications de la durée du projet de soins infirmiers ou de l'action sanitaire afin de prévoir la fin d'une relation, faciliter la désimplication progressive et ne pas risquer de prolonger à merci une action sanitaire. Cette prévision d'une durée permet aussi de connaître les raisons d'un réajustement, soit pour prolonger l'action ou pour la restreindre. Toute action, sans fil conducteur puisé dans la situation, et non insérée dans un temps précisé, se dilue. C'est là une des raisons de découragement des travailleurs sanitaires comme des travailleurs sociaux qui peuvent rarement évaluer ce qu'ils ont réalisé autrement qu'en nombre de tâches, de soins-actes, de consultations, de visites effectuées, etc, sans partir des éléments discernés dans ces situations qui guident l'action dans le temps et révèlent comment le temps est utilisé, mais aussi

* Très inconnus encore en France par rapport aux laboratoires pharmaceutiques, il existe plusieurs fabricants qui s'intéressent actuellement à ce qui peut rendre les malades et les handicapés autonomes ou à réduire considérablement leur dépendance.

comment lui-même œuvre dans la situation ainsi que le rappelle si bien le dicton « laissez faire le temps », « le temps fait son œuvre ».

L'espace

Le temps lui-même ne sera pas vécu de la même façon dans tel ou tel espace. Temps et espace tissent conjointement leur chaîne et leur trame. L'espace[12] de l'action soignante est avec le temps la composante majeure de cette action, que ce soit par rapport aux usagers des soins ou aux soignants. Un espace familier pour les uns peut être redoutable pour les autres, ainsi en est-il de l'espace hospitalier, monde connu des soignants, mais si mystérieux et souvent « inhospitalier » pour les malades et leur famille. Inversement, à domicile, ce sont les infirmières qui ont à se familiariser avec le milieu de vie du malade, ce qui n'est pas toujours simple et réclame une grande capacité d'adaptation. Outre cette nécessité indispensable pour les partenaires de l'action soignante d'apprendre à bien connaître le lieu de cette action, pour ne pas y être étranger, pour s'y sentir à l'aise, nombreuses situations peuvent requérir d'étudier toutes les possibilités que peut offrir l'espace pour favoriser l'action soignante, et même bien souvent en être un facteur fondamental. La place d'un lit dans une chambre, la situation d'une fenêtre, la place de la télévision, d'un fauteuil, d'une table peuvent être déterminant de la mobilisation ou de l'immobilisation de toutes sortes de facultés, d'intérêts, ou de la facilitation ou de l'éloignement de relations sociales.

C'est à travers l'espace que nous mettons en mouvement notre univers : l'immobilisation dans un fauteuil ou dans un lit réduit ou arrête ce mouvement, comment le compenser ? Tout un aspect de l'action soignante se joue là, car la vie est mouvement. Mais c'est aussi au sein de l'espace que personnes et objets sont porteurs de symboles. Quitter son espace lors d'une hospitalisation, c'est quitter tous ses rituels, tous ses symbolismes, pour être immergé dans d'autres rituels sans y avoir été initié. C'est tout un aspect de l'action soignante de décoder les symbolismes de l'espace des usagers des soins pour voir avec eux comment les réajuster quand la situation le réclame — comme installer un lit dans une salle de séjour — ou comment il peut être possible de favoriser un espace favorable à l'action soignante, à la détente du malade à l'hôpital, ne serait-ce déjà qu'un espace qui ne soit pas incompatible avec les atteintes causées par sa maladie comme cela arrive souvent, telle une table de nuit placée à droite du lit d'un malade ayant une hémiplégie droite.

Pouvoir véhiculé par les soins infirmiers, clé de leur évaluation

Il peut paraître curieux, voire insolite de s'interroger sur le pouvoir des soins infirmiers alors que jusqu'à présent, on a toujours considéré soigner comme un apport d'aide sans forcément pour cela identifier la nature de cette aide, sa raison d'être, ses conséquences, sa justification, sans questionner la signification de cette aide pour celui qui la requiert comme pour celui qui l'offre, ce dernier bénéficiant de l'aura de la bienfaisance, du bien fondé de ce qu'il propose (ou de ce qu'il impose), tandis que celui qui la reçoit est supposé devoir accepter ce qu'on lui propose comme objet de bienfait puisqu'il est dans le besoin, dans la nécessité d'avoir à recouvrir à quelqu'un. Ou bien encore l'aide est revêtue d'un caractère de neutralité, d'asepsie qui laisse supposer qu'elle se situe en dehors de tout facteur d'influence. Comment pourrait-il en être ainsi par rapport à un service qui n'a plus le caractère d'une valeur d'usage, qui présente des dimensions sociales, économiques et politiques, mais qui plus est, est directement lié à des choix concernant la vie et la mort avec les conséquences que cela entraîne pour les personnes et les groupes impliqués, ainsi que pour les orientations de société qu'elles engagent.

Sans doute peut-il paraître osé d'évoquer le pouvoir des soins à une époque où l'on est tiraillé entre deux idéologies qui semblent s'exclure : « la conquête du pouvoir » pour certains, et « la négation du pouvoir » pour d'autres. En fait, on peut se demander si ces deux idéologies ne se confortent pas mutuellement.

Mais attardons-nous un moment sur le sens du mot pouvoir en relation avec soigner.

« POUVOIR » EN RELATION AVEC « SOIGNER »

A l'heure actuelle, la connotation la plus habituelle du mot pouvoir est « avoir droit sur », ce qui explique les deux idéologies évoquées précédemment : celle qui magnifie la conquête du pouvoir pour s'affirmer, se valoriser, essayer de gagner une identité qui se cherche, et celle qui atteste la peur du pouvoir qui dans la mémoire collective garde la marque de l'oppression, de l'usurpation, de la substitution à l'autre, témoignant également d'une profonde insécurité, d'un sentiment d'amoindrissement, de non-valorisation.

Toute connaissance du processus de vie et de mort apprend que « la vie est une organisation contre la mort »,[13] qu'il n'y a pas de vie sans mobilisation constante de forces en puissance. *Il n'y a pas d'existence sans pouvoir. L'interrogation porte donc sur ce qui permet d'exister, de vivre.* Toutefois, comme la vie ne s'opère pas sans rapport de réciprocité, ceci veut dire que ce qui permet à une personne, à un groupe d'exister n'est pas forcément compatible, adéquat à l'existence d'une autre personne, d'un autre groupe.

Originellement, le sens initial du mot pouvoir signifie « *être capable de* ». Pouvoir, c'est faire preuve d'aptitude, de capacité. Depuis notre enfance, chacun de nous a développé un ensemble de capacités qui fait qu'il est devenu capable de crier, de respirer, de s'alimenter, de sourire, de reconnaître quelqu'un, de communiquer et jouer, de se lever, de marcher, de parler. Toutes ces capacités, lorsqu'elles ont été acquises — grâce d'ailleurs à l'assiduité de nombreux soins très diversifiés et chargés de multiples affects —, permettent de construire, de développer, étayer de nouvelles aptitudes, comme celle de créer quelque chose, d'apprendre à lire, à écrire, d'avoir des relations plus larges que celles du seul milieu familial. Depuis les tous premiers vagissements de l'enfant, soigner consiste à *libérer les capacités* qu'il possède.

Chaque nouveau développement de capacités accroît le pouvoir d'existence, participe à la construction de l'identité, en affermit la sécurité ou, de façon plus favorable encore, permet d'affronter avec une certaine sécurité ce qui est incertain, nouveau, inconnu.

Les soins et la façon de soigner contribuent à accroître ou à réduire le pouvoir d'exister, c'est-à-dire le pouvoir de découvrir le monde, de l'appréhender, de s'y situer. Cela est d'abord vrai des soins maternels qui contribuent tant au développement psycho-moteur et affectif ou le retardent. [14] Cela est également vrai de tous les soins qu'ils soient esthétiques, physiothérapiques, médicaux, ou que ce soit les soins infirmiers. *Soigner c'est agir sur le pouvoir d'exister* en permettant à ce pouvoir de se mobiliser, de se développer, de s'utiliser, ou en l'amenant à s'immobiliser, à se rétrécir, à se réduire.

Mais tout développement du pouvoir d'exister est lié à la capacité d'être, d'exister de ceux qui soignent, aussi s'interroger sur le pouvoir véhiculé par les soins dont les soins infirmiers, c'est interroger notre propre pouvoir parce qu'il n'est pas possible de permettre aux autres de regagner en « pouvoir être », en

« pouvoir d'exister », si nous-mêmes n'identifions pas « de quoi nous sommes capables », de quoi nous pouvons devenir capables et comment nous utilisons ces capacités.

NATURE DU POUVOIR DES SOINS INFIRMIERS

Les soins infirmiers, comme toute autre forme de soins, véhiculent un pouvoir qui peut être *réducteur* ou *libérateur*, et ceci aussi bien pour les soignés que pour les soignants. En fait le pouvoir véhiculé par les soins infirmiers est un pouvoir qui passe par toutes sortes d'alternatives dans un réseau complexe de rapports de forces et de capacités en présence, expression d'expériences, d'enjeux personnels et institutionnels qui s'exercent à travers la fonction soignante dans son interrelation aux personnes soignées et à leur entourage.

Pouvoir réducteur des soins infirmiers

Les soins infirmiers véhiculent un pouvoir réducteur à chaque fois qu'il y a réduction des capacités des usagers des soins, de leur famille, c'est-à-dire à chaque fois qu'on n'a pas identifié ce qu'ils pouvaient ou savaient faire par eux-mêmes et qu'on n'utilise pas tout ce qui les motive, les mobilise, leur donne désir et goût de vivre, leur fait découvrir leur propre possibilité, gagner confiance en eux-mêmes et construire un sentiment de valorisation personnelle.

Ce pouvoir de réduction des aptitudes et intérêts des personnes soignées et de leurs familles n'est pas forcément le fait d'un mobile intentionnel comme on a pu trop souvent le croire, il est le plus souvent le signe d'une difficulté, d'un obstacle auquel s'affronte les soignants, obstacle qui, s'ils n'arrivent pas à le découvrir et à le comprendre, entrave leurs propres capacités.

Le pouvoir réducteur de soins infirmiers peut revêtir différentes formes et se manifester de diverses manières.

Il peut être l'expression d'un *pouvoir autoritaire* qui ne trouve son mode d'existence qu'en se réfugiant derrière la protection d'un statut hiérarchique, ainsi que l'a si bien montré Milos Forman dans *Vol au-dessus d'un nid de coucou*[15], le pinceau de la caméra faisant apparaître dans une analyse minutieuse le conflit des pouvoirs soignés-soignants lié à la menace que fait peser les capacités des uns par rapport à la certitude acquise et statutairement stabilisée de « LA » capacité des autres.

Le pouvoir des soins infirmiers peut aussi être réducteur par *sous-développement de capacités diversifiées* chez les soignants, et *hyperdéveloppement d'un seul domaine de capacités.* Ainsi en est-il de l'hyperdéveloppement de la capacité technique qui fait que la réponse aux problèmes posés aura tendance à être uniquement technique, comme par exemple la pose systématique de sondes à demeure chez des personnes âgées qui ont des troubles sphinctériens, ou de perfusion chez les personnes déshydratées. L'hyperspécialisation dans un domaine donné de quelque nature qu'elle soit entraîne l'appauvrissement de la capacité d'imaginer d'autres possibles : elle est réductrice pour le soignant et par ricochet atteint la personne soignée.

Est également réducteur le pouvoir des soins infirmiers exercés par *procuration,* c'est-à-dire à chaque fois qu'il y a exécution de tâches déléguées sans capacité d'avoir une interrogation exerçant une analyse critique sur le sens des tâches à accomplir, leur finalité et l'adéquation des moyens pour répondre à cette finalité. Le pouvoir par procuration s'exerce souvent par conformité au modèle institutionnel, modèle dont il peut être très difficile de se départir ou tout au moins difficile de questionner puisqu'il est là pour conditionner ce que doivent être les soignants si eux-mêmes n'ont pas précisé l'orientation, la finalité de la pratique soignante infirmière et cherché des moyens différenciés pour la mettre en œuvre.

Le pouvoir véhiculé par les soins infirmiers a une action réductrice à chaque fois qu'il est le *résultat de l'application d'un système préétabli,* qu'il se fonde sur la prévalence d'une idéologie, d'une théorie, d'une technologie, etc; à chaque fois qu'il fonctionne à partir d'inventaires systématiques, de séries d'interdits, de conseils stéréotypés; à chaque fois qu'il y a indifférence ou mépris vis-à-vis du langage courant au profit de l'utilisation de la langue professionnelle modifiant ou éloignant ainsi le partage de l'information, rendant difficilement accessible sa communication.

Le pouvoir véhiculé par les soins infirmiers peut aussi résulter d'un *pouvoir dominateur* à chaque fois qu'il y a développement de capacités professionnelles diversifiées au profit unilatéral du soignant, pour valoriser son image de marque, pour asseoir sa notoriété ou tout au moins sa reconnaissance sociale — surtout dans une profession qui souffre de manque d'estime sociale. Le but est alors d'accroître la plus-value du soignant sans que les personnes soignées en bénéficient nécessairement, parfois même à leurs dépens : ainsi en est-il de certaines formes de recherches qui peuvent très bien ne pas apporter de profit aux usagers des soins. Il en est de même de certaines performances techniques utilisées aux dépens d'autres possibilités thérapeutiques ou du désir des personnes soignées.

Pouvoir libérateur des soins infirmiers

Un pouvoir est libérateur à chaque fois que s'appuyant sur les forces et capacités en présence, il libère d'autres possibilités ou permet aux capacités existantes de se développer ou tout simplement d'être utilisées. Un pouvoir n'est pas libérateur unilatéralement, c'est tout le contraire d'une œuvre de bienfaisance où il y a un bienfaiteur et un récipiendaire. La libération des capacités dont sont porteuses d'autres personnes passe par la libération de nos propres capacités qui, dans chaque situation nouvelle, s'opère avec la leur en se cherchant en complémentarité et en ajustant des différences.

Le pouvoir véhiculé par les soins infirmiers est libérateur à chaque fois :

— qu'il permet aux usagers des soins *d'utiliser le pouvoir qui leur reste*, de mobiliser tout ce dont ils sont encore capables, y compris leur désir, et de voir avec eux ce qui en permet et/ou en limite la réalisation;

— *qu'il rend ou accroît un pouvoir d'être, d'autonomie* : en gagnant en capacité à assurer la réponse à ses propres besoins, en apprenant à compenser les déficits fonctionnels, en développant des facultés physiques, affectives, psychiques qui diminuent la nécessité d'aide;

— *qu'il reconnaît le savoir des personnes soignées*, qu'il utilise ce savoir, et leur permet de l'accroître;

— *qu'il permet aux usagers des soins d'avoir eux-mêmes un pouvoir thérapeutique pour les autres*, ainsi que Rogers l'a si bien observé[16] :

> «Lorsqu'une situation très sérieuse se produit dans un groupe, par exemple lorsqu'un individu présente les signes d'un comportement psychologique ou a une attitude étrange, j'ai appris à compter sur les membres du groupe, ils sont aussi thérapeutiques, sinon plus que moi-même. Quelquefois réagissant en professionnel, on est pris dans les étiquettes et l'on pense par exemple : "Voilà bien un comportement paranoïde." Par suite, on tend à prendre des distances et à traiter la personne davantage comme un objet. Cependant, le membre le plus naïf du groupe continue, lui, à considérer la personne troublée comme une personne, et d'après mon expérience, cette action est bien plus thérapeutique. »

Il dit encore :

> « Je suis souvent très étonné de la capacité thérapeutique des membres du groupe, c'est à la fois mortifiant parce que cela, en effet, fait mourir un aspect de notre pouvoir, et à la fois encourageant et créatif parce que cela fait renaître un autre aspect de notre pouvoir, celui de libérer notre capacité pour qu'elle serve aux autres. Cela me fait saisir de quel potentiel d'aide incroyable la personne ordinaire, non formée, dispose si seulement elle se sent libre d'en user. »

L'exemple est pris ici par rapport à des soins de groupes thérapeutiques à l'égard de personnes ayant des problèmes psycho-affectifs, mais ce pouvoir thérapeutique peut s'exercer tout autant avec des malades souffrant d'atteintes physiques : colostomisés, laryngectomisés, grands handicapés. De la même façon, des mères pouvant partager leur expérience de soins aux enfants développent leur potentiel personnel. Tous ceux d'entre nous qui ont pu vivre ces situations ont pu constater que le pouvoir thérapeutique et l'action soignante du milieu par le milieu est irremplaçable et permet la mobilisation des capacités d'un ensemble de personnes.

Le pouvoir thérapeutique des personnes soignées n'est d'ailleurs pas sans exercer une certaine action soignante sur ceux qui les soignent, ainsi qu'Ingmar Bergman l'a mis en évidence de façon tangible dans *Persona* en montrant comment le soigné peut devenir le soignant et le soignant le soigné, tant parce que chacun est porteur de certains aspects du mal de vivre, c'est-à-dire de maladie, que parce que le soigné possède de par son problème des capacités de thérapeute au même titre que le soignant.[17]

Le pouvoir des soins infirmiers peut être identifié comme libérateur, à chaque fois qu'il est créateur, qu'il stimule ou suscite tout ce qui va permettre une régénérescence, un développement des capacités de vivre, tant chez le soigné que chez le soignant qui participent à un même acte de naissance ou de re-naissance de la vie, y compris jusqu'au seuil de la mort.

POUVOIR DES SOINS INFIRMIERS ET ÉVALUATION

L'analyse de la nature du pouvoir des soins infirmiers est *la clé de l'évaluation,* et ceci au sens habituel mais aussi au sens littéral du mot, l'évaluation étant cette préoccupation de chercher ce qui donne valeur à, ce qui va valoriser.

L'évaluation des soins infirmiers a pour but de s'interroger sur la façon dont les soins mobilisent les capacités des personnes pour répondre à leur besoin de santé, c'est-à-dire comment ils leur permettent de valoriser ce qu'elles font, d'acquérir une valorisation de ce qu'elles sont, mais en même temps — car l'un ne va pas sans l'autre — comment les infirmières et infirmiers valorisent leurs capacités de soignant en les développant, en les diversifiant à partir de cette interrogation sur les problèmes humains.

L'évaluation des capacités retrouvées ou libérées par les soins amène à développer une autre forme de pouvoir, celui de *faire face à l'adversité,* c'est-à-dire d'oser argumenter le sens et le pourquoi de l'action infirmière dans les situations conflictuelles, ce que n'a jamais autorisé « le rôle de l'infirmière », ce que réprouvaient « les valeurs morales ». Faire face à l'adversité, c'est acquérir la capacité de justifier les propositions de l'action soignante infirmière en comprenant les sources de conflit et la nature des pouvoirs en présence, en osant se situer non en exécutante, mais dans une relation de parité.

L'évaluation intervient à chaque niveau du processus de soins infirmiers en se référant constamment à l'analyse de situation, réajustant l'action soignante au fur et à mesure que se confirme la connaissance des possibilités que présentent telle ou telle personne soignée pour affronter son problème de santé, mais aussi au fur et à mesure que se clarifient la nature des soins, leur raison d'être, leur durée, ainsi que les limites qui sont à prendre en considération.

Limites des soins infirmiers

Savoir reconnaître et déterminer les limites des soins infirmiers intéresse les usagers des soins comme les soignants. Comme on a pu le voir, tant qu'une fonction sociale est déterminée par un rôle édictée, ou par une série de tâches déléguées sans avoir identifié la nature du service qu'elle propose d'offrir et étudié les conditions pour le faire, il est non seulement pas possible d'en poser les limites, mais il apparaît même impensable d'oser l'envisager. Car apprendre à discerner des limites heurte l'idéologie professionnelle qui, par sa filiation religieuse, se porte garante de la disponibilité de la « conscience professionnelle » sans qu'il y ait forcément pour cela « conscientisation » du facteur intéressant l'ensemble d'une situation, tandis que par sa filiation médicale elle partage le souci de se porter garant de la santé des gens, en assurant leur surveillance sanitaire (services extra-hospitaliers de PMI, santé scolaire) ou en offrant aux patients la garantie de l'ensemble de leurs soins lorsqu'ils sont hospitalisés, reléguant et souvent même excluant l'aide apportée par la famille et l'entourage.

SOIGNER, UN POUVOIR DÉLÉGUÉ PAR LES USAGERS DES SOINS

Soigner à titre professionnel est exercer un pouvoir qui est de fait implicitement délégué par les usagers des soins, en ce sens qu'ils ont recours à des personnes susceptibles de leur offrir un service qui puisse compléter ou suppléer leur propre action. Or, bien davantage que les métiers, les professions secrétent des idéologies justificatrices de leur service. Ces idéologies valorisent le plus souvent le désir de protéger les gens, de vouloir leur bien, d'assurer leur sécurité, de travailler à leur sauvegarde, mais ne cachent-elles pas beaucoup de tendances corporatistes ? Ou ne masquent-elles pas la réalité des problèmes, « faisant croire aux gens que les traitements qu'ils subissent feront du bien à leur santé, alors même que leur résultat le plus clair est de les priver d'exercer un contrôle sur leurs conditions de travail et d'habitat ?[18]

Si nous considérons que soigner est une fonction quotidienne ayant des incidences directes sur la santé des gens et répondant à une activité quotidienne de la vie, comme celle de la restauration qui se propose d'assurer des repas (donc regroupant différents aspects d'une fonction bio-socio-physiologique), nous nous apercevons que ce service peut être offert aux gens pour des raisons de commodité, pour leur procurer des plaisirs gustatifs, socio-affectifs, pour soulager un travail quotidien, pour des raisons de transports, d'horaires de travail, etc.

Tout en assurant ce service pour lequel beaucoup de restaurateurs sont devenus très qualifiés, aucun n'aurait cependant l'idée de défendre à quiconque pour des raisons de sécurité, de préparer ses repas comme il le désire. Ils n'ont pas non plus la prétention d'aller contrôler ce que les gens font chez eux mais, par contre, eux sont contrôlés. On peut penser qu'il y a une énorme différence de responsabilité entre un service de restauration et un service de soins. Elle est peut-être moins grande qu'il n'en paraît si l'on repense que c'est à partir de l'alimentation qu'ont été découverts tous les principes actifs de base de la pharmacologie pendant des siècles et si l'on pense à ce que peut avoir de conséquences graves une intoxication alimentaire.

Si nous considérons que soigner est une fonction quotidienne que toute personne assure elle-même chaque fois qu'elle a acquis son autonomie ou qu'il n'y a pas d'obstacle majeur à sa vie, et que soigner demeure un acte de réciprocité dans toutes sortes de circonstances de la vie, au sein d'une famille, entre voisins, entre amis, cette fonction ne peut être monopolisée par un ou plusieurs groupes professionnels de la santé, le meilleur ou les meilleurs fussent-ils. D'une part, au fur et à mesure que de nombreuses pratiques de soins courantes préventives et curatives échappent aux usagers, il n'y aura jamais assez de soignants, ils ne seront jamais suffisamment disponibles et ne pourront jamais faire face à l'infinie variété des soins. D'autre part, on assistera de plus en plus, comme c'est le cas depuis ces trente dernières années, à une diminution considérable de la capacité des gens à se soigner eux-mêmes. Si l'on prend pour exemple les soins maternels au nouveau-né, la dépossession des mères de tout un savoir culturel par l'appareil sanitaire hospitalier et extra-hospitalier, et la multiplication de spécialistes de l'enfance, est alarmante.[19] Elle donne lieu à des incidents graves lors du retour à domicile après un accouchement, qui occasionnent des hospitalisations précoces avec toutes les conséquences psycho-affectives, sociales, économiques, qu'elles entraînent pour l'enfant, la mère, le couple parental, donnant naissance au sentiment de culpabilisation d'être mauvaise mère, de dévalorisation.

Soigner apparaît donc comme le partage d'un pouvoir entre les usagers des soins et les soignants, cela exige de devenir capable de situer les limites de l'action soignante, dont les soins infirmiers.

SITUER LES LIMITES DES SOINS INFIRMIERS

Du jour au lendemain, des soins qu'une personne assurait pour elle-même peuvent devenir « soins infirmiers » (si elle ne peut plus les assurer : accident, maladie). Cette mouvance revêt un caractère de difficulté tant pour les soignés que pour les soignants, d'autant plus que ce qui devient soins infirmiers n'est pas forcément identifiable à première vue. Ainsi, les limites des soins infirmiers resteront toujours difficiles à situer car elles ne peuvent être fixées a priori, ni être déterminées arbitrairement. Elles dépendent d'un ensemble de facteurs liés aux situations des usagers des soins, ainsi qu'à celles des soignants.

En ce qui concerne les usagers des soins, les limites des soins infirmiers se dégagent de l'analyse de situation visant à élucider les capacités que les gens peuvent mobiliser par eux-mêmes, et/ou ce qu'ils peuvent faire avec aide. Une limite n'est donc pas quelque chose de fictif, ainsi il n'est pas possible de décider arbitrairement si une toilette doit être faite par la personne elle-même, la famille ou l'infirmière, même si la prescription médicale est : « soins d'hygiène. »

Les limites des soins infirmiers peuvent être indiquées au sein d'une situation par des repères comme :

— *Les indications du ou des fils conducteurs* pouvant permettre de discerner les problèmes et servant à limiter les informations à connaître, en se demandant par rapport à quoi, dans quel but on pense nécessaire de connaître tel ou tel fait, ceci afin d'éviter toute incursion inutile, accessoire dans la connaissance de ce qui concerne la vie des gens.

— *Le processus de dépendance-autonomie*, pour telle ou telle activité de vie, lié comme on l'a vu à l'âge, aux événements qui font obstacle à la résolution du problème de santé, à l'entourage, à la nature des problèmes posés et à leur ressenti.

L'étude du processus dépendance-autonomie permet de situer pourquoi tel ou tel soin d'entretien de la vie sera le fait de l'infirmière, et de quelle façon : peut-être pour apprendre à la famille à le réaliser. Elle indique aussi pendant combien de temps le prévoir : situer l'action dans le temps est fondamental. L'étude des limites permet également de situer ce qui est réalisable ou pas : par exemple pourquoi laisser croire qu'une personne totalement immobilisée pendant plusieurs mois pourra remarcher rapidement alors que son âge et la nature de ses atteintes motrices ne permettent pas de l'envisager. Il est seulement possible de chercher ce qu'elle pourra refaire progressivement comme quitter le lit, être assise tant de temps dans un fauteuil, etc.

— *Le seuil de tolérance des soins* : comme dans tout phénomène de vie, les soins infirmiers procurés aux usagers peuvent connaître un seuil d'insuffisance ou un seuil de saturation. Ce seuil est lié à la nature des soins, leur nombre, leur fréquence, leur intensité, leur durée, et ceci en considérant les différents aspects biologiques, psychiques, sociaux. L'étude de ces seuils, en relation avec les situations, montre ce qui est supportable pour le patient, pour sa famille, que ce soit par rapport aux soins d'entretien de la vie (comme une mobilisation trop intensive en relation avec l'âge, l'effort respiratoire) ou par rapport aux soins de réparation, au traitement, telles les limites d'utilisation d'appareils, d'injections médicamenteuses, de soins de réanimation compte-tenu d'un âge donné, de capacités bio-affectives existantes.

Les limites de l'action infirmière sont mobiles et déplaçables au fur et à mesure de l'évolution de la situation. Elles se cherchent toujours par rapport à l'identification des problèmes réquérant des soins infirmiers qui sert à guider et orienter le sens, la raison d'être, l'opportunité de ces soins, ainsi que les différentes personnes concernées par les soins : infirmières, médecins, kinésithérapeutes, ergothérapeutes, professions sociales, esthéticiennes. Ceci demande de préciser comment seront fait les liens avec les différentes personnes concernées et s'il est possible d'en limiter leur nombre afin de ne pas disperser l'action soignante, ni la faire éclater en tâches atomisées. Pour éviter cela, certaines personnes peuvent intervenir comme personnes référantes, comme conseillères des intervenants directs.

Les soins infirmiers trouvent aussi leurs limites par rapport à ce qu'ils réclament des soignants. C'est un leurre de penser et de laisser croire au public que l'on peut soigner à n'importe quel prix, et que l'on peut contribuer à faire renaître la vie, la maintenir si l'on ne vit pas soi-même, si la pression de la demande exercée sur la vie physique et affective des soignants dépasse un seuil de survie. Comme les usagers des soins, les infirmières et infirmiers connaissent des seuils de tolérance aux possibilités de prodiguer des soins.

Des signes indicateurs rencontrés dans les situations de soins laissent apparaître que le personnel soignant est soumis dans l'exercice de son travail à de multiples pressions d'ordre physique, psycho-affectif, organisationnel, hiérarchique, insitutionnel ayant pour conséquences toutes sortes de stress, d'angoisse, d'incertitude, d'émotions fortes qu'elles soient de joie ou de douleur, stress accrus par la pénibilité de certains soins. Ces stress ont été et demeurent encore souvent marqués par toutes sortes d'idéologies oblatives, d'exigences institutionnelles, d'impératifs hiérarchiques.*

Occulter ces stress conduit à des impasses de tout genre pour pouvoir survivre : distanciation des malades, refuge dans la technicité, morcellisation des tâches, fuite, impersonnalisation du travail, décompensation.

Analyser ces stress en les reconnaissant comme intrinsèques au processus de soins, en prenant en compte les facteurs de

* De nombreux exemples pourraient être donnés pour illustrer cette réalité. Témoin, encore, cet infirmière d'un service d'hospitalisation à domicile qui n'a pu trouver aucun appui pour faire une 3e toilette mortuaire dans sa journée. S'effondrer, et ne pas pouvoir le faire reste encore indicateur de manquer à son « devoir professionnel », sans que soit pris en compte le stress rencontré, et la nécessité d'aide sur plusieurs plans.

pénibilité, de durée, de fréquence, de nombre de personnes soignées en lien avec leur état physique, mental, psycho-affectif, permet de considérer ce qui peut rendre les soins aliénants afin de chercher comment les compenser et *repenser un ensemble de conditions pouvant favoriser l'exercice de la pratique soignante infirmière*: groupe d'expression, conditions de travail réétudiées à partir d'analyse de soins infirmiers, possibilité de formation continue.

Si le personnel soignant est appelé à servir de relai pour ceux qui sont dans le besoin, et qui connaissent de très graves problèmes de vie, lui-même a besoin de relais d'autant plus importants qu'il côtoie les difficultés, la souffrance, la maladie, la mort, pendant de longues durées et en ayant à charge un nombre élevé de personnes réclamant attention, écoute, disponibilité.

Dimensions sociales et économiques des soins infirmiers

La prestation offerte par tout métier, tout service professionnel se situe dans un contexte social et économique qui l'influence mais que réciproquement, elle marque de son empreinte. Chercher à connaître ce qui identifie un service, c'est compte-tenu de sa nature, prendre conscience de ses dimensions sociales et économiques.

DIMENSIONS SOCIALES DES SOINS INFIRMIERS

De tout temps, les soins ont eu une fonction sociale. Cette fonction non seulement s'est considérablement modifiée dans sa finalité au fur et à mesure de l'évolution de l'histoire des différentes sociétés humaines, mais la perception même de cette fonction sociale a pu s'estomper, jusqu'à devenir ignorée ou même être gommée dans certaines de ces sociétés.

Dans la société occidentale, le retranchement de l'institution hospitalière de la communauté et l'exclusion sociale de ceux qui s'y trouvent, la clôture des [femmes] consacrées suivie de la formation des infirmières en hôpital-école, puis à la fin du XIXe siècle les théories organicistes et de celles de l'asepsie, contribuent à faire de l'action soignante une action retranchée et à la séparer de l'action sociale dans sa conception et son organisation. Il y a scission entre le sanitaire et le social, scission dont l'impact est considérable car elle permet à tout ce qui a vocation sanitaire — c'est-à-dire de plus en plus médical d'ignorer « le social ».

L'influence de cette scission agit sur le milieu infirmier qui contribue à l'affermir. En France, depuis que la formation infirmière est uniquement hospitalière et que les infirmières visiteuses ont quitté la profession infirmière pour rejoindre celle des assistantes sociales, les infirmières ont méconnu, sinon ignoré la dimension sociale des soins infirmiers, se refusant même, pour beaucoup, à considérer la profession infirmière comme une « profession sociale », c'est-à-dire ayant une contribution sociale, y compris pour celles qui travaillaient en secteur extra-hospitalier. La marque « paramédicale » avait effectivement oblitéré toute connotation sociale de la pratique soignante infirmière.

Pourtant, les soins infirmiers n'ont de sens que si l'on prend conscience qu'ils sont insérés dans une texture sociale qu'ils impriment et qui les conditionne. Que ce soit par les technologies utilisées, par le mode de hiérarchisation sociale qu'elles créent, les formes institutionnelles qu'elles instaurent, l'organisation du travail qui en résulte, ou que ce soit pas la portée sociale de l'acte de soigner, les soins infirmiers ont une large influence sociale, même s'il n'y a pas prise de conscience de cette influence ou même si elle n'est appréhendée que très fugitivement.

INFLUENCE SOCIALE DES SOINS INFIRMIERS

S'il est vrai que les courants socio-économiques influencent l'orientation et la façon d'exercer la pratique soignante, réciproquement les soins infirmiers contribuent à conforter, affermir ou remettre en cause des courants sociaux. Tous les éléments fondamentaux construisant la pratique soignante infirmière et la façon de les utiliser participent directement à l'influence sociale exercée par les soins infirmiers, aussi bien par rapport aux usagers des soins que par rapport à la profession elle-même qui édifie sa propre image sociale à partir de ce qu'elle fait.

Si l'on se réfère à la *technologie*, elle a une influence directe sur l'orientation des soins, sur le genre de soins offerts, mais par voie de conséquence elle confère une image sociale à la profession, elle lui donne une configuration tout en la faisant contribuer à orienter les choix de société. « Car la technique n'est pas neutre : elle reflète et détermine le rapport du producteur au produit, du travailleur au travail, de l'individu au groupe et à la société, de l'homme au milieu; elle est la matrice des rapports du pouvoir, les rapports sociaux de production et de la division hiérarchique des tâches.[20]

En effet, on s'aperçoit que c'est la technologie qui est la base de toute l'imagerie professionnelle véhiculée auprès du public, en partant du bassin, pour passer par la seringue qui demeure l'image de l'infirmière à domicile, pour aller jusqu'au monitoring. Ces images s'édifient sur la fréquence de l'utilisation de telle ou telle technologie orientant la nature des soins offerts et la façon de les concevoir, conditionnant les attentes du public ainsi que ses demandes. De même, c'est la fréquence d'utilisation de telle ou telle technologie qui détermine la configuration des espaces à l'intérieur des institutions de soins et les modes de relations qu'ils secrétent, les formes d'organisation du travail, les strates de la hiérarchisation professionnelle, les bases de la valorisation économique du travail.

Les choix répétés d'utilisation de technologie conditionnent des orientations sociales. Que ce soit l'utilisation fréquente et abusive des technologies médicamenteuses comme celle des somnifères ou de sédatifs, ou l'utilisation de laits artificiels et de biberons se substituant à l'allaitement maternel, ou que ce soit l'ignorance de technologies compensatrices de handicaps qui rend les handicapés beaucoup plus dépendants et les relègue hors des réseaux d'activité sociale. La sélection des technologies contribuant aux soins, la connaissance ou la méconnaissance de leurs effets, participent directement à l'orientation de comportements, et à la confirmation ou au renforcement de certains courants sociaux. Il en est de même lors de l'introduction de nouvelles technologies comme celles utilisées par les «médecines parallèles ».

Mais ce ne sont pas seulement les technologies participant directement aux soins infirmiers qui influencent et confortent des courants sociaux, mais également celles qui contribuent à recueillir, à traiter, à stocker l'information nécessaire au processus soignant. Les technologies de l'information écrite, informatisée, conditionnent toute une forme de relation sociale et sont déterminantes des rapports de pouvoir soignés ↔ soignants, mais aussi entre soignants.

Les connaissances utilisées par les soins infirmiers ont elles aussi des conséquences sociales importantes et sont déterminantes d'orientations sociales. Suivant la nature des connaissances utilisées, leur exclusivité ou leur diversité, leur dogmatisme ou leur flexibilité, leur certitude rigoriste ou leur ouverture vers l'incertitude, le nouveau, elles engendrent les comportements et les conduites sociales, elles engagent parfois pour la vie une inhibition ou une libération des capacités d'exister. Ainsi, le dogmatisme de la théorie de l'hygiène corporelle et de l'éducation physique pour lutter contre le péril vénérien n'a pas été sans influencer toutes sortes de conduites sexuelles.[21] De même, l'utilisation exclusive de la théorie de l'asepsie a été et peut être encore responsable de débilités acquises en pouponnières et en services d'enfants, tandis que la surveillance et le contrôle sanitaire basés sur une éducation sanitaire ignorant les habitudes de vie a fait des soins préventifs une série de dépistage sans pallier pour autant aux difficultés rencontrées par les familles. Par contre, des connaissances diversifiées ont une influence favorable sur le développement des personnes et des groupes, permettant la réflexion, l'échange, participant à la modification des rapports sociaux entre les différents partenaires de l'action soignante.

Les habitudes de vie et les croyances qui, pour la plupart, se construisent à partir d'une façon d'appréhender le monde par des connaissances et des outils, confortent des idéologies qui influencent les soins infirmiers mais que, réciproquement, les soins infirmiers affermissent ou remettent en question. Toute pratique soignante est drainée et draine des idéologies. Ces idéologies « nous possèdent autant que nous les possédons, et cette existence mythique fait partie de l'existence sociale, ainsi que nos existences individuelles. » « Le problème est de reconnaître et d'élucider la réalité de l'imaginaire et du mythe,[22] il est d'être conscient de l'idéologie qui sous-tend telle ou telle orientation des soins. De fait, *tout ce qui procède de l'action soignante n'est pas neutre*, mais influence d'une façon ou d'une autre des orientations sociales, d'où l'importance du questionnement sur l'orientation donnée aux soins infirmiers non seulement par rapport à leur finalité, mais par rapport aux moyens utilisés pour atteindre cette finalité, et aux raisons qui les motivent.

PORTÉE SOCIALE DES SOINS INFIRMIERS

Jusqu'à ces toutes dernières années, toute une conception économique et sociale des soins a valorisé, particulièrement dans notre pays, la relation duelle du médecin-malade, du soignant-soigné, aux dépens de l'analyse des facteurs impliqués dans le processus santé-maladie, et sans prendre en considération les interrelations qui existent au niveau d'un quartier, ou dans un milieu donné par rapport à un même type de problèmes concernant plusieurs personnes ou affectant un groupe particulier. Or, pour être réenvisagé dans sa signification initiale qui n'est autre que celle de promouvoir la vie et par là, de discerner ce qui valorise ou entrave le développement de la vie, *soigner ne peut être un acte isolé, coupé de toute insertion sociale.* Ce ne peut pas être uniquement un acte individualisé qui prend seulement en considération chaque personne isolément dans son contexte de vie.

Soigner est un acte social qui n'atteint son achèvement que s'il prend en compte un ensemble de dimensions sociales. Le processus de soins ne peut se détacher d'une interrogation sur ce qui fait obstacle à la vie, sans risquer dans de nombreuses situations de masquer, d'entretenir les racines du mal.

Soigner les victimes de produits toxiques utilisés dans les milieux du travail, les victimes de maladies professionnelles, de la drogue, de logements insalubres, de la désadaptation sociale, ou les blasés de l'ennui, c'est s'exposer à entretenir les maux qui les atteignent si le personnel soignant limite son action à la réparation individuelle sans se préoccuper de raisons sociales et économiques qui sont à l'origine de tels problèmes. La réclusion des problèmes psychiques ou physiques favorisée par l'institution hospitalière qui éloigne les personnes de leur milieu de vie rend cette interrogation difficile, mais elle peut se faire par un éveil de l'attention des usagers des soins sur ce qui peut occassionner leur problème, ainsi que par une action concertée avec des personnes concernées en milieu extra-hospitalier (si toutefois, les soignants ont appris à connaître ce milieu de vie).

Soigner, ce n'est pas la défense aveugle de la vie biologique à tout prix, sans interrogation sur ce qui permet de vivre, sans prendre conscience qu'il existe d'autres formes de mort que la mort physique. Aussi, soigner engage une mobilisation d'énergies afin de diminuer des risques sociaux, d'éviter ou d'atténuer de graves problèmes humains.

Soigner engage une responsabilité sociale, c'est-à-dire une responsabilité qui ne limite pas son action à réparer des symptômes, ainsi que l'a clairement stipulé la conférence d'Alma Ata faisant apparaître la dimension sociale et la dimension de développement des soins de santé primaires, ainsi que leur nécessaire engagement à lutter pour la justice sociale.

En orientant la finalité de l'action soignante sur le développement des personnes à partir de leur mode et de leurs conditions de vie, et en engageant la participation directe et active de la population, les soins de santé primaires impliquent une véritable mutation idéologique et culturelle, sociale, technologique et économique de la fonction soin[23]. Cette orientation de l'action sanitaire et de la pratique des soins non seulement n'est plus isolée de ses dimensions socio-culturelles et économiques, mais elle est génératrice d'une profonde transformation sociale. En redonnant à chacun une place par rapport à l'étude des problèmes de santé et des décisions à prendre, elle oblige à reconsidérer les rapports de pouvoir entre les professionnels de la santé et les usagers des soins, mais aussi les modèles habituels des rapports du monde du travail basés sur la référence employeur → employé, ainsi que les hiérarchies qu'ils suscitent.

Les soins de santé primaires et l'action qu'ils engagent ne peuvent prendre sens que s'ils sont véritablement l'expression d'un co-développement, usagers des soins ↔ personnels de santé, chacun y tenant un rôle d'acteur social différent et complémentaire.

DIMENSION ÉCONOMIQUE DES SOINS INFIRMIERS

Les soins infirmiers, qu'ils se donnent à l'hôpital ou en milieu extra-hospitalier, représentent un coût économique qui ne saurait être la seule référence économique d'un service ne pouvant être dissocié de ses incidences socio-économiques.

COÛT ÉCONOMIQUE DES SOINS INFIRMIERS

Dans toute société de marché, s'interroger sur le coût économique d'un service, c'est en connaître *la valeur monétaire*, valeur qui ne saurait être un indicateur économique suffisant dans une société de consommation qui cote la valeur d'un produit ou d'un service par rapport à sa *valeur marchande*. Les services « de santé » utilisent ce même mode d'estimation économique, aussi peut-on se demander quels types de soins sont économiquement cotés.

Comme pour beaucoup de biens de production, on pourrait établir des valeurs en bourse des soins ayant la dénomination de « soins infirmiers ». En ce cas, on pourrait sans doute discerner par ordre d'importance :

— *Les soins* que l'on estime avoir une valeur marchande très élevée, c'est-à-dire tous ceux *qui relèvent de la haute spécialisation*, de la technologie lourde — qu'elle soit d'invesigation de la maladie, ou de réparation. Leur valeur monétaire n'est pas seulement appréciée à cause de la machinerie utilisée, mais aussi à cause de la notoriété qu'ils confèrent à la recherche médicale, donc aux médecins, ou parfois à l'équipe soignante, mais dont en fait les infirmières bénéficient peu, tout au moins par rapport à la part très importante qui leur revient dans la réalisation de ces soins de réparation.

L'élévation de leur coût vient à la fois de la technologie complexe, mais aussi de l'obligation de « rentabiliser » cette technologie coûteuse en investissements et en personnel spécialisé.

— *Les soins* qui consomment peu de temps, *ne requièrent pas une haute compétence* — ni par rapport aux connaissances, ni par rapport aux techniques utilisées — mais que l'on peut multiplier facilement, comme les injections médicamenteuses, les pansements simples, quelques actes d'hygiène bien délimités.

Leur rentabilité économique est basée sur leur nombre élevé et leur fréquence, entraînant une action répétitive d'actes stéréotypés, recherchés davantage pour leur valeur marchande, et faisant des soins un bien de consommation, tandis que le corps lui-même devient objet de production de soins-actes.

— *Les soins qui tiennent compte des besoins vitaux* les plus fondamentaux : tous ces soins habituels et quotidiens contribuant à entretenir et développer les capacités de vie, soins que l'on ne peut se donner à soi-même lorsque l'on n'a pas encore acquis tel aspect d'autonomie, ou qu'on l'a perdue temporairement, voire définivement.

Tous ces soins sont basés sur l'écoute, le discernement de ce qui importe pour que la vie de tous les jours puisse se poursuivre, que les capacités de vie soient mobilisées et que soit mise en place une action significative, en lien avec le ou les problèmes de vie posés.

Ces soins sont ceux qui sont cotés au plus bas de l'échelle économique, quand ils n'en sont pas totalement absents. Dans les services extra-hospitaliers, ce sont les plus mal payés — quand ils le sont. Quant aux services hospitaliers où le traitement prévaut sur toute action de soins mobilisatrice des capacités de vie, leur valeur économique est ignorée, ou dispersée sur les services annexes de l'hôtellerie, du ménage.

En fait, ce sont eux qui consomment la plus grande quantité d'énergie et de travail, mais comme le travail des femmes auquel ils s'apparentent directement, ils ne font partie d'aucune évaluation économique qui tiennent compte de leur incidence sociale, et sont tenus pour les soins mineurs qui ne demandent guère de compétence.

Or, il y a là une terrible méprise.On serait probablement ahuri si l'on pouvait évaluer le coût de toutes les nombreuses hospitalisations dues au manque ou à l'inadéquation des soins à domicile, leur désadaptation ou leur insuffisance de moyens économiques pour subvenir aux besoins fondamentaux d'entretien de la vie tels que pouvoir faire ses courses, ses repas, s'habiller, se lever, continuer à entretenir des relations sociales; mais aussi pourvoir précocément à des besoins de réparation simples pour limiter l'aggravation de la maladie et l'installation du processus dégénératif qu'elle entraîne.

Tous ces soins courants indispensables, non seulement à procurer, mais aussi à communiquer afin de permettre aux gens de les apprendre, de les comprendre, de les redécouvrir, réclament plus de connaissances qu'il ne saurait en paraître. Ils réclament du temps, et d'autant plus d'énergie de toute nature qu'ils sont eux-mêmes porteurs d'énergie, qu'ils libèrent de l'énergie.

On pourrait aussi s'interroger sur le coût économique des soins infirmiers en se demandant quelles sont les catégories de population qui en sont les principaux « bénéficaires », ou peut-être vaudrait-il mieux dire « récipiendaires », car sont-ils de réels bénéficiaires ? En quoi tirent-ils bénéfice c'est-à-dire profit des soins, et quelle est la nature de ce profit ?

Plusieurs études socio-économiques faites ces dernières années ont mis en évidence l'inégalité de l'accession aux soins[24] et ont montré que les milieux les plus défavorisés comme les plus favorisés sont les plus grands utilisateurs des services de soins, mais en sont-ils pour cela les plus grands bénéficiaires ?

Ces analyses demanderaient d'ailleurs à être encore plus précises, car s'il est des personnes qui peuvent utiliser plus facilement et plus fréquemment les institutions sanitaires, il y a peut-être illusion sur le bénéfice réel qu'ils tirent des soins, dont les soins infirmiers. Car les soins qui leur sont offerts sont, pour eux aussi, prioritairement des *soins de réparation* et ne correspondent pas forcément à ce qui pourrait leur éviter souffrance physique, ou/et souffrance morale, ce qui pourrait prévenir une intervention chirurgicale, éviter ou diminuer une hospitalisation. Les personnes ayant des revenus aisés peuvent facilement avancer la somme de visites médicales répétées à leur domicile, et recevoir un grand nombre de soins-actes prodigués par des infirmières de soins à domicile, mais qui va s'occuper de pourvoir à tout ce qui est indispensable à leur vie de tous les jours si elles sont seules et n'ont pas de femme de ménage ? Ou comment, pour quelqu'un ayant des revenus moyens, payer des heures de ménage ou les frais de garde d'une garde-malade le plus souvent non qualifiée ? Dans bien des cas, il ne reste plus que l'hospitalisation, lourde de conséquences économiques, mais aussi sociales, affectives, entravant beaucoup de chances de guérison plus rapide, diminuant souvent le désir de maintenir le potentiel de vie.

Les personnes ayant des revenus moyens et a fortiori les personnes aisées ne peuvent bénéficier en France, dans de très nombreuses situations, d'un service de soins à domicile qui leur permettent de rester chez elles si elles ne peuvent subvenir elles-mêmes à leurs propres besoins, car leur revenus dépassent le plafond de l'assistance, or le service de soins à domicile garde encore la connotation de l'assistance, de la même façon qu'une mère de famille malade ou attendant un deuxième enfant ne peut avoir l'aide d'une travailleuse familiale que si elle appartient à un milieu défavorisé.

Tandis que les soins-actes peuvent être distribués à merci et coûter fort cher à la sécurité sociale, les soins infirmiers basés sur ce qui est indispensable à la vie n'ont pas de prix et peuvent faire gravement défaut, y compris à des personnes disposant de revenus élevés. Mais le public en France n'a pas réalisé et ne réalise toujours pas ce que peut offrir un service de soins infirmiers à domicile, continuant à le considérer soit comme un service d'assistance, soit pour les personnes fortunées comme un service d'employées de maison, ces deux conceptions relevant d'une même mentalité. Le public continue à ignorer qu'un service de soins à domicile (non des infirmières isolées) est un service qui se donne pour but de chercher avec vous ce qui vous est indispensable pour vous permettre de rester chez vous lorsque vous êtes handicapé ou malade, un service où les infirmières ont appris ou apprennent à analyser tout ce qu'il faut compenser pour pallier aux activités de la vie quotidienne et agissent en action concertée avec les personnes qui peuvent l'assurer. Le financement de ce service devrait être proportionnel aux revenus de l'usager, quelle que soit son appartenance sociale, comme c'est le cas dans les pays qui bénéficient d'un tel service : Hollande, pays nordiques. Or, lorsque les équipes de soins à domicile offrent cette qualité de service en France, le travail qu'elles font est dit « économiquement non rentable ». Les rentrées budgétaires sont déficitaires car les paiements à l'acte ne laissent la place qu'à la multiplication des actes — fussent-ils totalement inutiles, voire nuisibles. *Les seuls soins-actes sont inadéquats pour justifier économiquement et socialement d'un service de soins à domicile.*

INCIDENCES ÉCONOMIQUES VERSUS COÛT ÉCONOMIQUE

Que ce soit par rapport aux soins infirmiers extra-hospitaliers ou aux soins infirmiers donnés en milieu hospitalier, une question demeure : comment évaluer ce qui est invisible aux yeux des grandes statistiques de l'organisation économique et sociale, parce que faisant partie du processus « banal » de la vie de tous les jours ? Comment se réinterroger sur cette apparente « banalité » de la vie de tous les jours et sur ce qu'elle peut coûter à un pays lorsqu'elle n'est pas prise en compte ?

Cela peut sans doute être possible si l'on n'évalue pas seulement le coût d'un service en fonction de ce que l'on appelle habituellement sa « rentabilité », c'est-à-dire le rapport qui existe entre sa production, sa distribution et sa consommation. Ainsi, on appelle être rentable produire des check-ups, des bilans de santé, des visites à domicile qu'elles soient de PMI ou auprès des malades, produire des soins-actes, de la même façon que dans d'autres domaines il faut produire de l'information à tout prix, des actions de formation, et s'assurer qu'il y ait des consommateurs pour toutes ces productions. Cette façon de procéder dissocie le coût économique du service offert de ses incidences socio-économiques. Or, tant qu'il n'y a qu'une interrogation sur le coût économique du service offert sans s'interroger sur ses incidences socio-économiques, on est dans l'illusion totale.

Coût et incidences socio-économiques sont corollaires. Il n'est pas davantage possible de dissocier les incidences économiques de leurs aspects sociaux dont elles sont tributaires, car c'est en contribuant au développement ou au maintien des capacités des personnes que les soins infirmiers peuvent justifier de leurs incidences économiques. Ainsi, certains aspects de soins infirmiers peuvent présenter un coût élevé en financement de temps passé auprès de quelqu'un, comme mobiliser une personne ayant des difficultés motrices, l'aider à se lever, à marcher, mais les incidences socio-économiques en sont fort appréciables, évitant ainsi la formation d'escarres et avec eux tant de souffrance inutile, la nécessité de soins beaucoup plus longs, et même l'obligation d'une hospitalisation, ou si la personne est à l'hôpital le prolongement de son séjour.

Toutefois, l'incidence économique des soins infirmiers demeure pour le moment encore difficile à évaluer, bien qu'il soit relativement simple d'en constater les effets, mais ces effets ne sont pas reconnus économiquement. Certains indicateurs peuvent ouvrir la voie à de nouvelles possibilités d'appréciation. Il semble que l'un d'entre eux puisse être ce paramètre fondamental que représente *l'énergie* dont on n'aura jamais fini d'évaluer l'impact social et économique lié au choix des sources énergétiques et à leur mode d'utilisation.

Daniel Bertaux montre que la production peut être analysée par rapport à la relation qui existe entre l'énergie dépensée et l'énergie recouvrée, restaurée ou développée, ce qui pour les hommes se traduit en capacités de vie. Il montre aussi qu'un travail qui libère de l'énergie dans un circuit d'échange peut aussi en reconstituer si cet échange est constructif : « Ainsi, le travail de la mère sur son enfant, en même temps qu'il est production de l'enfant est consomption de la mère, mais aussi production de cette femme en tant que mère »,[25] c'est-à-dire qu'à travers ce travail, la femme trouve elle-même un aspect de sa propre réalisation, si elle peut restaurer de différentes façons ses propres sources énergétiques. Le travail accompli par l'homme (au sens générique), s'il n'est pas robotisé, dépasse de beaucoup une simple production d'actes, mais se transpose en libération de capacités, de désir de vie, de possibilité de se réaliser : « L'idée d'énergie humaine contient donc l'idée de force du travail, mais elle la dépasse puisqu'il y a cent façons d'utiliser cette énergie, ou de la laisser perdre, et que le travail productif n'en est qu'une ».[26]

Dans les situations de soins infirmiers, l'incidence socio-économique est directement déterminée par le *degré de dépendance à compenser*. C'est en fonction de la zone de dépendance à compenser et des zones d'autonomie à mobiliser qu'il importe de s'interroger sur les sources d'énergie à utiliser, la façon de les utiliser et leur valeur énergétique. En effet, *il existe un lien étroit entre l'énergie consommée pour soigner, et ce que cette énergie permet de libérer ou de retrouver comme énergie vitale.** En d'autres termes, on peut se demander si les soins entraînent une accélération de l'entropie (c'est-à-dire de l'usure, des pertes : pertes des acquis, que sont la marche, le langage par exemple) au détriment de la néguentropie (c'est-à-dire des gains, des acquisitions, des ressourcements), et ceci en considérant l'ensemble des dimensions de la vie : dimensions biologiques, psychiques, affectives, sociales, dimensions qui s'interpénètrent.

La pratique des soins infirmiers ne peut échapper à certaines constatations et observations[27] qui mettent en évidence que certains soins de réparation utilisent une très grande consommation d'énergie pour en libérer très peu. Il en est ainsi de l'utilisation d'un grand nombre de médicaments qui non seulement ne restimulent pas les forces vives de la personne, mais l'installent progressivement dans son mal, ou l'empêche de réagir, alors que d'autres approches thérapeutiques pourraient non seulement restimuler les énergies physiques et psychiques, mais aussi réveiller, faire retrouver ce qui donne sens à la vie.

On peut aussi constater que des soins coutumiers et habituels

* Par énergie vitale, il faut entendre ici une énergie qui ressource, ou utilise tout ce qui existe ou ce qui reste de possibilité de vie en relation avec le processus de dégénérescence; ceci en ne dissociant pas, ou en n'isolant pas ces possibilités, en ne considérant pas isolément les possibilités psychiques, physiques et sociales.

d'entretien de la vie prodigués de façon routinière et systématique consomment de grandes quantités d'énergie sans pour cela en libérer, ni auprès des personnes soignées, ni chez les soignants. Ceci est lié à la façon inerte dont ils sont donnés : ils ont perdu leur signification et sont le plus souvent déconnectés de leur support relationnel sans libérer d'énergie affective. Ainsi en est-il de nombreux soins aux enfants — soins d'hygiène, soins alimentaires — à chaque fois qu'ils se proposent juste de satisfaire une fonction organique sans que celle-ci soit resituée dans l'ensemble de sa finalité : relier l'enfant au monde, lui permettre de le découvrir et de s'y situer. Il en est de même pour les adultes, mais les effets sont moins rapidement constatables.

Les soins, dont les soins infirmiers, empruntent et mobilisent de l'énergie, ils sont véhicules d'énergie, d'où la nécessité de s'interroger sur l'adéquation, entre les sources d'énergie utilisées, ainsi que leur mode d'utilisation et la nature des problèmes sanitaires resitués dans leur contexte de vie. La fragmentation des problèmes déconnectés de l'ensemble de leur situation d'insertion ne peut qu'entraîner un gaspillage, une mauvaise utilisation de l'énergie.

L'analyse du pouvoir véhiculé par les soins, suivant que ce pouvoir est réducteur ou libérateur, est indicateur des effets des soins infirmiers et de leurs incidences économiques. Plus les personnes soignées et leur famille gagnent ou regagnent en autonomie, plus cela réduit, sinon à court terme, mais en tout cas à long terme, le coût des soins. *Plus une personne est assistée* (physiquement, mentalement, socialement), *plus elle coûte cher à la société.* Aussi est-il important de ne pas isoler l'étude du coût économique d'une prestation — en dotation en personnel, en temps, en amélioration des conditions de travail, en formation, en équipement — de ses incidences sociales et économiques. Parce que les infirmières n'ont pas été préparées à analyser en même temps les soins et la gestion des soins, elles n'ont pas discerné ou pas pu argumenter ni faire entendre les conditions indispensables à leur pratique soignante et en justifier le coût. Or, le coût social et économique de la carence des soins infirmiers, de leur insuffisance, ou de leur inadéquation a été et demeure le plus souvent un coût très élevé, et pour ceux qui ont à en souffrir et pour l'ensemble des charges sociales.

La valeur économique des soins infirmiers demeure à prouver, cela ne pourra pas se faire sans l'intéressement et la participation directe des usagers des soins. Certains centres de soins ont commencé cette très difficile entreprise et, depuis la récession économique, quelques équipes hospitalières s'y essaient, mais ne nous leurrons pas, l'estimation économique est aussi conditionnée par des croyances, des valeurs de classes sociales, de groupes professionnels. Elle engage des orientations et des choix de vie.

C'est dans la mesure où il y a prise de conscience de tout ce qui contribue à identifier les soins et le service infirmier, ainsi que de leur dimension sociale et économique, qu'il est possible aux infirmières et infirmiers de situer leur contribution au sein d'*une politique de santé* et de mesurer ce qui peut influencer son orientation et sa réalisation.

Si les infirmières et infirmiers n'ont pas pris conscience en tant que groupe professionnel de la portée sociale et économique des soins qu'ils donnent et de l'orientation de la fonction soignante qu'ils exercent, ils ne sont pas neutres pour autant comme on a pu trop souvent le croire, ou comme on a voulu trop souvent nous en convaincre. L'exercice professionnel est alors le véhicule d'une politique dont les professionnels se sont exclus ou dont ils se sont involontairement ou volontairement retirés des décisions. Par contre, si les connaissances, les technologies, les valeurs et recherches sont analysées dans leurs interconnections politiques, alors il y a prise de conscience des choix d'orientation sociale et économique que la profession conforte ou contribue à créer, développer, remettre en cause.

Le service infirmier ne peut donc se situer dans une politique de santé que s'il cherche son identification et situe son action en relation avec une politique de société. Cela ne peut être établi une fois pour toutes, mais comme la vie qui est projection en avant, cela demande à être reconsidéré au fur et à mesure de l'évolution.

NOTES

1. Teilhard de Chardin P., *Hymne à l'univers*, Paris, Ed. Seuil, 1961, p. 99.
2. Badouaille M.L., « Originalité de la fonction d'infimière », *Revue de l'Infirmière*, janvier 1971, p. 28.
3. Mendel G. *Sociopsychanalyse 2. La plus-value de pouvoir*, Paris, Ed. Payot, 1972, pp. 94-125.
4. Illich I., *Némésis médicale*, *op.cit.*, p. 65.
5. *Notes on Nursing*, *op.cit.*, p. 15.
6. Woodham-Smith C., *Florence Nightingale*, *op.cit.*
7. Dock L., Nutting A., *A History of Nursing*, New York, Putnam's Sons, 1937, p. 106.
8. *Notes on Nursing*, *op.cit.*, p. 15.

9. Rak, Film de Charles Belmont, presenté pour la première fois en 1972. Rak est le mot russe pour dire cancer. Ce film est l'illustration de la conception de l'action soignante du personnel sanitaire : médecins, infirmières sont centrés sur tout ce qui meurt, immobilisant, voire condamnant, tout ce qui stimule la vie.
10. *Ibid.*
11. Verdier Y., *op.cit*, pp. 14-15.
12. Voir sur ce thème la remarquable étude anthropologique de l'espace faite par Edward Hall : *La Dimension cachée*, Paris, Seuil, 1971. Cette étude peut permettre de comprendre toutes sortes de dimensions spatiales interférant dans les situations de soins.
13. *La santé un droit pour tous*, Film réalisé par le CREFAC en 1968 dans la série « Certifié exact ».
14. Voir à ce sujet Montagu A., *La peau et le toucher, op.cit.*
15. Forman M., *Vol au-dessus d'un nid de coucou* », film américain, 1976.
16. Rogers C., *Les groupes de rencontre*, Ed. Dunod, p. 58.
17. Bergman I., *Persona*, film suédois, 1963, présenté pour la première fois en France en 1969.
18. Illich I., *Némésis Médicale*, Paris, Seuil 1975, p. 74.
19. Cette dépossession du savoir, entre autre le savoir des femmes pour les soins des femmes en couches et les soins à la naissance, n'est pas juste le fait d'éclatement de réseaux culturels, il vient de la dévalorisation presque systématique de tout le savoir populaire et de l'introjection d'un nouveau savoir transmis par « les missionnaires » de l'hygiène médicale, comme le montre L. Boltanski dans *Prime Éducation et Morale de Classe* ou I. Joseph et P. Fritsch dans *Disciplines à Domicile*. Cette dépossession du savoir crée la peur, l'anxiété et oblige au recours fréquent, parfois constant au personnel médical et sanitaire.
20. Bosquet M., *Ecologie et Liberté, op.cit.*, p. 32.
21. Corbin A., « Le péril vénérien au début du siècle : prophylaxie sanitaire et prophylaxie morale », *L'Haleine des Faubourgs, op.cit.* pp. 245-283.
22. Morin E., *Pour sortir du XXe siècle, op.cit.* p. 79.
23. Colliere M.F., « Les soins de santé primaires : une expression à la mode ou une option sociale, économique et politique ? » *Ouvertures* n° 20, quatrième trimestre 1980; et, Fournier C. et Scotto O., « De l'injection médicamenteuse aux soins de santé primaires », *op.cit.*
24. Dupuy J.P. et Karsenty S., *L'invasion pharmaceutique*, Paris, Seuil 1974, chap.1.
25. Bertaux D., *Destins personnels et structure de classe*, PUF, Paris, Collection « Politiques », 1977, p. 14.
26. *Ibid*, p. 16.
27. Ces constatations sont également faites par des usagers des soins dont certains ont témoigné par leurs écrits de l'incohérence de la réponse-soin au besoin vital qu'ils avaient. J.P. Dupuy et S. Karsenty évoquent cette efficacité a tout prix, déconnecté de ce qui pose problème, dans *L'invasion pharmaceutique, op.cit.* pp.122-124.

15
Les soins infirmiers... A quel prix ?

L'homme ne se suffit pas; il le sait et l'expérimente sans cesse (...) Il restera assez de besoins irrépressibles, où l'aide extérieure sera nécessaire. Pour ce reste, variable selon chacun, il faut l'accepter de bonne grâce, et le payer son juste prix. En somme, bien reconnaître ses dépendances et se tenir à ses pourvoyances irremplaçables.[1]

Toutefois, il n'est pas interdit de trouver le prix excessif et le lien trop pesant.[2]

Les soins infirmiers sont l'expression d'une relation d'interdépendance qui ne prend sens et ne peut avoir d'effet que dans un circuit d'échange où chacun prend et reçoit, se développe et se construit à travers ce qui fait obstacle à la vie, en même temps, réveille la vie des soignés comme des soignants, la stimule, la rend créatrice et libère leur possibilité d'être, de s'affirmer mutuellement en tant qu'acteur social.

Si soigner est d'abord aider à vivre en mobilisant toutes les capacités d'être d'une personne, d'un groupe, les soins infirmiers requièrent d'être vivifiants tant pour ceux qui les utilisent que pour ceux qui les offrent, en dépit de quoi ils ne sauraient être viables. Aussi apparaît-il souhaitable de s'interroger sur ce qui a du prix, pour qui ? Dans l'exercice de la profession infirmière, comment donner ou redonner du prix aux soins infirmiers, comment y mettre et en estimer le prix, et ceci jusqu'à quel prix ?

S'interroger sur ce qui a du prix, pour qui ?

Les soins, dont les soins infirmiers, sont partie prenante de la vie qu'ils contribuent à maintenir, perpétuer, ou qu'ils permettent d'assumer jusqu'à son achèvement. Ils ne peuvent donc être considérés comme un acte isolé, ils s'insèrent dans le tissu de la vie et sont de ce fait affrontés à la question : quelle vie entretenir ? à quel prix ? pour quelle raison exister ?

Soigner ne prend sens et n'a de valeur que s'il y a prise en compte de ce qui a du prix pour les gens, de ce qui a sens pour eux ou contribue à redonner sens à leur vie. Ceci n'est possible que si les soignants, dont le personnel infirmier, ont découvert différents autres lieux de vie : logement, travail, loisirs; différentes coutumes, habitudes de vie, croyances, ainsi que les valeurs symboliques qui leur sont attachées. Cette découverte requiert à la fois la possibilité de se rendre soi-même dans différents milieux de vie, de puiser à différentes sources de connaissances sur tout ce qui touche au processus de vie et de mort, afin de construire et d'enrichir de façon permanente une réflexion sur la vie en relation avec la mort, sur les pulsions de vie et les pulsions de mort, sur ce qui développe la vie, l'entrave ou la dégrade dans un milieu donné.

C'est aussi redonner « du prix » au corps, c'est-à-dire *retrouver le corps habité, le corps que l'on habite.* C'est retrouver le corps, lieu de l'amour et de la haine, du plaisir et de la douleur, de la relation, de la communication, de la réflexion, du désir et de l'agressivité. C'est découvrir, et retrouver le corps qui peine par le travail, le corps de la fête, de la danse, le corps esthétique, le corps carrefour du temps et de l'espace, le corps symbolique. Comment peut-on soigner sans retrouver en soi-même le sens du corps sexué, de l'interpénétration corps ↔ affect ↔ pensée, pour essayer de l'appréhender avec et auprès de ceux que l'on est amené à soigner ?

Retrouver le corps ne peut pas être le fait d'une seule démarche intellectuelle, c'est découvrir son langage, ce qu'il veut exprimer dans ses différentes formes d'expression, dont la maladie. C'est aussi retrouver le corps porteur de soins, véhicule des soins, c'est entre autres retrouver l'utilisation des mains pour soigner, la sensibilité du toucher.

C'est à ce prix que le langage du corps — fondement initial de toute communication — peut trouver sa signification.

C'est à ce prix que les signes qu'utilisent les personnes en difficulté, les groupes vulnérables, peuvent être décodés, compris et réutilisés avec eux.

C'est à ce prix, et seulement à ce prix, qu'il peut y avoir compréhension de la dialectique santé-maladie dans ses différentes formes d'expression, de désirs et de contre-désirs, et qu'il devient possible de soulever un petit pan du voile de la symbolique de la maladie.

C'est à ce prix qu'en tant que soignant je peux me situer, connaître et comprendre les situations de soins interférant avec mes propres habitudes de vie et croyances, connaître et comprendre ce qui peut relever de ma compétence, de l'apport d'autres personnes.

Car c'est seulement à partir d'une ouverture à la compréhension des phénomènes humains, des phénomènes de vie qu'il est possible de discerner la nature des problèmes posés qui orientent la nature des soins, dont les soins infirmiers. C'est seulement à partir de ce questionnement qu'il peut y avoir choix des moyens, discernement des technologies d'entretien de la vie et de réparation, en essayant de retrouver ce qui a du prix pour la vie des gens, la place et le rôle du corps comme expression et communication de la vie des soignés comme des soignants, la place et le rôle des personnes dans leur milieu de vie.

Donner ou redonner du prix aux soins infirmiers

Donner ou redonner du prix aux soins infirmiers, et par voie de conséquence au service infirmier, c'est mettre un terme au soin-tâche déconnecté du contexte qui lui donne sens; c'est casser la chaîne des tâches stéréotypées; c'est développer une capacité de découvrir des besoins sanitaires, de trouver la nature des problèmes requérant des soins, et d'élaborer, en collaboration avec médecins et autres soignants, un projet de soins.

Cela ne pourra se faire qu'au prix d'une reprécision de la notion de soin et de la recherche des moyens pour y répondre de façon appropriée. C'est, tout au moins, préciser dans quel sens on utilise le mot « soins infirmiers » qui, à l'heure actuelle, est porteur de toutes sortes de connotations, aussi bien dans les lieux d'exercice professionnel que dans les lieux de formation.

Il semble indispensable de rendre plus précise la terminologie se référant aux soins infirmiers, et de faire une nette distinction dans le langage courant entre le *soin-tâche*, représentant un acte isolé qu'il soit de caractère technique ou relationnel, et le *processus de soins infirmiers*, représentant l'ensemble d'une action soignante requérant des étapes et des temps de recueil d'information, de compréhension et d'organisation de cette information, d'élaboration et de mise en place d'un projet d'action et de l'évaluation de ses effets. Sans ce discernement visant à clarifier et à justifier l'action-réflexion, et l'action-agir qui constitue la trame des soins infirmiers, le travail professionnel infirmier restera non révélé et continuera à aller de soi.

Par ailleurs, il semble fondemental d'identifier dans toute situation requérant des soins la différence entre *soigner* et *traiter*, ainsi que la différence de nature existant entre :

— *les soins d'entretien de la vie* liés à tous les besoins vitaux fondamentaux pour que la vie se continue, soins pour lesquels il est indispensable de connaître les habitudes de vie, les coutumes, les croyances;

— *les soins de réparation* qui ne prennent sens que par rapport aux premiers (exception faite de situations d'urgence très limitées, et très temporaires, et encore, ce n'est pas toujours si évident).

En prenant en compte dans le processus de soins infirmiers la différence de nature de ces soins, il sera possible :

— de prendre en considération tout ce qui, sous des aspects multiformes, a une *importance vitale* pour les personnes ou les groupes : tout ce qui a sens pour elles, que ce soit une façon de cuisiner, une forme de relation familiale, un animal familier, un objet cher, etc;

— de relativiser les soins de réparation en les réintégrant dans la démarche soin, sans les isoler, sans en faire le tout de l'acte soignant;

— de développer, par le procesus de soins infirmiers, un très grand champ de créativité, entre autres dans le domaine si délaissé, bien que fondamental, des soins d'entretien de la vie, qui, à l'encontre de ce que l'on croit, réclame beaucoup de connaissances et de compétences.

Redonner du prix aux soins infirmiers a, par voie de conséquence, un retentissement sur les personnes, tant sur les utilisateurs de soins que sur les soignants :

— les utilisateurs de soins sont considérés comme *les partenaires des soins*. Outre la prise en compte de leurs statuts, de leurs rôles sociaux, il deviennent actifs à chaque fois que cela est possible. Ils sont de ce fait intéressés, plus coopérants, développent leur capacité de répondre à leurs besoins, au moins dans la limite de leurs possibilités; et sont donc plus enclins à retrouver le goût de vivre;

— les soignants, dont le personnel infirmier, *se construisent à travers leur fonction qu'ils affermissent.* Ils enrichissent leur propre identité, en développant par des soins éclairés un potentiel de capacité qui enrichit ce que chacun est en tant que femme ou homme.

La profession permet alors ce qui devrait être le fait de toute profession, une valorisation humaine et sociale. Avec Daniel Bertaux, « on peut imaginer un ordre social dans lequel ce n'est pas le métier que l'on exerce qui vous "classe", mais tous les métiers se valant, la façon dont on l'exerce ».[3]

Y mettre le prix

Tout ce qui participe et contribue à construire et valider une prestation professionnelle ayant sens et qualité pour les usagers des soins est concerné par le prix à mettre.

LES SERVICES

Ce sont eux qui sont le lieu de l'exercice professionnel, et en ce sens sont le creuset de la pratique des soins infirmiers. Ce sont eux qui en sont le reflet, donc *c'est au niveau des services qu'il importe de miser pour assurer l'évolution des soins infirmiers.* On a beaucoup trop misé sur la seule formation de base, surtout lorsqu'il n'y avait pas les relais de la formation permanente.

Que ce soit à l'hôpital ou en secteur extra-hospitalier, ce sont les services qui peuvent faire la preuve des soins infirmiers. La formation ne prend de sens que par rapport à un enracinement dans et par l'exercice professionnel.

Au niveau des services, les soins infirmiers ne peuvent se développer que par l'entremise des équipes, non des équipes en tant qu'entités prédéterminées par les structures institutionnelles, mais des équipes qui se cherchent autour des situations et par les soins engagés dans ces situations. De la même façon que c'est le jeu qui mobilise et solidifie une équipe de joueurs, de même c'est l'interrogation et la réflexion en commun autour des situations qui leur donnent vie et sens, non le contraire.

C'est également au niveau des services que peuvent se réajuster et se réenrichir mutuellement les différents courants influençant la pratique professionnelle en suscitant :

— Une interrogation sur l'utilisation de technologies appropriées en relation avec les situations : « ce qui est contesté n'est pas un savoir technique quand il est valable, mais bien l'utilisation de cet acquis technique », et de ce « qu'il confère dans un cadre de hiérarchies de valeurs, de salaires, de considération, de pouvoir »;[4]

— Un développement de la capacité de mieux décoder et utiliser ce qui peut se découvrir dans la relation soignant-soigné, et permettre une analyse de situation de soins, en concertation avec les différentes personnes concernées;

— Une ouverture sur les milieux de vie, les conditions de vie, et les facteurs influençant favorablement ou défavorablement le processus santé-maladie, les soins se proposant de contribuer à réduire certaines causes, ainsi qu'à limiter le processus d'aggravation de la maladie.

Parce que les services sont le lieu d'expresssion de la pratique professionnelle, c'est là que peuvent se mobiliser et s'ajuster les connaissances venant des situations et celles éclairant leur signification. C'est là qu'il est possible d'allier la réflexion à l'action. C'est là que peuvent être étudiées les conditions indispensables pour assurer des soins infirmiers qui prennent en compte ce qui importe pour la vie des usagers des soins tout en ne minimisant pas ce que cela représente pour les soignants.

LA FORMATION

Que ce soit la formation de base ou la formation permanente, elle joue un rôle déterminant par rapport à l'évolution des soins infirmiers, en ce sens qu'elle est génératrice de conduites, de comportements et d'attitudes.

Pour que les soins infirmiers répondent davantage aux besoins de la vie, cela demande que la formation :

— puisse permettre de découvrir la vie des hommes, dans sa quotidienneté, et dans différents milieux de vie, qu'elle parte de la connaissance de ces milieux de vie;[5]

— réduise l'écart qu'il y a entre les idéologies qu'elle convie et les moyens qu'elle utilise; particulièrement entre le lieu d'exercice professionnel et le lieu des enseignements;

— parte des situations vécues et permette l'apprentissage de la réflexion à partir des situations, en allant puiser à différents domaines de connaissances : « Peut-être y a-t-il d'autres connaissances à acquérir, d'autres interrogations à poser aujourd'hui, en partant, non de ce que d'autres ont su, mais de ce qu'ils ont ignoré ».[6]

Cela veut dire que la formation « parte du principe que les problèmes sont inégalement connus et notamment que la nature d'un problème dans une situation malade/famille donnée ne peut être entièrement connue à l'avance ».[7]

Ce n'est plus former des infirmières et infirmiers à appliquer un corps de connaissances techniques ou autres en présence de signes, de normes, c'est les préparer à découvrir, reconnaître des situations, et chercher avec les gens ce qui peut prendre sens pour eux. C'est aussi chercher à ce que l'infirmière « apprenne à soigner de telle manière qu'elle (infirmière) y trouve satisfaction », facteur qui a été si négligé, voire méprisé.[8]

Tout ceci requiert des personnes qui font de la formation :
— qu'elles aient découvert elles-mêmes ce qu'elles demandent aux élèves ou aux infirmières de découvrir;
— qu'elles aient vécu la pratique d'analyse de situation dans un processus constant de découverte des faits, d'interrogation sur leur signification, d'enrichissement par des connaissances réinsérées dans les situations;
— qu'elles ne soient pas en rupture avec le champ d'exercice professionnel, car en ce cas, ce qu'elles transmettent perd tout son sens.

Il me semble de plus en plus qu'une profession ne s'enseigne pas, *elle* se *com-munique.* La com-munication est le lien qui se construit et se crée entre les personnes qui sont concernées par une (des) situations (s), et qui unissent leurs capacités pour en trouver le sens et y puiser les pistes de ce qui mobilisera leur action. C'est la communication, non l'enseignement, qui rend communicable les acquis d'un patrimoine professionnel et qui l'accroît si elle garde tout son sens qui n'est pas une discussion d'idées fictives, mais une mobilisation de ce que l'on découvre et ce que l'on apprend dans l'action. Ceci suppose que ceux qui transmettent la texture professionnelle restent en contact avec ce qui est vécu dans la pratique quotidienne, en partant des situations et qu'ils mettent en action leur pratique soignante d'une façon différente et complémentaire en cherchant avec le personnel des services la signification des demandes de soins et comment y répondre. A l'encontre d'un enseignement statique le plus souvent réduit à un emmagasinement de connaissances fixes à appliquer, c'est à partir d'une interrogation sur les situations de soins qu'il devient possible de mobiliser de façon appropriée des connaissances variées et différenciées permettant ainsi d'accroître le savoir professionnel.

Si les infirmières et infirmiers qui font de la formation n'ont plus de questionnement direct sur les soins infirmiers à partir de situations vécues avec les équipes de soins et avec les élèves, ils sont en marge de la pratique professionnelle, et ce qu'ils font n'a plus de sens. Par contre, en partageant avec d'autres des situations professionnelles, ils restent concernés par les soins en ayant une fonction différente, mais qui continue à s'insérer et à agir dans une action soignante.

LA RECHERCHE

La recherche en soins infirmiers offre des voies nouvelles à la profession si elle se propose de chercher à identifier le service qu'elle offre à la population, de mieux discerner les facteurs favorisant ou inhibant ce service, tant pour les usagers que pour le personnel, de mieux prendre conscience des implications sociales, économiques et politiques de l'action sanitaire qu'elle envisage.

La recherche est d'abord et avant tout une attitude de questionnement qui passe par l'interrogation que l'on a sur soi en tant qu'acteur social. « Toute étude, et particulièrement en sciences humaines, s'inscrit évidemment dans un cheminement lent et complexe de recherches associées sur soi-même et sur le monde. »[9]

La recherche ne pourra contribuer à donner plus de signification aux soins infirmiers que si elle reste proche des usagers des soins et des soignants, se cherche avec eux, les mobilise, leur rend accessibles et utilisables les résultats. Pour cela, il importe qu'elle requestionne constamment sa finalité ainsi que les outils qu'elle utilise, qu'elle soit attentive au risque de l'illusion scientifique et ne verse pas dans l'utilisation outrancière et inappropriée de méthodologies se substituant ou confortant la pauvreté de contenus professionnels.[10]

Pour qu'elle prenne sens, la recherche ne peut être le fait de quelques personnes isolées, elle se doit d'intéresser usagers comme soignants.

La recherche nous offre tout l'éventail de ses possibilités. C'est la voie dans laquelle nous l'engagerons qui lui donnera sa signification et orientera son utilisation.

LES PUBLICATIONS

Elles sont l'expression de la construction d'une pensée professionnelle intégrant des connaissances dont elle fait sa propre synthèse, en en permettant la retransmission ainsi que la possibilité d'en suivre l'évolution et les différentes orientations.

Mais il ne suffit pas de publier. Les publications ne prennent sens que si elles remobilisent l'action, ce qui suppose qu'elles soient accessibles dans les lieux de la pratique professionnelle, qu'elles servent réellement d'instrument de travail, qu'elles alimentent la réflexion sur le terrain même de l'action, et qu'elles deviennent davantage l'expression de la pratique soignante.

Si la profession infirmière offre un service qui intéresse les besoins des hommes, il importe que les écrits infirmiers franchissent la frontière du milieu professionnel et contribuent à enrichir le patrimoine des connaissances de l'homme, ainsi que le faisaient et le font encore les soins prodigués par les femmes soignantes dans les sociétés de tradition orale.

En estimer le prix

L'interrogation sur ce qui identifie les soins et le service infirmiers, ainsi que les conditions indispensables à leur réalisation, relève d'une même démarche. Pour que les soins infirmiers répondent de façon plus appropriée aux besoins des hommes, il est nécessaire de s'efforcer de réduire l'écart entre une idéologie sublimée des soins et les facteurs régissant l'exercice professionnel. Cela requiert de ne plus dissocier la fonction gestion des soins de la fonction soins dont elle procède directement, non pas l'inverse.

Ceci implique d'étudier la cohérence entre les buts recherchés et les moyens pour y parvenir, ainsi que de savoir argumenter les conditions indispensables à la mise en œuvre de soins infirmiers centrés sur le développement de la vie. Sont particulièrement à prendre en considération :

— *l'espace*, non seulement de lieux appropriés pour les soins, mais aussi pour les échanges, la documentation, la réflexion ainsi que des lieux de détente;

— *le temps* : que le temps de la réflexion individuelle, en groupe, ou en équipe, soit considéré comme un temps de travail. Ce n'est pas forcément avoir plus de temps, dans bien des occasions, c'est changer la valeur accordée à l'utilisation du temps;

— *le nombre* : l'effectif du personnel soignant ne peut plus être calculé en fonction du nombre de lits, mais en fonction de la nature des soins d'entretien de la vie et de réparation, eux-mêmes déterminés par la nature des atteintes physiques, mentales, et affectives, et des problèmes qui leur sont liés. En secteur extra-hospitalier interfèrent en plus des facteurs géographiques, des facteurs de densité de population, de logement, etc.

Estimer le prix des soins, c'est chercher comment pallier l'insuffisance de personnel, mais aussi étudier une meilleure affectation du personnel infirmier, une meilleure utilisation de ses compétences. Le nombre peut faire illusion. Dans certains services, il est extrêmement insuffisant, mais le nombre n'est pas toujours la raison de l'insuffisance de la qualité des soins, il peut servir de refuge, ainsi que l'excuse du « temps », à un requestionnement des soins.

— *la formation permanente,* mentionnée précédemment. Elle peut se faire aussi par des rencontres, des échanges à partir de situations étudiées en service, non pas au hasard des événements et des circonstances, mais prévus comme un moyen, un outil de travail dont on ne peut se passer;

— *la carrière infirmière*, prenant en compte la valeur sociale et économique des soins infirmiers. *Il ne pourra pas y avoir de développement des soins infirmiers tant qu'il n'y aura pas une reconnaissance de ce que représente le travail effectué par ceux qui procurent quotidiennement les soins d'entretien de la vie et de réparation.*

A l'heure actuelle, aucune infirmière ne peut désirer continuer à donner des soins auprès des malades, auprès des gens, si elle veut faire carrière, d'où l'hémorragie professionnelle, soit par le départ, soit en bifurquant le plus rapidement possible vers la spécialisation ou l'encadrement. Tant qu'il n'y aura pas de revalorisation des soins infirmiers de base en prenant en compte la nécessité de développer les soins d'entretien de la vie, et en relativisant la place de soins de réparation, il y aura étranglement constant et continu de la pratique infirmière, d'où l'instabilité professionnelle, le désir de fuite. Ceci est aussi réel pour le milieu hospitalier qu'extra-hospitalier.

Ceci demande d'étudier une carrière avec progression d'indice de salaire pour les infirmières et infirmiers de base qui, avec les aides-soignantes, assurent le travail le plus méconnu et le plus lourd des soins quotidiens.

Ceci exige aussi de reconsidérer la prolifération hiérarchique et la création de catégories de personnel « auxiliaire » qui, de fait, assument l'essentiel des soins d'entretien de la vie sans en avoir la reconnaissance sociale et économique.

Ceci réclame d'envisager tout à fait différemment les spécialisations qui, pour le moment, restent rivées à la technicité. Les spécialisations ne prendront sens — si elles ne sont pas hypermultipliées et uniquement centrées sur les soins de réparation — que si elles préparent des infirmières ayant acquis une plus grande capacité dans un domaine des soins (soins aux enfants, soins aux personnes âgées), afin de devenir conseillères d'infirmières polyvalentes, c'est-à-dire d'infirmières qui ne sont plus spécialisées par tâches mais qui maîtrisent l'ensemble du processus soignant. Plus on préparera des infirmières et auxiliaires sanitaires uniquement pour s'occuper des personnes âgées par exemple, plus on entrave les soins aux personnes âgées en les retranchant du reste de la population et en rivant des soignants à ne s'occuper que de personnes âgées, ce qu'ils ne peuvent faire durablement. Par contre, quelques infirmières ayant acquis une spécialisation en gérontologie peuvent aider des équipes d'infirmières polyvalentes de services de soins à domicile, ou de services hospitaliers à faire face à l'un ou à l'autre problème plus spécifique.

Outre les spécialisations, cela nécessite également de reconsidérer la fonction d'encadrement le plus souvent étranglée entre les exigences professionnelles et les attentes institutionnelles. La fonction « d'encadrement » est-elle compatible avec le développement de capacités polyvalentes du personnel soignant ? La multiplication des fonctions d'encadrement ne s'accompagne-t-elle pas d'un sous-développement des aptitudes des soignants ? Quelle nécessité y a-t-il pour les équipes soignantes à « *être cadrées* » ? L'éclatement des soins en tâches spécialisées conforte la prolifération de strates hiérarchiques de divers corps de personnels soignants que la fonction d'encadrement sert le plus souvent à endiguer.[11] Plutôt qu'une fonction d'encadrement, ne vaut-il pas mieux chercher à développer les fonctions de concertation et de coordination de l'action soignante afin que la gestion des soins et du service infirmiers soit basée sur la participation des membres de l'équipe soignante à l'élaboration et à la réalisation des projets de soins.

Chacun de ces facteurs ne saurait être considéré isolément. Pour être significatifs ils ne peuvent être dissociés des situations de soins dont l'étude est nécessaire pour discerner la nature des soins répondant aux besoins de vie, mais également pour faire apparaître les conditions indispensables à leur réalisation.

Estimer le prix des soins et du service infirmier, c'est aussi en *apprécier le coût et l'incidence économique*, ces deux aspects ne pouvant là encore être pris isolément. Ceci suppose de chercher d'autres moyens que d'évaluer le coût des soins presque exclusivement à partir des technologies utilisées que ce soit celles d'équipements, d'appareils, de médications. On ne saurait davantage considérer isolément le coût du personnel en salaire et en charges sociales sans prendre en compte les incidences socio-économiques des soins en relation avec le degré de dépendance des personnes soignées. Pour le secteur extra-hospitalier, ceci suppose d'étudier l'estimation du coût des soins autrement qu'à partir des soins-tâches pour les soins à domicile, ou sans estimation socio-économique du service offert comme c'est le cas en P.M.I., ou en hygiène scolaire.

Evaluer le coût et l'incidence économique des soins infirmiers suppose d'étudier les conditions sociales économiques qui font obstacle au développement humain, et prendre en compte tous les facteurs socio-économiques contribuant au développement de la santé, ainsi que le recommande l'Organisation Mondiale de la Santé à la Conférence d'Alma-Ata.[12] Ceci veut dire que le personnel infirmier ne peut plus rester en marge de l'aspect économique des soins, comme il l'a fait jusqu'à ce jour.

Jusqu'à quel prix ?

Offrir des soins infirmiers qui soient davantage adaptés aux besoins de la population ne peut se faire à n'importe quel prix, et ceci aussi bien par rapport à l'aspect psycho-social, qu'économique des soins.

Pour soigner, il faut aimer la vie

Si soigner est aider à vivre, redonner de la vie ou permettre aux gens de vivre leur mort (au lieu de mourir leur vie), cela se fait en donnant de sa propre vie. Mais il n'est pas possible de communiquer de la vie, de permettre à la vie des autres de se continuer sans continuer soi-même à aimer la vie, à désirer vivre, à construire sa vie. Or, depuis l'identification de la pratique des soins à la [femme] consacrée, celles et ceux qui donnaient les soins devaient être en marge de la vie. Soigner était devenu une fonction oblative, nourrie de l'esprit de sacrifice. « Or, l'esprit de sacrifice est toujours très suspect. On ne voit pas pour quel motif une personne saine d'esprit devrait spontanément choisir de se sacrifier au lieu de jouir le plus possible de la vie, et cela non seulement à des moments privilégiés de son existence, mais quotidiennement, plusieurs heures par jour, pendant de longues années, sans répit. »[13]

Encore bien trop souvent, les professions sanitaires et sociales sont choisies pour des motivations altruistes nées de besoins de compensations affectives.

En fait, « les professions devraient être choisies parce qu'elles nous plaisent, nous satisfont, nous rendent heureux, nous enrichissent, nous stimulent, même si elles ne manquent pas d'entraîner des situations momentanées où l'on doit faire appel à "l'esprit de sacrifice". »[14]

Pour que soigner soit supportable, cela demande de prendre en compte les conditions matérielles, affectives, sociales des soins

Il n'est pas vrai que quelqu'un peut soigner toute sa vie des malades mourants, ou des malades de longue chronicité, sans renoncer à une grande partie de sa propre vie. Il n'est pas davantage vrai qu'on peut le faire, même temporairement, sans avoir soi-même recours à des moyens d'expression de ses sentiments, sans exiger des conditions de travail qui tiennent compte de la pénibilité des soins, ainsi que du nombre de personnes requérant des soins et de la nature de leurs atteintes. En apprenant la démarche d'analyse de situation qui permet d'identifier les soins, il est indispensable de discerner en même temps les conditions qui permettent de réaliser ces soins. Les infirmières et infirmiers ont à sensibiliser et intéresser le public et d'autres professions sanitaires et sociales, sur les conditions de travail au sens large du mot, que nécessitent les soins infirmiers.

Ne pas tenir compte de cela c'est encore transposer les soins dans un domaine idéologique déconnecté de la vie des soignés et des soignants, désincarné.

Ceci, par contre-coup, suppose que les soins ne soient pas la contre-partie d'un rebut social, tenant lieu et place de ce que les gens ne veulent plus prendre en charge dans une société qui nie la mort et exclut les malades. D'où la nécessité de resituer les soins comme valeur d'usage, dans un courant de réciprocité, où les gens se sentent concernés par la nature et la qualité des soins qu'ils attendent en en comprenant le prix social et économique, les contraintes, les limites, en se sentant eux-mêmes partie prenante de la conception et de la mise en place de soins répondant aux besoins de santé qui sont les leurs.

La démarche des soins ne peut être le seul fait des soignants, elle ne peut prendre de sens, pour les soignés comme pour les soignants, qu'au niveau d'une analyse faite avec les usagers des soins et ceux qui peuvent apporter leur contribution complémentaire à la capacité qu'ont les gens de se soigner eux-mêmes.

S'interroger sur le prix des soins et du service infirmier, c'est trouver ce qui crée leur identité propre; c'est se demander sur quoi ils se fondent, comment ils s'élaborent, et se réalisent, et quelle est leur portée et leur signification en relation avec *ce qui a sens pour la vie des gens, et prend sens pour la vie de ceux qui soignent*. C'est se demander comment des soins qui partent des situations de vie, qui se cherchent et s'élaborent à partir des conditions de vie, en prenant en compte le sens de la vie, peuvent, dans une même démarche, faire preuve de leur valeur sociale et justifier leur valeur économique.

Des soins infirmiers qui prennent sens pour l'homme ne deviendront réalisables que s'ils prennent de la distance par rapport aux idéologies déconnectées de la vie quotidienne, mais trouvent leur support, leur fondement, leur raison d'être dans tout ce qui donne racine à la vie, dans ce qui l'incarne, dans les situations de vie telles qu'elles se présentent et se vivent. Ce sont les situations porteuses de leur signification qui sont le support et le vecteur de tout projet de soins, individuel ou de groupe, projet à composantes sociale, économique et politique.

S'interroger sur le prix des soins, c'est véritablement chercher ce qui crée l'homme dans la fluctuation et la dynamique de ce qui le motive et l'agit, entre les forces de vie et les forces de mort, de santé et de maladie, ceci dans une interaction permanente entre usagers des soins ↔ soignants, insérés dans un groupe social, au sein d'un milieu de vie. C'est retrouver des soins qui permettent à ceux qui en ont besoin, comme aux soignants, de se construire et de se réaliser, donc de se valoriser à travers la continuité du processus de soins, et d'en prouver la valeur économique attachée à la valeur sociale. C'est les resituer dans l'ampleur de leur dimension sociale au sein de projets de société.

NOTES

1. Memmi A., *La dépendance*, Paris, Gallimard, 1979, p. 187.
2. *Ibid.*, p. 113.
3. Berthaux D., *Destins personnels et structure de classe*, Paris, PUF, 1977, p. 42.
4. Laborit H., *La nouvelle grille*, Paris, Laffont, 1974, p. 234.
5. Allen M., *Evaluation des programmes d'enseignement infirmier*, OMS, Genève, 1977, pp. 18-19.
6. Moscovici S., cité par Morin E., op.cit., p. 7.
7. Allen M., op.cit., p. 34.
8. *Ibid.*, p. 35.
9. Sainsaulieu R., op.cit., p. 12.
10. Karsenty S., « L'enquête sociologique, un troisième œil pour l'infirmière », *Infirmière Enseignante*, n° 8 et 9, 1978.
11. Laborit H., *La nouvelle grille, op.cit.*, pp. 118-126.
12. « Conférence d'Alma-Ata », *Chronique O.M.S.*, novembre 1978.
13. Belloti E., Du côté des petites filles, Paris, Ed. des femmes, 1974, p. 168.
14. *Ibid.*

Conclusion

> *Il est aisé de fonder l'ordre d'une société sur la soumission de chacun à des règles fixes. Il est aisé de façonner un homme aveugle qui subisse, sans protester, un maître ou un Coran. Mais la réussite est autrement haute qui consiste, pour délivrer l'homme, à le faire devenir lui-même*.*

La subordination de la pratique professionnelle infirmière à la détermination du *rôle* joué par « l'infirmière » amène à s'interroger sur les raisons des difficultés rencontrées pour identifier la prestation et le service infirmier.

Ce livre est le long parcours d'un chemin enfoui dans les ombres d'un lointain passé, mais débouchant sur le temps d'aujourd'hui afin de mieux saisir la trame de ce qui prélude aux tout récents « soins infirmiers ».

Une meilleure compréhension de ce passé permet d'appréhender la signification originelle et primordiale des soins : celle de maintenir, promouvoir, développer tout ce qui existe ou tout ce qui demeure de potentiel de vie au sein des êtres vivants. Plus particulièrement élaborée par les femmes, autour de la fécondité, la fonction soignante a vu sa conception se modifier profondément avec l'avènement de l'ère chrétienne et l'émergence de la médecine « scientifique ». Dépouillée de ses savoirs, privée d'un renouvellemment de connaissances, éclatée en tâches dissociées, la fonction soignante devient une fonction subalterne dépourvue de sa valeur sociale et économique, jusqu'au jour où sous l'impact de la pression médicale elle se transforme en fonction « traitante ». A l'insu des soignants, enfermés dans un rôle prescrivant « les conduites à tenir », les soins se changent en traitement, ne gardant que leur dénomination, mais perdant l'essentiel de leur raison d'être.

Pourtant, « prendre soin de la vie » demeure tout aussi vital pour les hommes d'aujourd'hui que pour ceux d'hier. Qui assumera cette fonction irremplaçable dont nulle part au monde on ne saurait se passer ? Cette voie est ouverte à la profession infirmière qui après un siècle de professionnalisation cherche encore son identité : l'identité de son champ de compétence,

*Saint-Exupéry, *Pilote de guerre.*

l'identité des soins infirmiers. Cette identité des soins infirmiers ne saurait continuer à être assimilés au rôle de l'infirmière ou de l'infirmier, ni se calquer sur un modèle infirmier, fut-il issu d'une théorie. Elle ne peut se trouver que si nous situons l'acte soignant que nous proposons aux usagers des soins comme différent et complémentaire des soins médicaux, et que nous en fassions reconnaître la validité.

Ce livre a été écrit avec le désir que toutes celles et ceux qui cherchent avec les usagers des soins à redonner sens aux soins, à les rendre mobilisateurs de forces de vie, puissent affermir leurs capacités de le réaliser.

Comme la vie à laquelle ils prennent leur source, les soins dont les soins infirmiers ont et auront encore à se chercher. Comme la vie dont on a dit qu'il fallait la réinventer, il faut réinventer les soins... Des soins qui convient la vie, des soins désaliénants qui redonnent un sens à la vie de ceux qui les reçoivent, comme à celle de ceux qui les donnent. Des soins qui rendent à l'homme sa vie et sa mort depuis la naissance sans violence, jusqu'à la mort choisie, permettant aux soignés comme aux soignants de ne plus avoir à taire leur propre identité derrière un rôle, mais de pouvoir la faire reconnaître, la développer et l'affirmer.

Annexes

Les quelques textes présentés ici sont une illustration de l'influence progressive et continue de la pensée des Pères de l'Église vis-à-vis de la femme et plus particulièrement de la [femme] consacrée. Le texte d'Yves de Chartres, déjà annonciateur de la clôture témoigne de cette obligation d'oublier un corps méprisable, et pour cela de s'adonner à la prière et au travail. Le travail puise sa force dans l'assurance de la récompense dans l'au-delà, et la satisfaction de dispenser le bien sur cette terre. Tous ces mobiles exerceront une influence prédominante sur la [femme]-infirmière et continueront à marquer ce qui deviendra l'exercice professionnel.

AUX MONIALES DE SAINT-AVIT (1091-1092)

Yves, par la grâce de Dieu, évêque de Chartres, aux vierges vouées à Dieu dans le monastère de Saint-Avit en Dunois : plaire à l'Époux des vierges en gardant la virginité.

Le nom de vierge est glorieux, mais plus glorieux sont les fruits de la virginité. (...) La virginité est la vertu de la cité céleste, l'honneur des citoyens au ciel, là où l'on ne peut rien perdre de son intégrité, où l'on n'a plus à déplorer aucune corruption. Plus soigneusement quelqu'un, en cette ville nouvelle, se modèlera sur elle, plus familièrement l'Époux des vierges le réjouira de ses visites et de sa charité (...).

C'est le Christ, en effet, que vous avez fait vœu d'épouser, non les clercs. Vous avez fait vœu d'épouser le Christ et non de vous mêler aux entretiens des séculiers. L'enceinte de votre monastère est faite pour que vous ne receviez pas ceux qui aiment le monde dans la forteresse de celles qui fuient le monde, pour empêcher que vous sortiez en public et pour que vous ne permettiez pas que la vue corporelle du monde, tirant de vous des imaginations honteuses et détruisant au-dedans de vous-même la virginité, soumette également votre corps à la corruption. Comment pourrez-vous rester chastes, si chaque jour vous cherchez à entretenir des conversations publiques ou privées avec des hommes sans pudeur. Vous avez lu qu'il est écrit : Les mauvaises conversations corrompent les bonnes mœurs. La bienheureuse Vierge Marie, dont la vie est spécialement proposée comme modèle aux vierges du Christ, ne vivait pas en public et ne se plaisait pas dans les conversations des galants, quand elle fut saluée par l'ange, quand l'Esprit Saint la couvrit de son ombre et quand elle devint la mère du Sauveur. De même, les autres saintes femmes qui voulurent plaire à Dieu par la sainteté de leur vie évitèrent toujours la conversation des hommes, excepté toutefois de ceux que leur charité leur conseillait d'aider de leurs moyens dans leurs besoins, ou de ceux dont elles recevaient la grâce de saintes exhortations. Jamais assurément elles ne s'étudièrent à plaire aux amis de la chair par des vêtements précieux, par un visage fardé, par un geste lubrique ou une molle démarche. L'immortel fiancé cherche, en effet, dans votre homme intérieur une beauté incorruptible, et non la beauté corrompue de l'homme extérieur. Ainsi lisez-vous dans un psaume, au sujet de l'épouse du Christ : Toute sa gloire de fille du roi est à l'intérieur.

Ce qui convient donc en premier lieu à la vierge du Christ, c'est un cœur humble, un visage pâle et flétri de maigreur, une peau desséchée par le cilice, et non pas entretenue par des bains fréquents; c'est d'être réservée lorsqu'il s'agit de parler, obéissante lorsqu'il s'agit d'écouter; c'est la frugalité dans le manger, la sobriété dans le boire, la gravité dans la démarche, la grossièreté dans le vêtement, et non la prodigalité, qui entretient la mollesse dans l'âme et qui en est l'indice : en tout cela il ne faut point consulter la sensualité, mais la nécessité. De même, en effet, qu'une maison honnête se connaît à son vestibule même, de même l'état d'une âme religieuse se décèle à ces signes extérieurs, et par eux l'âme fait chaque jour des progrès dans le mépris d'elle-même. Plus quelqu'un est vil à ses yeux, plus il est élevé aux yeux du Créateur.

Il faut aussi que vous soyez toujours adonnées à la prière ou à la lecture ou à l'ouvrage, afin que le diable vous trouve occupées et que vos esprits ne soient pas exposés à des pensées mauvaises et vagabondes. On lit que c'était l'usage dans les monastères d'Egypte de ne recevoir personne qui ne voulût travailler, non pas que le travail fût nécessaire, mais pour éviter l'oisiveté, qui est ennemie de l'âme. A cela vous direz peut-être ce que dirent certains en abandonnant Dieu pour aller à Satan : « Ce langage est sévère. Notre époque ne peut admettre de telles choses, notre noble naissance ne peut les supporter. » Je vous réponds : « Laquelle de vous est plus noble que la bienheureuse Cécile, qui domptait ses membres avec un cilice ? Laquelle est plus tendre que la bienheureuse Agnès, qui non seulement méprisa l'alliance des nobles, mais qui, comme elle le dit elle-même, traversa les impuretés de la chair par un sentier sans tache ? » Les siècles sont pleins d'exemples de religieuses et de religieux, de toutes conditions, de tout sexe, de tout âge, qui ont plu au Seigneur par les moyens susdits. Pourquoi donc ne pourriez-vous pas faire pour le Père des lumières ce que ceux-ci et celles-là ont pu ?

Retenez donc ces pensées, très chères sœurs; attachez-vous à l'Époux immortel, prodiguez-lui tout votre amour : veillez à l'avenir à votre réputation que vous avez entachée en partie. Que je ne sois pas forcé de venir un jour à vous avec des verges; que je ne vous trouve pas telles que je ne veux pas vous trouver, que vous ne me trouviez pas tel que vous ne voulez pas me trouver. Je veux et je prescris, en vertu de la plus stricte obéissance, qu'une fois par semaine cette lettre soit lue dans votre communauté, afin que vous appreniez à éviter soigneusement ce qui en elle est déshonnête et que vous vous étudiiez à observer avec joie et courage ce qui est honnête et convenable à votre salut. Portez-vous bien.

Texte extrait de la correspondance d'Yves de Chartres. *Petits Traités de Spiritualité,* « De la Condition des Vierges ». Editions du Soleil Levant, 1958.

Ce texte des archives de l'Hôtel-Dieu de Lyon est une illustration de la nature du *contrat économique* passé entre les recteurs de l'hôpital et celles qui se consacraient au service des pauvres. Le seul engagement de l'établissement vis-à-vis d'elles est de « les nourrir et les entretenir » (vêtement, logement), conditions indispensables sans lesquelles elles n'auraient pas été à même de travailler.

Plusieurs filles se présentent pour être définitivement admises au service des pauvres de la maison. On verra peut-être avec quelque intérêt la forme de leur demande et de leur réception.

« Lesquelles ont très humblement remontré qu'ayant été inspirées du ciel à passer le reste de leurs jours au service des pauvres malades de cet Hôtel-Dieu, elles y ont été reçues; ensuite on leur a donné l'habit des filles de la maison, et même depuis environ une année et demie, on leur a accordé la croix, pendant tout lequel temps, qui est une espèce de probation, elles ont toujours été par la miséricorde de Dieu, confirmées dans leur premier dessein, si bien que pour profiter de cette grande persévérance, elles supplient très humblement MM. les recteurs de leur accorder un acte d'établissement ou réception, comme aux autres qui sont destinées pendant leur vie à cet emploi, avec leur nourriture et entretien, sans aucun gage ni autre récompense que celle qu'elles attendent de la même miséricorde divine, qui les y a appelées, demandant seulement quelques prières après leur mort pour le repos de leur âme.

« Sur quoi, messieurs dûment informés tant par leurs visites générales et particulières, que par le rapport de M. l'économe, des bonnes vie et mœurs, et de la piété, vigilance et fidélité des dites, etc., ont unanimement arrêté, tant pour eux que pour leurs successeurs, qu'elles demeurent reçues pour filles de la maison, pour y être pendant leur vie nourries et entretenues et employées au service des pauvres malades, sans pouvoir être congédiées, en continuant néanmoins d'y agir avec l'obéissance, la chasteté et fidélité requises; et seront aussi en cas de maladie secourues de toutes choses nécessaires; et après leur décès seront faits pour le repos de leur âme les offfices et prières accoutumées. »

Extrait du Registre de l'année 1674, p. 435-436.
Archives de l'Hôtel-Dieu de Lyon. Musée des Hospices Civils de Lyon.

CAHIERS D'ÉLÈVES

L'infirmière parfaite.

Devenir une infirmière parfaite ! C'est bien là ce que se propose la jeune fille qui, poussée par un ensemble de sentiments, de dispositions intérieures, décide de se vouer aux malades et commence à étudier, comment les soulager. Si elle possède véritablement la vocation elle a, en elle, l'amour du prochain très fort, de la grandeur d'âme, de la générosité, le désir de s'oublier avec persévérance pour venir au secours de plus malheureux qu'elle. Tout cela ce sont des dispositions que Dieu a mises en elle pour lui montrer la voie et l'aider à la suivre.

Devant les devoirs nouveaux qu'elle va trouver, elle doit réfléchir, savoir quelles qualités nouvelles lui sont nécessaires pour atteindre son but.

Son amour du prochain lui dira qu'elle doit être bonne sans limite mais avec justice, bonne dans ses paroles, cherchant toujours à faire plaisir, à consoler, à distraire, à encourager ; bonne dans sa façon de soigner, douce, patiente, sans mauvaise humeur, sans brusquerie jamais, tenant compte autant qu'il lui est possible de la volonté du malade, de ses manies, de ses faiblesses ; bonne sans se lasser du matin au soir ; bonne avec tous, les plus sympathiques comme les plus désagréables. Toute aux petits soins, ingénieuse pour inventer le moyen de faire supporter le mal, les contrariétés, se mettant à la place du malade pour s'imaginer ce qui pourrait lui apporter un rayon de soleil.

Elle sera gaie pour que sa compagnie repose, mais sa gaîté ne choquera pas son malade, elle sera calme, apaisante et remontante quand il le faudra, encore une fois elle étudiera l'humeur de son malade pour savoir par quel bout le prendre, chaque malade ayant ses idées à lui. L'infirmière parfaite n'aura jamais assez fait pour l'être souffrant qui lui est confié, elle désirera qu'il exprime davantage sa volonté de peur de ne pas assez le satisfaire, son dévouement lui fera oublier sa fatigue, elle n'aura pas peur de se lever cinquante fois si ces cinquante fois procurent du bien-être autour d'elle.

On sentira que l'on peut s'adresser à elle pour être soulagé, qu'elle le désire, que le contraire la peinerait. Ses idées seront suivies, elle ne passera pas sans raison d'un travail à un autre, même s'il l'ennuie, dans ce cas, au contraire, elle désirera s'en libérer en premier et à la perfection.

Son esprit d'observation sera sans cesse en éveil pour voir ce qui est à faire, la façon de le faire. Aucune tâche ne lui sera confiée sans qu'elle l'accomplisse à fond, scrupuleusement, le contrôle des autres lui est superflu et ne change rien à sa manière d'agir.

Sincère, loyale elle dit ce qui est, fait à fond ce qu'on lui commande, garde précieusement tout secret confié ou surpris.

Si une observation lui est faite, elle l'accepte, s'examine, prend pour elle ce qui la concerne et laisse passer ce qui pourrait être injuste.

Elle est discrète, répond au malade qui la met au courant de ses affaires, lui donne son avis, sans l'interroger jamais pour savoir ce qu'il omet de dire, loin de lui elle oublie ce qu'il a laissé échapper.

Calme, posée, elle est auprès du malade comme un ange gardien, toujours en éveil, donnant ses soins sans bruit, sans mouvements fatigants, avec des gestes adroits.

Elle ne parle pas sans raison et ne fait que répondre à la conversation. Ses surveillantes la trouvent toujours active, polie, calme, dévouée ; elles ont en elle une entière confiance et la savent soumise et respectueuse, aimable, empressée. Le médecin la trouve tout oreilles, pour écouter ses avis, il écoute ses rapports clairs et précis, l'aveu des erreurs qu'elle a pu faire par hasard. Elle est devant lui respectueuse, soumise, à sa place, elle lui inspire confiance.

Le malade l'attend avec impatience, rougit de joie en la voyant entrer, lui compte ses peines, sûr qu'elle l'écoutera jusqu'au bout, le comprendra, le plaindra et voudra le consoler encore comme elle sait le faire.

A son dire nulle main n'est aussi douce que la sienne, aussi habile. Sa potion reçue de sa main est beaucoup moins mauvaise. L'infirmière toute à lui est pour le moment le seul bonheur qu'il appelle et qu'il peut sentir, elle seule peut le convaincre. Toute blanche dans sa tenue toujours fraîche, bien ajustée, dans un ordre parfait, le visage et les mains nettes et soignées l'infirmière parfaite porte sur elle le souci qu'elle prend de l'hygiène, de l'ordre, deux qualités qu'elle s'applique à elle-même comme elle les applique en tout auprès de son malade.

Elle soigne sa santé et si la fatigue pouvait apparaître sur son visage, il lui serait permis de la déguiser afin que le malade ne soit pas attristé encore par des traits tirés et pitoyables. Sans coquetterie, elle doit cependant tâcher d'être agréable à voir, reposante à dévisager pour celui qui n'aura qu'elle pour distraction.

Sa tenue sera digne, imposant le respect à tous sans exception, elle saura montrer qu'elle est « quelqu'un » et que l'on doit la traiter comme telle.

Chez le malade elle agira avec tact, ne froissant pas ses idées, les acceptant, cherchant à les comprendre. Elle ne froissera pas l'entourage, s'y mêlant le moins possible, expliquant au besoin sa façon de penser sans vouloir l'imposer.

Elle respectera les convictions du malade, ses goûts, sachant cependant imposer des réformes quand elles seront utiles au bien du malade. Chez un particulier, par exemple, elle saura arranger la chambre en laissant le moins d'objets possible, sans transformer, toutefois, le petit coin chéri du malade par toutes les choses qu'il y aime, en une cellule où il se croirait dépouillé à jamais de tous les biens de la terre.

Le sang-froid de l'infirmière la rendra toujours prête à tout et utile toujours. Toutes ces qualités elle les cultivera en elle sans cesse, recommençant toujours, une grande humilité lui fera voir non ce qu'elle possède et ce qu'elle fait, mais le mieux à faire, pour vivre non pour elle, mais dans les autres et pour eux sans cesse. — F..., élève de 2e année.

L'Infirmière Française, 1927, p. 350-352

CAHIERS D'ÉLÈVES

Devoirs envers les supérieurs.

Quelles que soient sa valeur et la situation qu'elle occupera, l'infirmière aura toujours quelqu'un au-dessus d'elle, donc toujours des devoirs envers ses supérieurs, entraînant un contrôle forcé sur elle-même.

Les devoirs envers les supérieurs se résument dans l'attitude et la conduite à tenir vis-à-vis du médecin, de la directrice et de l'administration.

1. Vis-à-vis du médecin. — Le médecin est le premier supérieur de l'infirmière. Elle sera en contact direct avec lui, journellement et ne devra jamais se départir de l'attitude professionnelle. Elle lui devra :

1° *le respect*, rendant hommage au savant et à l'homme de cœur qu'il doit être, autant qu'à sa situation. Ce respect se traduira par une attitude *déférente*, tant dans le maintien que dans le langage, et *réservée*, excluant toute familiarité. Une infirmière ne parlera jamais de son chef qu'avec politesse donnant ainsi l'exemple à ses malades et une forme aimable à leur reconnaissance. Elle créera ainsi autour de lui une atmosphère respectueuse et confiante ;

2° *l'obéissance*, exécutant fidèlement, ponctuellement ses prescriptions sans rien omettre, ni ajouter ;

3° une *collaboration* : a) intelligente tant dans l'exécution de ses ordonnances que dans la manière prévoyante de les comprendre. C'est par la réflexion et la compétence qu'elle exécutera dans le meilleur sens les ordres reçus : b) *discrète ;* elle ne devra jamais formuler la plus légère critique de son chef, devant les malades et dans son entourage, ni dévoiler une erreur qu'il aurait pu commettre ; c) *sincère ;* elle sera loyale dans ses actes, véridique et précise dans ses rapports, consciencieuse dans son travail. S'il lui arrive de commettre une maladresse, elle ne craindra pas de l'avouer de suite en toute franchise.

II. Vis-à-vis de la directrice. — A première vue, il semble que les devoirs de l'infirmière soient sensiblement les mêmes quel que soit le supérieur. Son attitude cependant vis-à-vis d'eux diffère.

La directrice d'une œuvre est certainement pour l'infirmière le supérieur le plus apte à la comprendre et à l'aider, ce qui entraîne certaines modifications dans sa conduite. Elle sera avant tout pour elle une collaboratrice :

1° *Respectueuse* de sa *situation*, de sa *personne*, de ses *idées* : a) de sa situation en sachant rester à sa place et en n'empiétant pas sur son domaine. Ne pas vouloir commander quand sa mission est surtout d'obéir ; b) de sa personne. Sympathique ou non : il faut voir en elle non la personne mais la fonction ; excuser ses défauts et ses travers si elle en a et savoir reconnaître ses qualités ; c) de ses idées. Ne pas les critiquer si on ne les comprend pas, car critiquer la direction d'une œuvre, c'est jeter le discrédit sur l'œuvre elle-même.

2° *Dévouée*, elle s'efforcera de comprendre son but et de mettre son intelligence à l'aider pour le réaliser.

3° *Confiante*, sachant exposer ses difficultés, avouer ses manquements et demander conseil.

III. Vis-à-vis de l'administration, plus lointaine, elle sera loyale, respectant son engagement et s'efforçant d'être une bonne infirmière par le savoir, la tenue, la dignité, faisant respecter l'œuvre dans laquelle elle travaille.

Fidèle : être fidèle, c'est réaliser l'unité des efforts vers un meilleur résultat.

Elle aura également l'*esprit de corps* soutenant, excusant, ou rendant hommage à celles qui collaborent avec elle à l'œuvre commune ; plaçant « sa maison » au-dessus des autres et voulant qu'on l'aime et qu'on la trouve mieux que les autres.

En résumé elle s'efforcera d'inspirer confiance, de la mériter et de savoir la garder. X., élève de l'école régionale de Reims.

L'Infirmière Française, 1927, p. 193-194

LA VOCATION DE L'INFIRMIÈRE

« Avoir fait un jour, volontairement, par saine et haute compréhension du sérieux de la vie, pleine et entière abstraction de soi, en dépit, quelquefois, d'oppositions familiales très dures à surmonter ;

« Avoir pris conscience du respect dû à la vie de toute personne humaine au point de remplir du matin au soir, et même souvent du soir au matin, l'office du Bon Samaritain pour toutes les plaies rencontrées désormais au hasard de la route ;

« Accepter, comme Jésus l'a fait trente ans durant, des besognes rebutantes, des travaux manuels « ennuyeux et faciles » dont bien des gens se croient légitimement dispensés en raison de leur intelligence, de leur fortune ou de leur naissance ;

« Se garder pure et droite au milieu d'occasions parfois si troublantes ;

« Savoir à tout instant obéir et s'effacer sans perdre de vue pour cela un seul moment, la pensée de son écrasante responsabilité ;

« Consentir à une époque de poursuite de lucre, à des rétributions qui assurent tout juste le nécessaire ;

« Se fermer toute possibilité de vie facile et agréable, de vie transformée par l'art, la beauté et la liberté d'action, en un enchantement journalier, pour venir se cloîtrer, la journée durant, dans ces temples de la souffrance et de la mort que sont nos hôpitaux ;

« Lutter à propos de la maladie, de la misère et du taudis, contre l'égoïsme doré des uns et la déchéance haineuse des autres ;

« Chercher, en rapprochant les classes ennemies, à préparer dès ici-bas l'unité du « Royaume de Dieu » qui doit se réaliser pleinement là-haut ;

« Mourir sur la brèche, quelquefois prématurément, n'ayant rien amassé, s'étant consumée en efforts toujours noyés dans l'indifférence générale, mourir parfois sur un échec, mais croyant coûte que coûte à la valeur splendide du sacrifice et de la charité ;

« En vérité, si c'est là la synthèse de la vocation d'infirmière, n'est-ce pas en même temps une des plus magnifiques et des plus complètes illustrations de la vocation du chrétien ? »

En déclarant que la « vie humble » telle qu'est incontestablement la vie de l'infirmière, exige un « choix » et veut « beaucoup d'amour », Verlaine rejoignait la plus pure loi du christianisme.

Texte du P. Sanson, cité par Mlle Greiner dans sa conférence de morale professionnelle faite à Strasbourg en janvier 1936. *L'Infirmière Française*, 1936, p. 110 et 111

LES 327 QUALITES DE L'INFIRMIERE (suite)

QUALITES CITEES MOINS DE 50 FOIS

Entre 30 et 50 :

Connaissances. — Sang-froid. — Rapidité. — Tact. — Egalité d'humeur. — Bonne tenue. — Calme. — Courage. — Maîtrise de soi. — Précision. — Honnêteté. — Loyauté. — Ponctualité. — Responsabilité. — Bonne humeur. — Collaboration. — Attention.

(30) Habileté. — Technique. — Respect d'autrui. — Justice. — Gentillesse. — Secret professionnel. — Adaptation. — Adresse.

(20) Gaieté. — Humanité. — Perfectionnement. — Bon sens. — Sourire. — Diplomatie. — Efficacité. — Jugement. — Discipline. — Franchise. — Amour du métier. — Politesse. — Résistance physique. — Simplicité. — Amour du malade. — Culture générale. — Délicatesse. — Mémoire. — Pédagogie. — Accueil. — Activité. — Sens de l'humain. — Adaptabilité. — Décision. — Dynamisme. — Energie. — Moralité. — Obéissance. — Persévérance. — Vivacité d'esprit.

(10) Don de contact. — Désintéressement. — Impartialité. — Serviabilité. — Courtoisie. — Souplesse. — Travail. — Amour des jeunes. — Intuition. — Ouverture d'esprit. — Présentation. — Réconfort. — Silence. — Abnégation. — Assurance. — Confiance (que l'on inspire). — Discernement. — Economie. — Endurance. — Formation professionnelle. — Influence. — Minutie. — Sincérité. — Bienveillance. — Capacité. — Caractère. — Bon caractère. — Correction. — Bonne éducation. — Maternalité (ex. : être comme une mère pour ses malades). — Objectivité. — Présence. — Résistance. — Morale. — Savoir faire. — Sensibilité. — Sociabilité. — Volonté.

(5) Dignité. — Droiture. — Intérêt pour autrui. — Joie. — Oubli de soi. — Perspicacité. — Qualification. — Confiance. — Accessibilité. — Assiduité. — Caractère souple. — Charité. — Curiosité. — Dextérité. — Esprit de corps. — Expérience. — Information. — Netteté. — Personnalité. — Persuasion. — Prévoyance. — Promptitude. — Prudence. — Réflexion. — Réserve. — Sérieux. — Sympathie. — Vigilance. — Vivacité du geste. — Affabilité. — Agrément. — Asepsie. — Avenante. — Camaraderie. — Célérité. — Clairvoyance. — Cœur. — Coopération. — Doigté. — Education du malade. — Entente. — Entrain. — Esprit pratique. — Sens de la hiérarchie. — Humilité. — Indulgence. — Maturité. — Neutralité. — Pratique. — Respect du patron. — Savoir. — Sens médical. — Sens pratique. — Solidarité. — Spontanéité. — Ténacité. — Enthousiasme. — Soin.

(2) Aspect extérieur. — Sens des besoins des malades. — Clarté d'esprit. — Coquetterie. — Cordialité. — Culture professionnelle. — Débrouillardise. — Docilité. — Egalité. — Elégance. — Exigence. — Féminité. — Foi en sa mission. — Force. — Générosité. — Idéal. — Indépendance. — Largeur d'esprit. — Logique. — Modestie. — Opportunité. — Optimisme. — Perfection. — Philosophie. — Pondération. — Régularité. — Rendement. — Imposer le respect. — Robustesse. — Secrétariat. — Sens social. — Sérénité. — Stabilité. — Synthèse. — Théorie. — Valeur professionnelle. — Vérité. — Bonne volonté. — Equilibre physique. — Hygiène. — Rationnalité. — Sévérité. — Surveillance.

N'ont été citées qu'une fois :

Bêtise. — Rangement. — Compassion. — Confiance en soi. — Créer un milieu agréable. — Sens des situations. — Bon esprit. — Compétence humaine. — Connaissances pratiques. — Dépendance. — Jeunesse d'esprit. — Matériel propre. — Rigidité. — Soumission. — Aération. — Bonne conduite. — Connaissance d'autrui. — Connaissances générales. — Décence. — Entr'aide. — Imagination. — Omniprésence. — Routine. — Amour de la vie solitaire. — Aptitudes intellectuelles. — Célibat. — Chaleur humaine. — Clarté d'esprit. — Clarté d'expression. — Dégourdie. — Documentation. — Eloquence. — Individualisme. — Intégrité. — Réceptivité. — Résistance nerveuse. — Affirmation. — Ambition. — Beauté. — Collégiabilité. — Complaisance. — Endurance nerveuse. — Esprit critique. — Instruction. — Invulnérabilité. — Ne pas jouer au médecin. — Notion du devoir. — Pertinence. — Esprit de famille. — Esprit social. — Esprit scientifique. — Esprit d'observation. — Relation. — Résignation. — Tolérance. — Diligence. — Familiarité. — Méticulosité. — Pacificité. — Répartie. — Respect du matériel. — Respect de soi. — Charme. — Clémence. — Conseil. — Constance. — Facilité d'élocution. — Pas de jalousie. — Parler correctement. — Sens des valeurs. — Sobriété. — Sûreté. — Zèle. — Rester à sa place. — Apaisement. — Approfondissement. — Audace. — Etre convaincante. — Humour. — Infatigabilité. — Perfectibilité. — Rayonnement. — Repos. — Réputation. — Tranquillité d'esprit. — Ingéniosité. — Exemplarité. — Perfection morale. — Savoir vivre.

N'existent que dans la liste « malades »

Circonspection. — Classe. — Concision. — Sens du concret. — Confort. — Considération d'autrui. — Endurance physique. — Grâce. — Joie de vivre. — Laïcité. — Obligeance. — Prestige. — Prévenance. — Représentativité. — Réussite. — Savoir tout faire. — Science. — Utilité. — Vocation. — Pas de zèle.

Résultats de l'enquête faite à partir de décembre 1963 par l'Association Nationale des Infirmières Diplômées d'État sur les qualités de l'infirmière. *R.I.A.S.*, septembre-octobre 1964.

Outils d'analyse de situation servant à élaborer un projet de soins

Les bases d'un projet de soins ne peuvent se dégager des informations connues par les soignants que si celles-ci sont analysées et regroupées de façon significative.

Il ne s'agit pas de recueillir systématiquement des informations, mais de comprendre celles que l'on reçoit et d'établir entre elles des liens de signification, à partir des trois grands domaines interférant par rapport aux soins, servant de base au projet de soins.

Le premier outil met en évidence ces trois grands domaines :

— *Ce que le personnel soignant connaît de la personne soignée* en prêtant attention aux conséquences par rapport à la maladie, aux atteintes qu'elle entraîne, et à ses suites :

- âge
- place dans la famille
- travail
- centre d'intérêts, loisirs, activités habituelles, préoccupations

— *Ce que le personnel soignant connaît avec précision de la maladie :*

- débuts, premiers symptômes, diagnostic précis ou imprécis, traitements... mais également ce que le personnel soignant connaît des *atteintes fonctionnelles entraînées par la maladie,* ou qui lui sont conséquentes, ainsi une atteinte fonctionnelle des yeux peut entraîner une diminution de la fonction motrice.

Il importe de rendre précis la nature de l'atteinte en relation avec la maladie et le handicap. Ceci évite de passer systématiquement en revue tout l'ensemble des fonctions vitales, ce qui est sans utilité mais oblige à s'interroger sur les fonctions touchées par la maladie en lien avec ce que l'on connaît de la personne, comme son âge par exemple.

— *Ce que le personnel soignant connaît avec précision de l'entourage, de l'environnement* pour voir en quoi ils sont porteurs de ressources possibles, en quoi l'entourage est lui-même affecté..., ou pour se rendre compte que la pauvreté de l'entourage, et/ou son environnement, accroît le désarroi causé par la maladie.

Le deuxième outil permet, à partir de ce que révèlent les informations du premier outil, de mettre en évidence ce que la personne peut encore faire avec aide, ce qu'elle ne peut plus faire : ce qui est indicateur de ses possibilités d'autonomie → dépendance. C'est à partir de l'indication des compensations à apporter à ce qu'elle peut faire avec aide, et ce qu'elle ne peut plus faire que se dégage *le projet de soins,* en tenant compte également de ce que l'entourage peut faire seul, peut faire avec aide, ou ne peut plus faire.

Cet outil peut tout aussi bien s'utiliser par rapport à ce qu'une personne sait faire seule, sait faire avec aide, ne sait pas faire : ainsi en serait-il pour les premiers soins à un nouveau-né, donnés par une jeune maman.

Cette analyse de possibilités d'autonomie ⟷ dépendance ne peut se dissocier des affects ressentis par la personne, ni de ce qui mobilise ou non ses motivations : peur, sentiment de diminution, affection pour un être cher, etc.

EXEMPLE D'UTILISATION D'OUTILS D'ÉLUCIDATION DE SITUATION DE SOINS INFIRMIERS

Il s'agit de la situation d'un enfant de cinq ans ayant un handicap moteur de la jambe gauche en raison d'une ostéomyélite du condyle fémoral.

La raison d'intervention au domicile était au départ, pour l'infirmière puéricultrice, de « contrôler » que l'enfant porte bien son appareil. L'analyse de situation faite *avec les parents* a permis à Pierre de retrouver sa place dans le milieu familial car les parents ont pu exprimer leur appréhension, leurs préoccupations, leurs problèmes par rapport au retour de Pierre après plusieurs mois d'hospitalisation. Partagée avec les enseignants de son milieu scolaire, cette analyse a permis à Pierre de retourner à l'école maternelle où il a retrouvé la possibilité de développer ses capacités psycho-motrices (en tenant compte de son handicap) et psycho-affectives en ayant de nouveau des camarades et le contact avec d'autres adultes que ses parents. Le retour de Pierre à l'école a également été très bénéfique pour la mère de Pierre, en lui redonnant des moments d'autonomie personnelle.

L'analyse de l'atteinte de la fonction de mobilité, donc de déplacement pour Pierre ainsi que les conséquences pour sa mère, a permis de justifier une demande de logement au rez de chaussée, qui fut obtenu.

L'infirmière puéricultrice a modifié l'orientation de l'action sanitaire en changeant la *fonction contrôle* en *fonction soignante*, en la réalisant avec différentes personnes concernées par la situation.

OUTIL REGROUPANT LES INFORMATIONS

Nom D. Pierre
QUE CONNAISSONS-NOUS ?

Date 12.02.82

De Pierre

— Aîné des garçons
— Aimait beaucoup l'exercice physique, se bagarrer; jeux de ballon
— Pas de jouet en raison de l'insuffisance de revenus
— Aime la musique et la danse

Après l'absence du foyer due à l'hospitalisation :

— Est immobilisé sur un tabouret, ce qui le rend agressif vis-à-vis de sa mère et de ses frères et sœur
— Parle peu, vocabulaire appauvri, ne dessine plus
— Ne va plus à l'école, perte des camarades
— Aime et admire son père

De sa maladie

Juillet 1980 premiers signes d'algies

Août 1980 diagnostic d'ostéomyélite du condyle fémoral gauche

18 août-20 octobre hospitalisation, curage du condyle

Octobre-juin 1982 corset pelvicuro-pédieux

Des atteintes fonctionnelles liées à la maladie

Motricité — jambe gauche plus courte de 1,5 cm appareillée en vue d'éviter fracture spontanée;
— immobilisée en légère traction sans possibilité d'y prendre appui durable

Conséquences de cette atteinte sur d'autres fonctions
Elimination — gène à l'évacuation intestinale en raison de l'appareil qu'il faut ôter et replacer ensuite
Diminution du développement psycho-moteur en raison de l'immobilisation, du manque de jeux avec les camarades, de l'arrêt de l'école maternelle

De son entourage et environnement

Père ouvrier, maçon
— grand attachement à ses enfants
— très atteint par la maladie et le handicap de Pierre
— désire tout mettre en œuvre pour qu'il puisse « vivre comme les autres enfants »

Mère déjà très occupée par deux très jeunes enfants
— très accaparée par toute l'aide nécessaire à apporter à Pierre
— exigence d'une dépense de force physique importante pour le descendre de l'appartement et le sortir
— n'a plus aucun moment de détente personnelle, ce qui engendre tension et agressivité
— sentiment de culpabilité vis-à-vis de la maladie de Pierre
— appréhension de l'appareil

Frères et sœur taquins avec Pierre sans que celui-ci puisse le leur rendre
Logement — appartement type F 3 au 4e étage, sans ascenseur
Ressources — revenus très modestes : SMIG + allocations familiales
Représentation de la famille

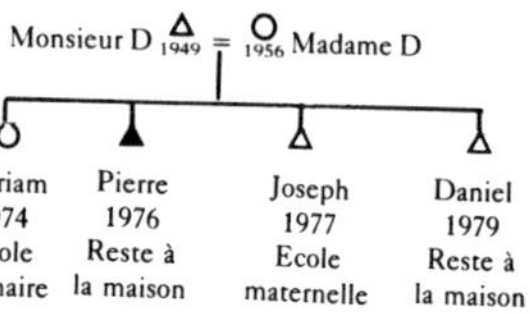

OUTIL D'ANALYSE DES POSSIBILITES D'AUTONOMIE ↔ DEPENDANCE

Ce que Pierre peut faire seul

S'asseoir ou se dégager de son siège télescopique

Station debout à condition qu'elle ne soit pas trop prolongée (10 minutes maximum)

Ce que Pierre peut faire avec aide :

— *d'une personne*	— *d'un matériel adapté*
Enlever ou enfiler collant et pantalon	Siège télescopique
S'installer dans la charrette qui le transporte à l'école.	Charette d'handicapé
Sortir de la charette	
S'allonger	Banc + oreiller ou tapis de sol

Monter ou descendre une seule marche d'escalier à condition que celle-ci n'excède pas 5-7 cm. (Appui contre le mur ou à la rampe souhaitable.)

Ce que Pierre ne peut plus faire

Interdiction formelle de marcher ou stationner sans l'appareil
Fléchir la jambe gauche
S'asseoir sur une chaise normale
Monter plusieurs escaliers
Courir
S'accroupir (exemple : lacer ses chaussures)
Effectuer un parcours de plus de 30 m à la fois (exemple : effectuer le trajet du domicile à l'école)
Enlever ou mettre l'appareil
Aller à la selle ayant ou n'ayant pas l'appareil. (Porter Pierre après avoir enlevé l'appareil.)

La dépendance occasionnée par l'atteinte de la fonction motrice de Pierre oriente l'action infirmière : soins d'entretien de la vie, soins de réparation. En voici un résumé succint :

Soins d'entretien de la vie

Par rapport à Pierre en lien avec sa maman
— installation à la maison
— habillage et déshabillage en fonction de l'appareil et de l'élimination
— préparation du retour à l'école

Par rapport à ses parents
— faciliter l'expression, crainte, angoisse, culpabilité, agressivité, liée au handicap, et ses effets sur la famille
— analyser avec eux le changement de logement

Par rapport à sa mère
— chercher comment diminuer la dépendance et le surcroît de travail occasionné par le handicap de Pierre

Par rapport aux enseignants de l'école
— les préparer au retour de Pierre, en leur permettant de comprendre ce que Pierre peut faire seul et avec aide et en leur permettant d'exprimer leurs sentiments.

Soins de réparation

— port de l'appareil
— préparation à la future intervention en octobre 1982. Contact avec le chirurgien, Pierre et ses parents

Principaux textes législatifs concernant la profession infirmière

• FORMATION INFIRMIÈRE

— Circulaire du 28 octobre 1902 (J.O. du 30 octobre 1902) relative à la loi du 15 juillet 1893 sur l'assistance médicale gratuite, et à la création d'Écoles d'Infirmières.

— Décret du 27 juin 1922 (J.O. du 1er juillet 1922) portant institution du brevet de capacité d'infirmière professionnelle, (et créant un conseil de perfectionnement des écoles d'infirmières).

— Arrêté du 10 octobre 1923 (J.O. du 31 octobre 1923) relatif à la reconnaissance administrative d'Écoles d'Infirmières.

— Arrêté du 24 juin 1924 (J.O. du 14 septembre 1924) fixant les programmes-types des Écoles d'Infirmières de l'État français, accompagné des programmes-types.

— Décret du 18 février 1938 (J.O. du 19 février 1938) instituant des diplômes simple et supérieur d'infirmière ou d'infirmier hospitalier et d'assistant ou d'assistante de service social de l'État.

— Arrêté du 7 décembre 1938 (J.O. du 8 décembre 1938). Attribution du diplôme d'État d'infirmier ou d'infirmière.

— Décret n° 2484 du 10 août 1942 (J.O. du 30 septembre 1942) ayant pour objet la délivrance du diplôme d'État d'infirmière ou d'infirmier hospitalier.

— Loi n° 372 du 15 juillet 1943 (J.O. du 28 août 1943) relative à la formation des infirmières ou infirmiers hospitaliers, à l'organisation et à l'exercice de leur profession.

— Arrêté du 4 août 1954 (J.O. du 10 août 1954) relatif aux études préparatoires aux diplômes d'État d'Infirmière et d'Assistante Sociale.

— Arrêté du 5 octobre 1957 (J.O. du 12 octobre 1957) relatif au Conseil de perfectionnement des études d'infirmière.

— Arrêté du 17 juillet 1961 (J.O. du 21 juillet 1961) relatif aux études préparatoires au diplôme d'État d'Infirmière et au diplôme d'État d'Assistante Sociale.

— Décret n° 72-818 du 5 septembre 1972 (J.O. du 7 septembre 1972) relatif aux études préparatoires et aux épreuves du diplôme d'État d'Infirmier.

— Décret n° 73-901 du 14 septembre 1973 (J.O. du 20 septembre 1973) créant un conseil supérieur des professions paramédicales (abrogeant les décrets et arrêtés concernant le conseil de perfectionnement des études d'infirmière).

— Décret N° 75-73 du 30 janvier 1975 (J.O. du 7 février 1975) portant publication de l'Accord Européen sur la formation et l'instruction des infirmières, fait à Strabourg le 25 octobre 1967.

— Décret n° 79-300 du 12 avril 1979 (J.O. du 14 avril 1979) relatif aux études préparatoires au diplôme d'Etat d'Infirmier.

— Décret n° 81-306 du 2 avril 1981 (J.O. du 4 avril 1981) relatif aux études conduisant au diplôme d'État d'Infirmier et d'Infirmière.

Formation infirmière de secteur psychiatrique

— Arrêté du 16 février 1973 (J.O. du 27 février 1973) relatif à l'organisation de l'enseignement, modifié par les arrêtés du 22 mai 1975 (J.O. du 28 mai 1975), du 26 avril 1979 (J.O. du 6 mai 1979) du 3 juillet 1979 (J.O du 8 juillet 1979), du 6 août 1979 (J.O. du 25 août 1979), du 20 mai 1980 (J.O. du 26-28 mai 1980).

Formation de cadres infirmiers
— Décret n° 58-1-104 du 14 novembre 1958 (J.O. du 19 novembre 1958) créant un certificat d'aptitude aux fonctions d'infirmière monitrice et d'infirmier moniteur, et un certificat d'aptitude aux fonctions d'infirmière surveillante et d'infirmier surveillant.
— Arrêté du 22 août 1966 (J.O. du 18 septembre 1966) modifié par les arrêtés du 20 mars 1969 et du 9 octobre 1975, relatif à l'agrément des écoles de cadres infirmiers, aux conditions d'admission, au programme et examen de fin d'études.
— Décret n° 73-822 du 7 août 1973 (J.O. du 17 août 1973) relatif à la création du certificat d'infirmière cadre de santé publique, complété par l'arrêté du 7 août 1973 (J.O. du 17 août 1973, B.O. du Ministère de la Santé Publique et de la Sécurité Sociale n° 73-39).
— Décret n° 75-928 du 9 octobre 1975 (J.O. du 12 octobre 1975). Création du certificat cadre infirmier, complété par l'arrêté du 9 octobre 1975 (J.O. du 12 octobre 1975, B.O. du Ministère de la Santé n° 75-44).

Formation de cadres-infirmiers du secteur psychiatrique
— Arrêté du 22 juillet 1976 (J.O. du 20 août 1976), annexes B.O. du Ministère de la Santé n° 76-37 relatif à la création du certificat de cadre infirmier de secteur psychiatrique.

Formation supérieure
— Décret du 27 juillet 1966 (J.O. du 2 août 1966, B.O.E.N.) portant approbation de la convention entre le Recteur d'Académie, Président du Conseil de l'Université de Lyon et le Président du Conseil Général des Hospices Civils de Lyon en vue de la réunion à l'Université de Lyon de l'Ecole Internationale d'Enseignement Infirmier Supérieur de Lyon.
— Arrêté du 8 avril 1975 du Secrétariat d'Etat aux Universités ayant pour objet la création de la Maîtrise de Sciences et Techniques des organisations sanitaires : option gestion hospitalière à l'Université Paris II, Porte Dauphine.
— Arrêté du 31 janvier 1977 du Secrétariat d'État aux Universités autorisant les universités Lyon I et Lyon II à délivrer la maîtrise de sciences et techniques « sanitaire et sociale ».
— Arrêté du 28 octobre 1978 du Ministère de la Santé (non paru au J.O., non paru au B.O.) transforme l'École Internationale d'Enseignement Infirmier Supérieur en Département d'Enseignement Infirmier Supérieur de l'Institut International Supérieur de formation des cadres de santé.

Spécialisations
INFIRMIÈRE PUÉRICULTRICE
— Décret n° 47-1544 du 13 août 1947 (J.O. du 20 août 1947) instituant un diplôme d'État de Puériculture.
— Arrêté du 20 septembre 1979 (J.O. du 18 octobre 1979, B.O. du Ministère de la santé n° 79-42) relatif au programme, à l'évaluation continue et à l'examen du diplôme d'État.

INFIRMIÈRE AIDE-ANESTHÉSISTE
— Décret du 9 avril 1960 (J.O. du 15 avril 1960) création du certificat d'aptitude aux fonctions d'aide-anesthésiste.

INFIRMIÈRE DE SALLE D'OPÉRATION
— Décret n° 71-388 du 21 mai 1971 (J.O. du 25 mai 1971) relatif à la création d'un certificat d'aptitude aux fonctions d'infirmière de salle d'opération.

Formation des aides-soignantes
— Arrêté du 23 janvier 1956 (J.O. du 25 janvier 1956) relatif au certificat d'aide-soignante.
— Arrêté du 25 mai 1971 (J.O. du 11 juin 1971, B.O. du Ministère de la Santé n° 24-71) relatif aux conditions d'admission à l'enseignement préparatoire, modalités d'attribution du certificat d'aptitude d'aide-soignante.
— Arrêté du 7 juillet 1971 et annexe (mentionné au J.O. du 8 septembre 1971, B.O. du Ministère de la Santé publique n° 37-71) relatif au programme d'enseignement, modifié par l'arrêté du 18 juin 1980 (J.O. du 10 juillet 1980, art. 5).

EXERCICE PROFESSIONNEL
— Décret du 27 juin 1922 (J.O. du 1er juillet 1922) portant institution du brevet de capacité d'infirmière professionnelle.
— Décret du 18 juillet 1924 (J.O. du 8 août 1924) modifiant le décret du 27 juin 1922 instituant des brevets de capacité professionnelle, permettant de porter le titre d'infirmière diplômée de l'État français.
— Décret du 6 août 1926 (J.O. du 14 août 1926) fixant le statut des infirmières des hôpitaux militaires.
— Circulaire du 9 juillet 1936 à MM les Préfets (non parue au J.O.) : Envoi d'un statut-type du personnel des établissements hospitaliers.
— Loi n° 372 du 15 juillet 1943 (J.O. du 28 août 1943) relative à la formation des infirmières ou infirmiers hospitaliers, à l'organisation et à l'exercice de leur profession.
— Loi n° 46-630 du 8 avril 1946 (J.O. du 9 avril 1946) relative à l'exercice des professions d'assistantes ou d'auxiliaires de service social et d'infirmières ou d'infirmiers.
— Arrêté du 31 décembre 1947 (J.O. du 9 janvier 1948) concernant les actes médicaux qui peuvent être exécutés par un auxiliaire médical qualifié.
— Loi n° 48-813 du 13 mai 1948 (J.O. du 14 mai 1948) modifiant l'article 13 de la loi n° 46-630 du 8 avril 1946, relative à l'exercice des professions d'assistantes ou d'auxiliaires de service social et d'infirmières ou d'infirmiers.
— Loi n° 51-659 du 24 mai 1951 (J.O. du 31 mai 1951) accordant un délai aux infirmiers et infirmières pour déposer la demande prévue à l'article 13 de la loi n° 46-630 du 8 avril 1946, relative à l'exercice professionnel des professions d'assistantes ou d'auxiliaires de service social et d'infirmières ou d'infirmiers modifié par la loi n° 48-813 du 13 mai 1948.
— Décret n° 51-243 du 28 février 1951 (J.O. du 1er mars 1951) portant création d'un Conseil supérieur des infirmières et infirmiers.
— Décret n° 55-683 du 20 mai 1955 (J.O. du 22 mai 1955) statut général du personnel des établissements d'hospitalisation, de soins ou de cure publics, complété par le décret n° 55-895 du 2 juillet 1955 (J.O. du 6 juillet 1955).
— Décret n° 591150 du 28 septembre 1959 (J.O. d'octobre 1959) créant un nouveau conseil supérieur des infirmières et infirmiers et abrogeant les textes concernant l'ancien conseil.
— Arrêté du 27 novembre 1959 (J.O. du 29 novembre 1959) désignant les membres du nouveau conseil supérieur des infirmières et infirmiers.
— Décret n° 62-50 du 16 janvier 1962 (J.O. du 17 janvier 1962) obligation d'être titulaire du diplôme d'État de puéricultrice pour occuper un emploi de direction dans le service de PMI.
— Circulaire du 27 août 1962 (Ministère de la Santé) en référence au décret n° 62-840 du 19 juillet 1962 (J.O. du 24 juillet 1962) stipulant le rôle des

infirmières puéricultrices Diplômées d'Etat dans l'organisation de la Protection Maternelle et Infantile.

— Décrets n° 65693 et 65694 du 10 août 1965 (J.O. du 19 août 1965) statut particulier des infirmières des administrations centrales de l'État, des services extérieurs qui en dépendent ou des établissements publics de l'État.

— Décret du 5 juin 1969 (J.O. du 14 juin 1969) relatif au statut particulier des infirmières des services extérieurs de l'administration pénitentiaire et de l'éducation surveillée.

— Instruction n° 106 du 12 juin 1969 (B.O. du Ministère de la Santé n° 69-31) Fonctions des infirmières de santé scolaire.

— Décret n° 73-901 du 14 septembre 1973 (J.O. du 20 septembre 1973) créant un conseil supérieur des professions para-médicales (abrogeant les décrets et arrêtés du conseil supérieur des infirmières et infirmiers).

— Arrêté du 9 mai 1974 (J.O. du 22 mai 1974) donnant la liste des commissions constituant le conseil supérieur des professions paramédicales, et composition de ces commissions, complété par arrêté du 1er mars 1975 (J.O. du 14 mars 1975) concernant la commission des infirmières et infirmiers.

— Décret n° 75-245 du 11 avril 1975 (J.O. du 15 avril 1975) relatif aux recrutement et à l'avancement des infirmières et infirmiers généraux et des infirmières et infirmiers adjoints des établissements d'hospitalisation publics.

— Circulaire T.E. n° 25 du 25 juin 1975 (B.O. du Ministère du Travail n° 29-75) Rôle du personnel infirmier d'entreprise en médecine du travail.

— Décret n° 77-483 du 22 avril 1977 complétant le décret n° 56-284 du 9 mars 1956 modifié fixant les conditions techniques d'agrément des établissements privés de cure et de prévention pour les soins aux assurés sociaux par l'annexe XXVIIIbis concernant les conditions techniques d'agrément des centres de soins infirmiers.

— Circulaire n° 78-146 du 30 mars 1978 (B.O.E.N. n ° 15 du 13 avril 1978) relative aux fonctions des infirmières d'établissements.

— Loi n° 78-615 du 31 mai 1978 (J.O. du 1er juin 1978) modifiant les articles L. 473, L. 475, L. 476 du code de la santé publique relatifs à la profession d'infirmier ou d'infirmière et l'article L. 372 de ce code relatif à l'exercice illégal de la profession de médecin.

— Décret n° 79-949 du 9 novembre 1979 (J.O. du 10 novembre 1979) portant règlement d'administration publique pour l'application à la profession d'infirmier ou d'infirmière de la loi n° 66879 du 29 novembre 1966 relative aux sociétés civiles professionnelles.

— Loi n° 80-527 du 12 juillet 1980 (J.O. du 13 juillet 1980) modifiant certaines dispositions du code de la santé publique relatives à l'exercice de la profession d'infirmier ou d'infirmière et de certaines autres professions d'auxiliaires médicaux.

— Décret n° 81-539 du 12 mai 1981 (J.O. du 15 mai 1981) relatif à l'exercice de la profession d'infirmier.

Rétrospective de la création et de l'évolution juridique des principales associations de la profession infirmière*

ANFIIDE — *Association Nationale Française des Infirmières et Infirmiers Diplômés et Élèves*

Les origines du projet de création d'une association professionnelle d'infirmières diplômées de l'État français remonte à 1908, à l'instigation de Madame Alphen Salvador. Un comité fut constitué pour jeter les bases d'un groupe professionnel appelé à titre provisoire « Conseil National des Directrices d'Écoles d'Infirmières ». La mort de Madame Alphen Salvador, puis la Grande Guerre retardèrent de plusieurs années l'aboutissement de ce projet.
Repris en 1922, à la suite de l'institution du *brevet de capacité d'infirmières professionnelles* (décret du 27 juin 1922), la création d'une association fut annoncée aux lectrices de *l'Infirmière Française* dans le numéro de décembre 1923. En mai 1924 un encart dans *l'Infirmière Française* annonce sa prochaine réalisation.

22 juin 1924 : Assemblée constitutive de l'Association Nationale des Infirmières Diplômées de l'État Français : A.N.ID.E.F. (J.O. du 14 novembre 1924) Première Présidente : Mademoiselle Chaptal.
24 juillet 1925 : Affiliation au Conseil International des Infirmières au Congrès d'Helsingfors en Finlande (20-27 juillet 1925).
23 août 1932 : Reconnaissance d'utilité publique.
11 avril 1964 : Modification du titre de l'Association en Association Nationale Française des Infirmières et Infirmiers Diplômés d'Etat : A.N.F.I.I.D.E.
13 octobre 1975 : Modification du titre en : Association Nationale Française des Infirmières et Infirmiers Diplômés et Élèves : A.N.F.I.I.D.E.
Les nouveaux statuts approuvés à l'Assemblée Générale du 25 janvier 1975 ouvrent l'Association aux infirmières et infirmiers psychiatriques ainsi qu'aux élèves diplômés d'État et psychiatriques.
Siège : 24, avenue de la République — 75011 Paris.

PUBLICATIONS : — *L'Infirmière Française* 1923-1939.
— *Flash A.N.F.I.I.D.E.* 1971 à ce jour.
— (*La Revue de l'Infirmière et de l'Assistante Sociale* a été également l'organe de l'Association de 1963 à 1970.)

CCPS — *Centre Chrétien des Professions de Santé*

Mademoiselle d'Airoles projette de créer une association « regroupant toutes les catégories d'infirmières en vue d'une œuvre de sanctification et dans des réunions d'études où tous les problèmes de morale professionnelle seraient abordés ». Les premières réunions ont lieu en juillet 1921. Elle s'inspire de l'Union Catholique des PTT pour créer en :

1922 : L'Union Catholique du Personnel des Services de Santé : U.C.S.S.
Première Présidente : Mademoiselle d'Airoles.
Juin 1931 : Déclaration officielle de l'Union Catholique du Personnel des

* Ces Associations sont nommées par les noms et sigles qui les désignent actuellement.

Services de Santé (J.O. du 12 juin 1931 — p. 6423).
11 novembre 1971 : L'U.C.S.S. change son titre en Centre Chrétien des Professions de Santé : C.C.P.S. (J.O. du 3 février 1972).
Siège : 16, rue Tiphaine — 75015 Paris

PUBLICATIONS : 1930 : *Pages Documentaires* — 1er numéro en décembre.
1973 : Journées de perfectionnement du CCPS.

LA REPSA — *Les Religieuses dans les Professions de Santé*

1930 : Création du Secrétariat National des Œuvres Catholiques Sanitaires et Sociales (SNOCSS).
1932 : Premières journées nationales d'études des religieuses hospitalières (100 religieuses y assistent).
Création d'une *Commission Nationale des Religieuses Hospitalières*.
23 janvier 1947 : Création de l'Union des Congrégations d'Action Hospitalière et Sociale : UNCASH (J.O. du 6 février 1947).
Mai 1957 : L'UNCASH se constitue en association loi 1901 sous le titre de l'Union Nationale des Religieuses des Congrégations d'Action Hospitalière et Sociale. Le sigle demeure l'UNCASH (J.O. du 26 mai 1957).
12 novembre 1973 : L'UNCASH change sa dénomination et devient : Religieuses dans les Professions de Santé : REPSA (J.O. du 25 novembre 1973).
Siège : 106, rue du Bac — 75007 Paris.

PUBLICATIONS : 1938 : Bulletin d'Information des *Religieuses Hospitalières, Visiteuses et Directrices d'orphelinats*.
1973 : *Religieuses dans les professions de santé*.

CEEIEC — *Comité d'Entente des Écoles d'Infirmières et des Écoles de Cadres*

1er mars 1949 : Les écoles d'infirmières françaises se sont réunies en Union pour former le Comité d'Entente des Écoles d'Infirmières Hospitalières Françaises et de l'Union Française, déclaré le 22 juillet 1949 (J.O. du 5 août 1949).
Première Présidente : Mademoiselle Rose Lucas.
25 avril 1964 : Modification du titre du Comité d'Entente des Écoles d'Infirmières Hospitalières et de l'Union Française, en Comité d'Entente des Écoles d'Infirmières et des Écoles de Cadres : CEEIEC, déclaré le 10 juin 1965 (J.O. du 8 juillet 1965).
Siège : 6, rue Jean-Jaurès — 94190 Villeneuve St Georges.

PUBLICATION : 1970 : *L'Infirmière Enseignante*, Bulletin d'Information et de Pédagogie.

Liste des revues infirmières publiées en France

Titre	Origine : École ou Association	Année de parution	Année de* fin de publication
— Le Bulletin des Infirmières Gardes-Malades	École de la Salpêtrière	avant 1906	?
— La Soignante	"	?	?
— La Garde-Malade Hospitalière	Florence Nightingale Bordeaux	1906	
devient			
— La Dame à la lampe	"	1922	1925
remplacée par			
— Le Bulletin Trimestriel de l'École Florence-Nightingale	"	Janvier 1928	Octobre 1932
devient			
— Bagatelle	"	Janvier 1933	?
— L'Infirmière Française	ANIDEF	1923	1939
— FLASH ANFIIDE	ANFIIDE	1971	
— Bulletin de l'Union Catholique du personnel des services de santé	UCSS	1925	1942
devient			
— Pages de vie	"	?	?
— Pages documentaires	"	Déc. 1930 1948	1939 1972
— Journées de perfectionnement du Centre Chrétien des Professions de Santé	"	1973	
— Revue de l'Infirmière et de l'Assistante Sociale	Croix-Rouge	Janvier 1951	Décembre 1970
devient			
— Revue de l'Infirmière		Janvier 1971	
— Bulletin d'Information des religieuses hospitalières visiteuses et directrices d'orphelinats	UNCASH	1938	?
— Religieuses des Professions de Santé	REPSA	1973	
— L'Infirmière Enseignante	CEEIEC	1970	
— Cahiers de l'AMIEC Étude sur les soins et le service infirmier	AMIEC	1975	
AUTRES REVUES CONCERNANT LA PROFESSION INFIRMIÈRE			
— Cahiers de la Puéricultrice	Association Nationale des Puéricultrices D.E.	1963	
— G.E.R.I.P. Revue du Groupe d'Études et de Recherches des Infirmières Psychiatriques		1968	
— Symbiose Revue des Professions de Santé		1978	

* Il y a un point d'interrogation à chaque fois qu'il n'a pas été possible de préciser l'année de début ou de fin de publication. La case reste vide lorsque la revue parait encore à ce jour.

Bibliographie

Les ouvrages mentionnés en bibliographie sont les ouvrages les plus indicateurs par rapport à telle ou telle partie. Ils ne reprennent pas systématiquement toutes les notes bibliographiques. Si un ouvrage ou une revue a été utilisé dans plusieurs parties du livre, il n'est cité que dans la partie où il a été le plus utilisé. C'est notamment le cas entre la deuxième et la quatrième parties.

Tous les * précédant une référence indiquent la littérature professionnelle.

PREMIÈRE PARTIE

Livres

Albistur M., Armogathe D., *Histoire du Féminisme français, du moyen âge à nos jours*. Paris, Ed. des Femmes, 1977.

Aron J.P., *Misérable et glorieuse la femme du XIXe*. Paris, Fayard, 1980.

Attali J., *L'ordre cannibale*. Paris, Grasset, 1979.

Augustin St., *Les confessions*. Paris, Garnier Frères, 1964.

Badinter E., *L'amour en plus*. Paris, Flammarion, 1980.

Baker C., *Les contemplatives des femmes entre elles*. Paris, Stock, 1979.

de Beauvoir S., *Le deuxième sexe*. Paris, Gallimard, 1949.

Bariety M., et Coury C., *Histoire de la médecine*. Paris, Fayard, 1963.

Bettelheim B., *Les blessures symboliques*. Paris, Gallimard, 1971.

*Bihet M.M., et Gounelle H., *Morale professionnelle*. Paris, Foucher et Masson, pas daté (sans doute vers 1950).

Boltanski L., *Prime éducation et morale de classe*. Paris, Mouton, 1969.

Braudel F., *Les structures du quotidien, Paris, Armand Colin 1979.*

Carles E., Une soupe aux herbes sauvages. Paris, J. Claude Simoën, 1979.

*Carrières, *Les infirmières*. Paris, Hachette, 1958.

Castan Y., *Magie et sorcellerie à l'époque moderne. Paris, Albin Michel, 1980.*

**Charles G., L'infirmière en France d'hier à aujourd'hui*, Paris, Centurion, 1979.

Chombart de Lauwe M.J., et autres, *La femme dans la société*. Paris, Centre National de la Recherche Scientifique, 1963.

Delumeau J., *La peur en occident*. Paris, Fayard, 1978.

Duby G., *Histoire de la France*. Paris, Larousse, 1970.

Duby G., *Le chevalier, la femme et le prêtre. Paris, Hachette, 1981.*

**Ehrenreich B., English D., Sorcières, sages-femmes et infirmières*. Québec, Ed. du Remue-Ménage, 1976, et *Temps Modernes*, avril 1978.

Favret-Saada J., *Les mots, la mort, les sorts*, Paris, Gallimard, 1977.

Fillipetti H., Trotereau J., *Symboles et pratiques rituelles dans la maison paysanne traditionnelle*. Paris, Architecture et vie traditionnelle, 1978.

Foucault M., *Histoire de la folie*. Paris, Plon, 1961.

Foucault M., *Naissance de la clinique*. Paris, PUF, 1975.

Foucault M., *La volonté de savoir*. Paris, Gallimard, 1976.

Fugier A.M., *La place des bonnes*. Paris, Grasset, 1979.

Garden M., *Histoire économique d'une grande entreprise de santé*, Le budget des Hospices Civils de Lyon 1800-1976. Presses universitaires de Lyon, 1980.

Grafteaux S., *Mémé Santerre*, une vie. Paris, Marabout 1031, 1975.

Goffman E., *Asiles*, Paris, Ed. de Minuit, 1968.

Groult B., *Ainsi soit-elle*. Paris, Grasset, 1973.

Guerrand R.H., *Brève histoire du service social en France*, 1896-1976.
*Hamilton A., *Les garde-malades, congréganistes, mercenaires, amateurs, professionnelles*. Paris, Vigot 1901. Republié dans *Soins*, tome 22, n° 15/16, 23, 24, 1977 - tome 23, n° 5/8, 15/16, 20, 1978.
Imbert J., *Les hôpitaux en France*. Paris, PUF, collection Que sais-je n° 795, 1974.
Knibiehler Y., Fouquet C., *L'Histoire des mères*. Paris Ed. Montalba, 1980.
Leakey R., *Les origines de l'homme*. Paris, Arthaud, 1980.
Leclerc A., *Paroles de femmes*. Paris, Grasset, 1974.
Léonard J., *La médecine entre les pouvoirs et les savoirs*. Paris, Aubier, 1981.
Linton R., *Le fondement culturel de la personnalité*. Paris, Dunod, 1968.
Lithenthaeler C., *Histoire de la médecine*, Paris, Fayard, 1975.
Loux F., *Le jeune enfant et son corps dans la médecine traditionnelle. Paris, Flammarion, 1978.*
Loux F., Sagesses du corps. Paris, Maisonneuve et Larose, 1978.
Loux F., *Le corps dans la société traditionnelle*. Paris, Berger-Levrault, 1979.
Mauss M., *Sociologie et Anthropologie*. « Essai sur le don », 6e partie « Les techniques du corps ». Paris, PUF, 1966.
Mead M., *L'un et l'autre sexe*. Paris, Denoël-Gonthier, 1971.
Michelet J., *La sorcière*. Paris, Flammarion-Garnier, 1966.
Moreau J.B., *Les grands symboles méditerranéens dans la poterie algérienne*. Société Nationale d'Edition et de Diffusion, Alger, 1976.
Muchembled R., *La sorcière au village*. Paris, Archive, 1979.
*Nightingale F., *Notes on Nursing*. London, Camelot Press Ltd, 1952. Première édition 1859.
*Nutting M., and Dock L., *A History of Nursing*. New York, G.P. Putnam's, 1907-1912.
Palaiseul J., *Nos grands-mères savaient...* Paris, Laffont, 1972.
*Parrot A., *L'image de l'infirmière*. Paris, Centurion, 1973.
Pernoud R., *La femme au temps des cathédrales*. Paris, Stock, 1980.
Pierro R., Long F., *L'autre moitié de l'Église : les femmes*. Paris, Ed. du Cerf, 1980.
Redfield R., *The primitive world and its transformations* New York, Cornell University Press, 1953.
*Rév. Mère Catherine de J.C., *Au chevet de la souffrance*. Paris, La Colombe, 1955 (5e éd.).
Roberts M., *American Nursing : History and Interpretation*. New York : McMillan Co, 1954.
*Steward I., and Austin A., *A History of Nursing : From ancient to modern times : A world view*. New York, G.P. Putnam's Sons, 1952.
Teilhard de Chardin P., *Le phénomène humain. Paris, Seuil, 1955.*
Velter A., Lamothe M.J., Les outils du corps, Paris, DenoëL«Gonthier, 1978.
Verdier Y., *Façons de dire, façons de faire*. Paris, PUF, 1979.
*Woodham-Smith C., *Florence Nightingale*. New York, McGraw-Hill Company, Inc., 1951.
Zeldin Th., « L'haleine des faubourgs », *Recherches*. Décembre 1977.

Revues et articles
**L'Infirmière Française*. 1923-1924 à 1939, Tome I à XVI, Editions Poinat, Dépouillement exhaustif.
*ANIDEF, « Enquête sur les qualités de l'infirmière ». *RIAS*, décembre 1963 et janvier/février 1964.

*Barjon Dr F., Discours prononcé à la clôture des examens d'état de la Faculté de Médecine de Lyon, le 8 novembre 1930. *Infirmière Française*, 1930, p. 462-63
*Chaptal Mlle, « Morale professionnelle », *Infirmière Française* : 1923-24 : p. 33-36; 121-124; 341-345; 513-516.
1924-25 : p. 77-80; 169-172; 265-268; 315-318; 365-369; 415-418; 521-525; 569-572.
1925-26 : p. 33-36; 397-399; 419-453.
1926 : p. 419-453.
Pieczynsea E., « L'esprit de dévouement », traduit par Mademoiselle Chaptal, p. 245-248.
*Collière M.F., « Les débuts de la période moderne de la profession d'infirmière en France, 1870-1914 ». *Soins*. T. 22 n° 1 et 2, 3, 4. Janvier/février 1977.
*Collière M.F., « La profession infirmière en quête de son histoire » 1870-1980. *R.I.* Décembre 1980.
*Dominguez-Alcon. « Para una Sociologià de la professión de enfermería en España ». *Revista Española de Investigaciones Sociológicas* n° 8, octobre-décembre 1979.
« Entretien avec M. Mollat ». *Religieuses dans les professions de santé*. Juillet-août 1978, n° 266.
*« Etude sur la profession d'infirmière ». *RIAS*, novembre 1956.
*Greiner Mlle « Conférence de morale professionnelle ». *Infirmière Française*, 1936, p. 100-111.
Guy J.-Cl., « La vie religieuse et la santé de l'homme au cours des temps ». *Religieuses dans les professions de santé*. Mai - juin - juillet - août 1980, n° 277-278, p. 237-263.
« Hommes, parfums et dieux ». *Le courrier du musée de l'homme*. N° 6, novembre 1980.
« L'infirmière vue par elle-même ». Résultat de l'enquête menée par l'Association et présenté par M. Picard, *RIAS*, septembre/octobre 1964.
Langlois C., « Congrégations hospitalières et demande sociale au XIXe siècle ». *Religieuses dans les professions de santé*. Juillet/août 1978, n° 266.
Léonard J., « Femmes, religion et médecine ». Les religieuses qui soignent en France, au XIXe. *Annales*, septembre/octobre 1977, p. 887-907.
*Montesinos A., « Les infirmiers et la profession en France ». *RIAS*, mai 1962, p. 267-272.
*Muller M., « La responsabilité morale et professionnelle de l'infirmière ». *Infirmière Française*, 1934, p. 38-39.
« Panseurs de secrets et de douleurs ». *Autrement*, n° 15, 1978.
*Pequignot H. et Etienne J.P., « Les professions paramédicales ». *RIAS*, avril 1956, p. 125-129.
Perouas L., « Fonction hospitalière et vie religieuse au XVIIesiècle ». *Religieuses dans les professions de santé*. Juillet/août 1978, n° 266.
*Résultat de l'enquête sur la profession d'infirmière en France ». *RIAS*, Janv. 1958, p. 3-11, février 1958, p. 47-50.
« L'union Nationale des Congrégations d'Action Hospitalière et Sociale. UNCASH. » *Revue UNCASH*, décembre 1957, p. 267-282.
Weiner D., « The French Revolution, Napoleon and the Nursing profession ». *Bulletin of the history of medicine*. Vol. XLVI, n° 3, May-June 1972.

Documents publiés
*École Florence Nightingale. « Un cinquantenaire. Fondation de la première école française de garde-malades ». Imprimerie M. Durand, Bordeaux, 1934.

**École des Infirmières de l'Assistance Publique de Paris.* La réforme du personnel hospitalier (1903-1909). Paris, Berger-Levrault.

Documents non publiés

Cohen-Adad N., « L'image de l'infirmière dans L'ILLUSTRATION », Mémoire de Maîtrise d'Histoire, Université Lyon II, 1980.

*Dutemps F., Olliver A.M., « L'histoire des sœurs hospitalières de Lyon ». Université de Lyon II, UER de Sciences Sociales et des Sciences de l'Education, 1981.

*Goure Y., « Contraception, éducation sexuelle et phénomènes socio-culturels en République Populaire du Bénin ». Recherche ethno-sociologique et de psychologie sociale auprès d'une population de riverains : les Popo. Département d'Enseignement Infirmier Supérieur, Lyon, 1980.

Films

Baratier J., *Berceau de l'humanité,* 1973.

Bergman I., *Le septième sceau,* 1936.

Bergman I., *Cris et chuchotements,* 1973.

Emission de télévision. « Légendaire », Antenne 2, avril-mai 1978, le jeudi à 22 h 05.

DEUXIÈME PARTIE

Livres

Balint M., *Le médecin, son malade et la maladie.* Paris, Payot, 1966.

*Bourgon J., *L'information du malade à l'hôpital.* Paris, Centurion, 1977.

Carrel A., *L'homme, cet inconnu. Paris, Plon, 1935.*

**Communauté des Filles de la Charité. Soins aux malades.* Rennes, Dernière édition, 1978.

*Desplechin-Nappée Mme, *Manuel pratique de l'infirmière soignante.* Paris, Masson, dernière édition, 1964.

Disciplines à domicile. *Recherches.* N° 28, novembre 1977.

Dubos R., *Mirage de la santé.* Paris, Denoël, 1961.

Dubos R., *L'homme et l'adaptation au milieu.* Paris, Payot, 1976.

Dupuy J.P., Karsenty S., *L'invasion pharmaceutique.* Paris, Seuil, 1974.

Groddeck G., *Le livre du ça.* Paris, Gallimard, 1973.

*Hacquart G., *Aspects économiques de l'unité de soins hospitaliers.* Paris, Ed. médicales et universitaires, 1977.

Herzlich C., *Santé et maladie.* Paris, Mouton, 1969.

Israël L., *Le médecin face au malade.* Bruxelles, Dessart, 1968.

Laplantine F., *La médecine populaire des campagnes françaises aujourd'hui.* Paris, Editions Universitaires, 1978.

*Montesinos A., *L'infirmière et l'organisation du travail.* Paris, Centurion, 1976.

*Mordacq C., *Pourquoi des infirmières.* Paris, Centurion, 1972.

Oraison M., *Etre avec... la relation à autrui.* Paris, Centurion, 1968, p. 63.

Reich W., *Ecoute petit homme !* Paris, Payot, 1972.

Rochaix M., *Essai sur l'évolution des questions hospitalières de la fin de l'Ancien Régime à nos jours.* Fédération Hospitalière de France, Saintes, 1959.

Rogers C., *Développement de la personne.* Paris, Dunod, 1966.

Rogers C., *Psychothérapie et relations humaines.* Paris, Béatrice Nauwelaerts, 1966.

Ruault L., *Cent ans d'histoire de la Croix-Rouge Française.* Paris, Hachette, 1953.

Sand G., *Vers la médecine sociale.* Paris, Librairie Baillere, 1948.
Toffler A., *Le choc du futur.* Paris, Denoël, 1971.

Revues et articles
**Revue de l'Infirmière et de l'Assistante Sociale.* Janvier 1951 à décembre 1970, devenue
Revue de l'Infirmière. Janvier 1971 à juin 1981. Dépouillement exhaustif.
**Soins.* Février 1956 à juin 1981.
**L'Infirmière Enseignante.* Bulletin d'Information et de Liaison. Janvier 1970 à juin 1981. Dépouillement exhaustif.
Autrement. « Guérir pour normaliser ». N° 4, 1975-76 :« Innovations sociales », mai 1976; « Les francs-tireurs de la médecine », septembre 1977; « La santé à bras le corps ». N° 26, septembre 1980; « La carotte et le bâton ». N° 28, novembre 1980.
*Bachelot H., « Prospective dans le domaine de la formation ». *RIAS*, juillet-septembre 1967, p. 659-664.
*Bollinelli R., « Sécurité et efficacité dans le travail infirmier ». *RIAS*, décembre 1963, p. 676-693.
*Bonsart M. Th., « Une nouvelle définition de l'infirmière, une réalité ou un mythe ? » *Une évolution parmi d'autres : la fonction infirmière.* C.C.P.S., Journées de perfectionnement, novembre 1978.
*Chamonard M.F., « Réflexion à propos de la séquence santé ». *Infirmière Enseignante*, janvier et février 1976.
Chauvenet A., « Professions hospitalières et division du travail ». *Sociologie du travail : les Professions.* 2/72, avril-juin, p. 145-163.
Chauvenet A., « L'infirmière hospitalière technicienne ou travailleuse sociale ». *Projet* : l'Hôpital, n° 90, décembre 1974, p. 1137-1148.
*Collière M.F., et autres, « A la découverte de la santé ». CEEIEC, *BIP*, numéro spécial, juillet 1971.
*Deschanoz G., « Evolution des différentes fonctions à l'hôpital », dans *Une évolution parmi d'autres : la fonction infirmière.* C.C.P.S. Journées de perfectionnement, novembre 1978.
*Favel A., « Plaidoyer pour les soins infirmiers ». *Infirmière Enseignante.* Janvier 1978, p. 5-7.
*Ferrey G., et Moreau J.F., « A propos de l'enseignement dans les écoles d'infirmières ». *RIAS*, juillet-septembre 1968, p. 6.
*Fournier C., Scotto O., « De l'injection médicamenteuse au développement de soins de santé primaire ». *Ouvertures*, 4e trimestre, 1980, p. 10-13.
*Guyon M., « Les Centres de Soins ». *Symbiose*, n° 3, février 1979, p. 22-33.
*Lecker E., « Anthropologie et soins infirmiers ». *Infirmière Enseignante*, novembre-décembre 1980, p. 5-6; 6-7.
Maurice M., « Propos sur la sociologie des professions ». *Sociologie du travail : les Professions*, 2/72, avril-juin, p. 213-225.
*Mordacq C., Stussi E., et autres, « Le Plan de soins ». *Bulletin d'Information et de Pédagogie.* CEEIEC, numéro spécial, novembre 1970.
*« Non. Résolument non à une scission de la Profession aux U.S.A. » d'après Singleton L., *Soins* Tome 25, n° 13-14 juillet 1980, p. 89-90.
*« La prise en charge communautaire de la santé ». *Revue Internationale d'action communautaire*, 41, printemps 1979.
*Raine S., « La relation infirmière-personne malade, une fin ou un moyen ? » *R.I.*, janvier 1971, p. 31-35.
*Siguier Dr F., « Étude critique de la formation et du perfectionnement des infirmières hospitalières diplômées d'Etat ». *RIAS*, octobre 1967, p. 739-744.

*Siguier Dr F., « Ce que pourrait être un schéma d'organisation portant sur une troisième année d'études préparant au diplôme d'État d'infirmière ». *RIAS*, février 1968, p. 109-112.

Verspieren P., « Evolution des Centres de Soins ». Laënnec, juin 1980.

Documents publiés

*Allen Moyra « Evaluation des programmes d'enseignement infirmier ». OMS, Genève, 1977.

*ANFIIDE, CEEIEC, UNCASH, UCSS « Le service infirmier français doit-il rester sous-développé ? » mai 1970.

Accord Européen sur l'instruction et la formation des infirmières. Conseil de l'Europe, Edition octobre 1967.

*Henderson V., « Principes fondamentaux des soins infirmiers ». Conseil international des infirmières. Londres.

*OMS *Comité OMS des Soins infirmiers*. 5e rapport, Genève 1966.

*OMS *Les services infirmiers des collectivités*. Série des rapports techniques, 558, Genève, 1974.

*OMS Europe. *La définition des paramètres de l'efficacité des soins primaires et le rôle de l'infirmière dans les soins primaires*. Reykjavik, 14-18 juillet 1975.

*Programmes de formation infirmière :

- Programme d'enseignement. Etudes préparatoires aux diplômes d'Etat d'Infirmière et d'Assistante Sociale. Arrêté ministériel 4 août 1954. J.O. 10 août 1954.
- Programme d'enseignement. Etudes préparatoires au diplôme d'Etat d'Infirmière et au diplôme d'Etat d'Assistante Sociale. Première année mixte. Arrêté ministériel du 17 juillet 1961. Études préparatoires au diplôme d'État d'Infirmière. Première et deuxième années. Arrêté ministériel du 17 juillet 1961, J.O. 21 juillet 1961.
- Programme des études d'infirmière. Arrêté du 5 septembre 1972. J.O. 7 septembre 1972.
- Programme d'études préparatoires au diplôme d'État d'infirmier et d'infirmière. Arrêté du 12 avril 1979. J.O. 14 avril 1979.

*Wehrlin N., *La profession d'infirmière en France*. Paris, Expansion scientifique, 1981.

Documents non publiés

*Charton J., et Duhart J., « Division du travail et secteurs de services : analyse du changement dans la profession d'infirmère hospitalière ». Rapport scientifique d'une recherche financée par le C.O.R.D.E.S.

Levy-Leboyer C., « Les infirmières en France ». Université de Paris. École Pratique des Hautes Études. Laboratoire de psychologie du travail, 1967.

*Sibiril Y., « Histoire d'une réforme des études d'infirmière, 1962-1972 ». Maîtrise en Sciences de la société. Université Paris VII, septembre 1977.

TROISIÈME ET QUATRIÈME PARTIES

Livres

*Abdellah F. G., *Patient-centered Approaches to Nursing*. New York, McMillan Compagny, 1961.

*Adam E., *Etre infirmière*. Montréal, Editions HRW, 1979.

Ajar E., *La vie devant soi*. Paris, Mercure de France, 1975.

Romain Gary

Bachelard G., *Le nouvel esprit scientifique.* Paris, PUF, 1968.
Bellotti E., *Du côté des petites filles.* Paris, Ed. des Femmes, 1974.
Bertalanffy von L., *Théorie générale des systèmes,* Paris, Dunod, 1973.
Berthaux D., *Destins personnels et structure de classe.* Paris, PUF, 1977.
Bertherat T., *Le corps a ses raisons.* Paris, Seuil, 1976.
Bosquet M., *Écologie et liberté.* Paris, Galilée, 1977.
Bredin J.D., *Les Français au pouvoir.* Paris, Grasset, 1977.
Briche G., *Furriculum vitae.* Chronique Hospitalière d'un Lupus. Imprimerie Souchet, 1979.
*Brown E.L., *Nursing for the future.* New York Russell Sage Foundation, 1948.
*Brown E.L., *The Newer dimension of patient care.* New York, Russell Sage Foundation, 1962.
Capra F., *Le Tao de la physique.* Paris, Tchou, 1979.
*Cohen H.A., *The Nurse's Quest for a professional Identity.* California, Addison-Wesley Publishing Co, 1981.
*Exchaquet N., *Effectifs et organisation pour des soins infirmiers adéquats.* Paris, Centurion, 1980.
Galambaud B., *Les faces cachées de la formation.* Paris, Privat, 1980.
Garaudy R., *Appel aux vivants.* Paris, Seuil, 1979.
Hall E., *La dimension cachée.* Paris, Seuil, 1971.
Hall E., *Au-delà de la culture.* Paris, Seuil, 1976.
*Herbet L., et Quillet L., *La base du soin infirmier : le vécu corporel.* Paris, Masson, 1981.
Herzlich C., *Santé et maladie.* Paris, Mouton, 1969.
Illich I., *La convivialité.* Paris, Seul, 1973.
Illich I., *Némésis médicale.* Paris, Seuil, 1975.
Jacob F., *La logique du vivant.* Paris, Gallimard, 1970.
Laborit H., *La Nouvelle Grille.* Paris, Laffont, 1974.
Laplantine F., *Les 50 mots-clés de l'Anthropologie,* Paris, Privat, 1974.
Leroi-Gourhan, *Le Geste et la Parole,* tomes 1 et 2. Paris, Albin-Michel, 1964.
Leroi-Gourhan, *Evolution et technique.* Paris, Albin-Michel, 1971.
*Levine M., *Introduction to Clinical Nursing.* Philadelphia, F.A. Davis Company, 1969.
Linton R., *Les Fondements culturels de la personnalité.* Paris, Dunod, 1968.
Lory B., *Politique d'action sociale.* Paris, Privat, 1975.
Maccio C., *Autorité, pouvoir, responsabilité.* Lyon, Chronique Sociale de France, 1980.
Mac Luhan, *Pour comprendre les media.* Paris, Seuil, 1968.
Memmi A., *La Dépendance.* Paris, Gallimard, 1979.
Mendel G., *Sociopsychanalyse* 1 et 2. Paris, Payot, 1972.
Montagu A., *La Peau et le Toucher.* Paris, Seuil, 1971.
Morin E., *Le Paradigme perdu,* La nature humaine. Paris, Seuil, 1973.
Morin E., *La Nature de la nature.* Paris, Seuil, 1977.
Morin E., *La Vie de la vie.* Paris, Seuil, 1980.
Morin E., *Pour sortir du vingtième siècle.* Paris, F. Nathan, 1981.
*Orem D., *Nursing : Concepts of practice.* New York, McGraw Hill, 1971.
Piaget J., *Biologie et connaissance.* Paris, Gallimard, 1967.
*Poletti R., *Les Soins infirmiers, théories et concepts.* Paris, Centurion, 1978.
Reich W., *La Fonction de l'orgasme.* Paris, L'Arche, 1970.
*Riehl J.P., and Roy C., *Conceptual Models for Nursing Practice.* New York, Appleton Century Crafts, 1974.
Rocheblave A.M., *Le Pouvoir démasqué.* Paris, Ed. Universitaires, 1974.

*Roper N., Logan W., Tierney A., *The Elements of Nursing.* Londres Churchill Livingstone, 1980.
Rosnay de J., *Le Macroscope.* Paris, Seuil, 1975.
Sainsaulieu R., *L'Identité au travail.* Paris, Presses de la Fondation nationale des sciences politiques, 1977.
Selye H., *Le stress de la vie.* Montréal, Ed. de la Presse, 1974.
*Simmons L., and Henderson V., *Nursing Research.* A survey and Assesment. New York, Appleton Century, 1964.
Ziegler J., *Les vivants et la mort.* Paris, Seuil, 1975.

Revues et articles
*AMIEC « Santé et milieu de vie ». N° 4, 1978. « Les Soins infirmiers et la Recherche », N° 6, 1980.
*Ashley J., « About power in Nursing ». *Nursing Outlook,* octobre 1973, 637-641.
*Beck P., et Meier M., « Le choc de la réalité », *Soins Infirmiers,* 1-1981, 57-64.
Bitensky R., « Théorie du service social et pouvoir politique aux États-Unis », *Techniques d'Action Sociale,* juin, n° 22, 1976.
*Bonsart M.T., « Vers une nouvelle image de l'infirmière », *L'Infirmière Enseignante,* n° 2, février 1981, 9-11; « La nouvelle image de l'infirmière », *L'Infirmière Enseignante,* n° 6, juin 1981, 6-7.
*Boyer M., « De la formation des infirmières, malaise infirmier », *Soins infirmiers,* 4/81, 28-33.
*Bureau N., « Réflexion sur les théories de soins infirmiers », *Infirmière enseignante,* n° 1, janvier 1980, 5-9 et février 1980, 5-9.
*CCPS « Une évolution parmi d'autres : la fonction infirmière ». Journées de perfectionnement, novembre 1978. « Soins infirmiers : acte responsable ou geste routinier ». Journées de perfectionnement, novembre 1979.
*Chancerel J., « Réflexions à propos des théories de soins », *Revue de l'Infirmière,* avril 1980, 12-15.
*Chancerel J., « Quelques réflexions à propos des théories de soins infirmiers », Revue suisse *Soins Infirmiers,* 12-1980, 648-651.
*Charles G., « A propos des Soins Infirmiers » *Soins* T. 24, N° 2 janvier 1979.
*Cheikh M., « Démarche d'action sanitaire et sociale d'une situation de soins ». *Symbiose,* juin-juillet 1979.
*Collière M.F., « Réflexion sur une nouvelle approche des soins infirmiers de santé publique ». *Soins,* tome 20, juin 1975.
*Collière M.F., « Les soins de santé primaire... une expression à la mode ?... ou une option sociale, économique et politique », *Ouvertures,* n° 20, 4e trimestre 1980, 1-9.
*Fortin M., « Principaux éléments du cadre conceptuel de D. Orem Auto Soins (self-care) », *Infirmière française,* avril 1980, 7-8.
*Fournier C., Scotto O., « De l'injection médicamenteuse à un développement des soins de santé primaire ». *Ouvertures,* n° 20, 4e trimestre 1980.
*Levin L., « Patient Education and Self-care : how do they differ », *Nursing Outlook,* March 1978, 170-174.
*Magnon R., « Des soins pour les besoins des hommes », *Soins,* tome 22, n° 5, août 1977.
Norris C., « Prises au jeu de nos illusions, nous restons à l'écart de l'avancement et du pouvoir ». *L'Infirmière canadienne,* septembre 1973, 36-40.
OMS « La Conférence d'Alma-Ata sur les soins de santé primaire », *Chronique OMS,* novembre 1978.
Martin J., « Le Patient actif, une évolution nécessaire », *Chronique OMS,* 32, 1978, 55-61.

Wood P., « Comment mesurer les conséquences de la maladie : la classification internationale des infirmités, incapacités, handicaps », *Chronique OMS*, 34, 1980, 400-405.
*Perier J., « Qu'est-ce que la recherche et à quoi sert-elle dans le domaine des soins infirmiers », *Soins infirmiers*, 3/80, 132-136.
*Poletti R., « De la conception des soins infirmiers », *Soins infirmiers*, 12-1980, 654-662.
*Pouit J., « De Virginia Henderson à Dorothy Orem », *Infirmière française*, juin 1979, I-III.
*Raine S., « L'École internationale d'enseignement infirmier supérieur », Lyon, *Revue d'epidémiologie*, tome 19 n° 8, 1971.
Smedt de M., « Entretien avec... Edgar Morin, sociologue et philosophe », *Psychologie*, décembre 1980, 9-13.
*Stinson S., « Puis-je me lancer dans la recherche ? » *Infirmière canadienne*, septembre 1973, 26-31.
*« Le Travail de communauté », *Informations sociales*, 12-1973.
Vercammen J., « Réflexion sur la pratique des travailleurs sociaux ». *Techniques d'Action sanitaire*, juin n° 22, 1976.
*Woody M., Malison M. « Le système de soins centré sur les problèmes du malade ». *Infirmière suisse*, janvier 1975.

Revues infirmières américaines
Nursing Outlook. Dépouillement exhaustif de janvier 1970 à avril 1981.
Nursing Research, Dépouillement partiel à partir de 1967.

Consultation et suggestion par thèmes et par ordre chronologique tirés de *Nursing Outlook* et *Nursing Research* :

• *IMAGE, IDENTITÉ, VALEURS, CONCEPTION DES SOINS INFIRMIERS*
1971* Collins D., Joël L., « The image of Nursing is not changing ». *Nursing Outlook*, July 1971, p. 456-459.
1972* « Nursing at the Crossroads ». *Nursing Outlook*, January 1972 (tout le numéro, entre autre « Perspective on the Physician's Assistant ») et Rogers M. « Nursing to be or not to be ? » *Nursing Outlook*, January 1972, p. 42-46.
*Sheahan D. « The game of the name : Nurs professional and Nurse technician ». *Nursing Outlook*, July 1972, p. 440-444.
1973* Rothberg J. « Nurse and Physician's Assistant : Issues and Relationships ». *Nursing Outlook*, March 1973, p. 154-158.
*Keller N. « The Nurse's role : is it expanding or shrinking ». *Nursing Outlook, April 1973, ;. 236-240.*
*« *Identity Crisis* ». *Nursing Outlook*, October 1973, p. 633.
1974* Beletz E. « Is Nursing's Public Image up to date ». *Nursing Outlook*, July 1974, p. 432-435.
1975* Thomstad B. « Changing the Rules of the Doctor-Nurse Game ». *Nursing Outlook*, July 1975, p. 422-427.
1977* Hassenplug L. « Nursing can move from here to there ». *Nursing Outlook*, July 1977, p. 432-438.
1979* Gamer M. « The Ideology of Professionalism ». *Nursing Outlook*, February 1979, p. 108-111.
*Benton D. « You want to be a what ? » *Nursing Outlook*, June 1979, p. 388-392.
*Fuller S. « Humanistic Leadership in a pragmatic Age ». *Nursing Outlook*, December 1979, p. 770-773.
1981* Gendron D. « Symbolic Acts and the Development of a Professional Identity ». *Nursing Outlook*, January 1981, p. 31-34.

*Kramer M. « Philosophical Foundation of Baccalaureate Nursing Education ». *Nursing Outlook*, April 1981, p. 224-228.

RECHERCHE : CONCEPTION, ORIENTATION

1967* « Research - How will Nursing define it ». *Nursing Research*, Spring 1967, vol 16, n° 2, p. 108-129.

1970* Abdellah F. « Overview of Nursing Research 1955-1968.

Part. I *Nursing Research* 1970, vol. 19, n° 1, p. 6-17.

Part. II *Nursing Research* 1970, vol 19, n° 2, p. 151-162.

Part. III *Nursing Research* 1970, vol. 19, n° 3, p. 239-252.

1976*Notter L. « The case for Nursing Research ». *Nursing Outlook*, December 1976, p. 760-763.

THÉORIES DES SOINS INFIRMIERS

1969* « Conference on the nature of nursing ». *Nursing Research*, Sept-oct. 1969, vol. 18, n° 5, p. 388-410.

1971*Leininger M., « This I believe... » *Nursing Outlook*, Dec. 1971, p. 787-791.

1972*Longway I., « Curriculum Concepts - An Historical Analysis ». *Nursing Outlook*, Feb. 1973, p. 116-120.

*Newman M., « Nursing's Theoretical evolution ». *Nursing Outlook*, July 1972, p. 449-453.

1973*Henderson V., « On nursing care plans and their history ». *Nursing Outlook*, June 1973, p. 378-382.

*Daubenmire M., King I., « Nursing Process Models : a system's approach ». *Nursing Outlook*, August 1973, p. 512-516.

*Quiring J., « A model for curriculum development in nursing ». *Nursing Outlook*, November 1973, p. 714-716.

1974*Duffey M., et Muhlenkam A., « A framework for theory analysis ». *Nursing Outlook*, Sept. 1974, p. 570-574.

1975* Reilly D., « Why a conceptual framework ? » *Nursing Outlook*, Sept. 1975, p. 566-569.

1976*Baker B., Brower H., « Using the adaptation model in a practioner Curriculum ». *Nursing Outlook*, November 1976, p. 666-690.

1978* Fuller S., « Holistic man and the science and practice of nursing ». *Nursing Outlook*, Nov. 1978, p. 700-704.

1979*Crawford G. and others, « Evolving Issues in theory development ». *Nursing Outlook*, May 1979, p. 346-351.

1980*Davenport N. « The nurse scientist - between two worlds ». *Nursing Outlook*, Jan. 1980, p. 28-31.

1981* Williamson J. « Mutual interaction : a model of nursing practice ». *Nursing Outlook*, Feb. 1981, p. 104-106.

Documents non publiés

* Colloque des techniques infirmières. Collège de Maisonneuve. Montréal, Rapport « Ressourcement et Envol ». 2 au 5 juin 1980.

Latreille G. « Naissance des métiers dans la France contemporaine. 1950-1975 ». Thèse de doctorat d'État ès-lettres et sciences humaines, octobre 1979.

Films

Belmont Ch., *Rak*, français, 1972.

Bergman I., *Persona*, suédois, 1966.

Trumbo D., *Johnny s'en va-t-en guerre*, américain, 1972.

140 F
17.10.90

IMPRIMERIE DES SOURCES
SARCELLES
Tel. 990. 01. 98

DÉPOT LÉGAL

NOVEMBRE 1982 - N° 132

IMPRIMÉ EN FRANCE